中华优秀传统文化传承书系

岐黄觀已

吕测量　阎凌翔

◎编著

全国百佳图书出版单位

中国中医药出版社

·北 京·

图书在版编目（CIP）数据

岐黄观已 / 吕测量，阎凌翔编著 . -- 北京：中国
中医药出版社，2025.3. --（中华优秀传统文化传承书
系）.
ISBN 978-7-5132-9174-3

Ⅰ. R2
中国国家版本馆 CIP 数据核字第 20252LK440 号

中国中医药出版社出版

北京经济技术开发区科创十三街 31 号院二区 8 号楼
邮政编码　100176
传真　010-64405721
保定市西城胶印有限公司印刷
各地新华书店经销

开本 787×1092　1/16　印张 15.75　字数 295 千字
2025 年 3 月第 1 版　2025 年 3 月第 1 次印刷
书号　ISBN 978 - 7 - 5132 - 9174 - 3

定价　58.00 元
网址　www.cptcm.com

服 务 热 线　010-64405510
购 书 热 线　010-89535836
维 权 打 假　010-64405753

微信服务号　zgzyycbs
微商城网址　https://kdt.im/LIdUGr
官 方 微 博　http://e.weibo.com/cptcm
天猫旗舰店网址　https://zgzyycbs.tmall.com

序

    四川中医药高等专科学校的同仁基于绵州深厚的医学底蕴，深心潜研，主要依据日本丹波元胤所撰《医籍考》及《史记》《三国志》《资治通鉴》等，精心择用，广收博取，引经录典，全译古文，编成《岐黄观已》一书。

    《医籍考》是一部专门研究我国古代医学文献的目录学著作，同时具有工具书的性质，《史记》《三国志》《资治通鉴》则是我国古代著名的史学著作。《岐黄观已》全书选录337篇（首、则），分医德、医书、方药、治疗、名家、奇闻、医哲和诗词格言八卷，洋洋洒洒，字逾廿万；首倡医德，再彰医术，既传其人，又叙其事；既有杏林朝野经验，亦有橘井古今教训；且于严肃中散发丝丝幽默，在趣味中升华缕缕哲理。读之思之，敬之效之！可喜可贺，可圈可点！

    具体地讲，本书有以下三大文化特色和自身优势。

    第一，是中医传承的"普济饮"。白话译文，通俗易懂。专业人士、专家学者读后开卷有益，玄灵大涌；城乡百姓、妇女儿童读后一目了然，心领神会。

    第二，是中医诊疗的"增效剂"。有医者对医史文化一知半解，悬壶不精，殊难直中靶心，故而欲速不达，疗效欠佳。倘若品味该书，一朝醍醐灌顶，不但治则思路另辟蹊径，经方化裁柳暗花明，其用草木方药也将以一当十，事半功倍。

    第三，是中医振兴的"风油精"。当前全国上下重视中医，新冠疫情防控成效显著，然年轻一代对中医颇多曲解和颇有微词，日渐冷漠和疏远，甚有中医青黄不接、自生自灭之势。国人熟读此书，能清凉开窍、醒脑明神，增强文化自信。

    中医药著述两千余年，其著作、文章、人物、事件等浩如烟海，要选出颇具典型代表性之文章，绝非易事。从这一意义来看，此书称为"观已"，名下无虚。单凭拾遗补阙、替圣继绝，利在千秋、功不可没！

    平心而论，瑜不掩瑕。由于时间久远，该书所选录的个别篇章的作者年代尚待考证。加之时代和认识的局限，古人所撰写的某些医学文章，还带有一些挥之不去的神话色彩。读时当辨之。

王飞

岁在壬寅阳春三月于绵阳

前　言

　　《岐黄观已》从《医籍考》等古籍中选择翻译史实、医案和医学文献229篇，诗词33首和格言75则。全书共分医德、医书等八卷。这些内容基本反映了五千年中医药的历史脉络、总体图景、风貌轮廓、主要流派和主要著作等。中医药既是中华文明的传承者，更是中华道德的建树者。本书所选择的素材坚持代表性和典型性相统一、思想性和学术性相统一、医学性和文学性相统一，趣味性和可读性相统一，以期通过这些素材，全方位、多侧面地弘扬中医药文化，普及中医药知识，提高中医药素养，继承中医药事业。《岐黄观已》着眼于进学校、进机关、进军营、进社区、进家庭，目的是使古老的中医文明在新时代重放璀璨的光芒，使中医药振兴和民族复兴同频共振，互相激荡，为中华民族的崛起贡献一份力量。

　　本书中的素材根据主人翁出生先后排序，出生年代不详的按照有关依据推算，无法推算的或置于本朝之后或置于本卷之后。素材中凡出现双主人翁的皆以知名度高者为先。凡素材主人翁为帝王者排列在一起，仍按出生先后排序。该书所选录的个别史实，褒贬不一，臧否不同，读者应参阅其他书籍。

　　凡素材中有警句的，全部用作标题，借以表达对其作者的尊重。凡无警句的，标题均为编著者对内容的凝练萃取，尽量采取律诗对偶押韵句式，力争使文质并重、文题竞彩，力争使诵者朗朗上口、读者夺人先声、闻者引人入胜、观者爱不释手。

　　凡选择的素材，都在原文后注明出处。凡没有注明的都选自《中国医籍考》，并在原文后注明故事所在卷的题目。丹波元胤为了表明对汉皇医家的尊重，在姓和名之间都添加有"氏"字，为简便和符合现代习惯，原文和译文都予以省略。凡出现□符号，都是代表原文中所缺失的字。凡译文中□后（）中的字句，都是编著者理解文意添加的字句，仅供参考。

　　中医文化博大精深，杏林百草葳蕤丰茂，悬壶郎中功业彪炳，千古医史源远流长。《医籍考》（初刊于1831年，国内通行本名为《中国医籍考》）实为日本江户时代的汉方医学家丹波元简及其子丹波元胤、丹波元坚父子三人的呕心沥血、披肝沥胆之作。书中收录从秦汉到清朝道光年间长达两千余年的历史长河中剪裁萃取的中医药书籍2876种，皇皇巨著，近百万言，是本书素材的主要来源。因此在本书治疗等卷的导言中，涉及医学理论、治疗手段等并非按照教科书式的罗列，而是按照与所选取《中国医籍考》的素材内容相对应。选材兼顾医学门类分科，全部紧扣岐黄学说的主题；但争议大、歧义多的舍而不录。

2020庚子"新冠"暴发，中医人奋起赴疫区，立志拯民难，妙手续岐黄，丹心映江汉；参与了防疫救治的全过程，经受了重大的洗礼和考验，体现了强大的生命力，再现了巨大的优越性，发挥了独特的治疗作用，得到党和国家领导人的认可，在神州大地和全世界树立起可信赖的光辉形象。早在1954年毛泽东主席就指出，中医"将是我们祖国对人类贡献的伟大事业之一"。党的十八大以来，党中央对中医药事业高度重视。习近平总书记等党和国家领导人对此做过多次批示；中共中央、国务院出台的《关于促进中医药传承创新发展的意见》，提出了振兴中医药的指导思想和基本途径；教育部、国家中医药管理局等要求中医药要进课堂。这些都是新时代中医药发展的重大契机和强大动力，是岐黄鸿运的再度临照，是岐黄薪火的再度点燃，是橘井清流的再度疏瀹，是肘后青囊的再度充实。

在此背景下，四川中医药高等专科学校秦晓明书记邀请我承担《岐黄观已》的编著工作。然余学非本草，行非悬壶，身非郎中，常感力难荷任，智不胜文，数次以《七律·我无才》表白心迹："感君知遇唤仆来，应召何愁两鬓衰。《金匮玉函》常记取，《岐黄观已》总萦怀。西窗月落烛还亮，东海云红卷早开。受命始终不苟且，任重只恨我无才。"受人之托，忠人之事。"其作始也简，其将毕也必巨。"书就付梓，我以《七律·未彷徨》答其所邀："忠君盛事未彷徨，锦绣雕龙好华章。字里行间涵赤胆，笔锋滴墨诉衷肠。深闺出嫁将风采，老窖开坛扑鼻香。待到师生吟诵日，才知当代有岐黄。"尽管我三次取材、四易其稿、多次斟酌，总觉释典未周、修辞未洽、缺漏犹在、谬误尚存。恐一旦付梓，贻害后学且取罪先圣。故常忧心空悬，恍若如梦。恳请当世名医鸿儒不吝赐教，后学俊彦翘楚批评指正，慧心兰芳，含容于余，则余幸且慰矣。

本书的出版，先后得到四川中医药高等专科学校原党委书记秦晓明、原校长王飞和现任党委书记李炜弘、校长李祥等领导的悉心关怀和指导。学校党委副书记汪涌泉为本书题写书名。在此，我衷心地向各位领导鞠躬致谢！

吕测量字三巳
2024年5月

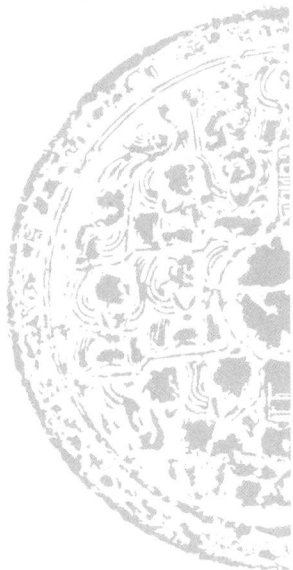

目　录

医德卷

医书卷

方药卷

治疗卷

名家卷

奇闻卷

医哲卷

诗词格言卷

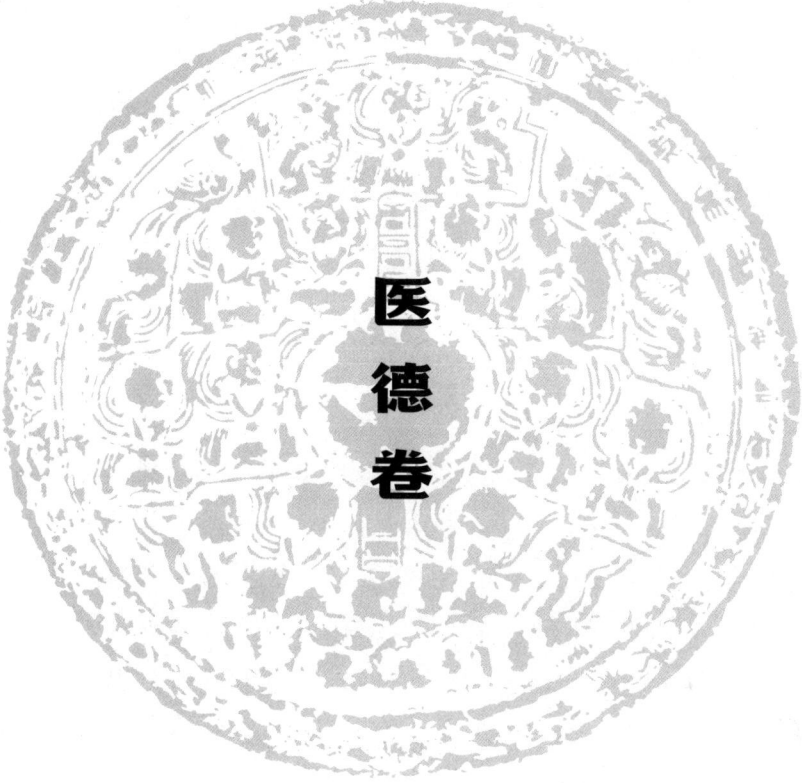

医
德
卷

导　言

　　道是德之舆，德是道之载。"天人合一"是《黄帝内经》的核心，医家最能理解。天无私覆，地无私载，医无私心。要诚意行医，忠心济世，善良待人。善恶有报是事物普遍联系和特殊联系的内在规律及外在表现，是偶然性和必然性的统一，是约束人们言行的无形力量。当你害人时别人害你的理由就同时成立，当你助人时别人助你的愿望也因此产生。凡为善者都能洞悉天地大道，知晓事物发展规律。崇高的节操涵育深厚的学养，博大的情怀催生无私的奉献，有松柏气节，有云水襟怀。凡为恶者，皆是利欲熏心而见利忘义，铜钱遮眼而不见青天，扭曲人性而见耻于公德，企图侥幸而落入法网，以害人开始而以害己告终。《尚书·蔡仲之命》曰："皇天无亲，惟德是辅。"孔子亦言："以德报怨，何以报德？"《史记·孙子吴起列传》云："若君不修德，舟中之人尽为敌国也。"回溯往古，纵览青史，莫不如此。大凡仁人君子，良心富厚，得人助者必助于人，得人施者必施于人，得人恩者必恩于人。恶未必生恶，但善定能生善。以责人之心责己，以恕己之心恕人。知毁誉由人者不矜，知兴衰有时者不骄，知穷达无常者不悔。

　　德是才之体，才是德之用。晋代杨泉指出："夫医者，非仁爱之士不可托也，非聪明理达不可任也，非廉洁淳良不可信也。"说明了从医对德才的要求。孙思邈在《大医精诚》中阐述得尤为剀切，从各个方面对从医者的道德提出希望和规诫。中医是关乎性命的一门高深学说，郎中是一个特殊的职业，道德在其中发挥着重要作用。一根砭针灵动百肢关节，三指之下关乎万民性命，九五配方涉及百病瘥否。处方的大小，用药的多少，药品的贵贱，治愈的速缓，全在医家掌握之中，是一个道德事、良心活，患者是不能甄别的。若以救人为名，以谋财为本，道貌岸然，内心肮脏，患者不能辨，旁人不能知，则伤天理而害人伦，流毒广而贻害深。廉则成而腐则败，自古及今，无论邦国王朝，官宦士人，莫不如此。医家要把世上的最大财富看得最小，而要把生民最小的病痛看得最大；始终以医学发展为己任，以救死扶伤为职责；不因难易而舍取，不因贫富而卑尊，不因妍媸而亲疏；博济为心而不以利易其操也，救治为本而不以难堕其志也，慈悲为怀而不以名动其衷也。知易行难，持之以恒尤难，始终要以人民福祉和国家利益为重。道不明者德不厚，德不厚者才不茂，品不正者业不精，心不静者学不成。

道德是纲，学术是目，纲举目张。"医不通道，无以知造化之机；道不通医，无以尽养生之理。"（金·宋云公《伤寒类证·序》）世有变者有不变者，不变者是道，变者是术。"道穷情性之本，学冠天人之际。"（《中国医籍考·卷十·本草》）唯水静而能鉴形，唯镜明而不藏垢，唯心明静而能辨证之真伪、病之所在。道德端则态度正，态度正则用心纯，用心纯则意念专，意念专则诊断准，诊断准则用药切，用药切则取病快。医儒相同，于儒尽德才理性之方，于医尽济人利物之务。道德修养要坚持慎独的原则，时常扪心自问：对己无愧乎？对人无悔乎？对学尽心乎？对业尽责乎？官府和监狱的大门都是敞开的，人们都愿意去做官而不愿意去坐牢，但还是有那么多的人去坐牢。究其原因，就是不能坚持慎独的原则而抱有侥幸的心理，侥幸于身前必惩戒于身后。家贫莫忘养志，途穷莫忘持节，名显莫忘修身。要坚持儒家的修身戒律，仁是核心。仁生义，义生勇，勇靠智，智守信，这是一个相互贯通的整体，而不是相互分割的片段。要虔诚待物，谦逊待人，谦虚待学。"以德分人，谓之圣；以财分人，谓之贤。"（《庄子·徐无鬼》）"行贤而去自贤之行，安往而不爱哉！"（《庄子·山木》）介子推不伐患难之功，绵山才有寒食节；冯异不居功自傲，才有"大树将军"之誉。道以岐黄为本，术以仲景为宗。有了这一总纲，负责、奉献之精神，善良、廉洁之品质就在其中；有了这一总纲，就能以病患为中心，以诊疗为己任。病之所在，心之所在；脉之所在，意之所在；疾之所在，善之所在。有了这一总纲，就能济人利物，见贤思齐；就能道与才举，德与学彰。道德修养要治其内而不治其外，要内化于心而外现于行，垂落在治病救人的各个环节、各个方面。取法上古，行于当世。志不为高，行必为下。名欲传后世，用功在今秋。"心驰于利，则必昧于其术。"（明·周恭《续医说会编·序》）从圣贤之道，求圣贤之心，不过以利济天下。"褚小者不可以怀大，绠短者不可以汲深。"（《庄子·至乐》）"方存乎见少，又奚以自多。"（《庄子·秋水》）要成为大医名医，首先要明道修德，立德行医，行医救人。

德艺双馨、德才兼备是从医的最高境界。有技无德者难任，有德无技者难用。才之唯才者是为小才，才之被用者是为大才，能用大才者是为天才。庸医误病误人，名医救死扶伤，因此道德要纯洁纯正，医术要精湛绝伦。《黄帝内经》《本草纲目》《伤寒论》《温疫论》《针灸甲乙经》从哲学、物质、病机、病理、方法等方面奠定了中医药的理论和实践基础，当代的问题是贵在守正，重在创新，创新重于守正。创新的任务是用定量解释定性，用科学阐释哲学，用科技装备手段。借助天文学、气象学、病毒学、解剖学等的新理论、新发展、新科技充实装备自己。学习是知道是什么，研究是探索为什么。凡世间万物，有体则有性，有性则有用，故格物致知，学以致用。文以载道，道以御物。火不烧则水不开，药不到则病不除。一个英雄会激励一个民族，一批英雄会振兴一个时代，一个民族总应该有一群仰望星空的人。古人付出了多少心血，我们今天就获得多少教益；我们今天付出多少努力，就会给后人留下多少遗产。一个人的力量或许不能改变一头牛的前进方向，但一个人的思想却可以改变一个时代的前进方向。中医药具有极强的实践性和经验性，要有深入实际的务实作风。望闻问切，详细周密；临床施治，一丝不苟；过程反复思考，阶段时常总结。听歌用的是耳，听课用的是心；看风景用的是眼力，看书用的是眼神；看病既要用心也要用神。既要治未病，也要探索未知疾病；既要治愈当代，更要传道后代；修德与修身同举，行医与济世并兼。运新意于法度之中，标奇趣于寻常之外。纳斯民于寿康，召和气于穷壤。则不待七十毒而后知药，三折肱而后知医。乐吾乐推及人之乐，苦吾苦念及人之苦。继岐黄大统，为天地立心，替生民司命，成一代名医。使古老的中医继往开来，与时俱进，青春张扬，茁壮成长。

　　王元标是北宋大臣王尧臣的后裔，精通医术，淡泊名利。朱慧明是南宋理学家朱熹的后裔，敏于行而讷于言，敬其业而爱其民。而南宋医家王继先取信于宋高宗，取重于皇太后，权倾一时，恃势使威，为时论所疾，被朝廷贬黜而卒。大者，无过于天下；要者，无过于国家；重者，无过于生民。凡医家不以天下、国家和生民为大且重要者，要想干成一番事业，未之闻也。医德篇通过32个形象生动并有据可查的素材，不断地从正反两个方面劝勉激励读者树立正确的世界观、人生观和价值观；使读者体悟古代医家是如何对自己、对患者、对国家、对社会，以及对待名誉和利益的。《周易》有云："随风巽，君子以申命行事。""洊雷震，君子以恐惧修省。"读者们应积极向上向善，摈弃邪门歪道，进一步增强敬畏、慎独之心，增强敬业精神和自律意识。

赤胆为黎民，忠诚动苍天

【原文】魏主以久旱，自癸未不食至于乙酉，群臣皆诣中书省请见。帝在崇虚楼，遣舍人辞焉，且问来故。豫州刺史王肃对曰："今四郊雨已沾洽，独京城微少。细民未乏一餐而陛下辍膳三日，臣下惶惶，无复情地。"帝使舍人应之曰："朕不食数日，犹无所感。比来中外贵贱，皆言四郊有雨，朕疑其欲相宽勉，未必有实。方将遣使视之，果如所言，即当进膳；如其不然，朕何以生为！当以身为万民塞咎耳！"是夕，大雨。（《资治通鉴》卷一四〇）

【译文】（南朝齐明帝）建武三年（496）秋七月，北魏孝文帝元宏因天干久旱，从癸未到乙酉这几天均没有吃饭，大臣们到中书省去探望。文帝在崇虚楼，让身边亲信感谢，并询问拜见的原因。豫州刺史王肃说："现在郊外已经下透了雨，只是京城稍微少些。老百姓一日三餐而您却绝食三天，我们心里很难受，放心不下。"孝文帝让亲信回答："我几天不吃，也没有什么感觉。最近朝廷内外的吏民都说郊外有雨，我怀疑是宽慰我，未必属实。我正要派人去实地察看，真的下雨了，我立即就吃饭；如其不然，我活着还干什么呢！我要用我的性命为百姓祈雨啊！"这天傍晚，天下起了大雨。

贪财负恩终遭报，恶奴杀主天不饶

【原文】于琳之劝陆超之逃亡。超之曰："人皆有死，此不足惧！吾若逃亡，非唯孤晋安之眷，亦恐田横客笑人！"玄邈等欲囚以还都，超之端坐俟命。超之门生谓杀超之当得赏，密自后斩之，头坠而身不僵。玄邈厚加殡殓。门生亦助举棺，棺坠，压其首，折颈而死。（《资治通鉴》卷一三九）

【译文】建武元年（494）九月，府衙卫侍于琳之劝陆超之逃跑。他说："人都有一死，这有什么可怕的！如果我逃跑了，不仅使东晋安帝司马德宗的势力孤危，而且也被田横的壮士们耻笑！"禁军首领王玄邈想囚禁他送往京都，陆超之端正地坐在官府里等待命运的裁决。他的仆人听说杀了他可以领赏，就从背后砍下了他的头，他的身子还端端地坐着。王玄邈厚葬陆超之。那个仆人也来帮助抬棺，棺材坠落，压住他的头，折断脖子死了。

害人方害己，赔本又赔命

【原文】城阳王元徽走至南山，抵前洛阳令寇祖仁家。祖仁一门三刺史，皆徽所引拔，以有旧恩，故投之。徽赍金百斤，马五十匹，祖仁利其财，外虽容纳，而私谓子弟曰："如闻尔朱兆购募城阳王，得之者封千户侯。今日富贵至矣！"乃怖徽云官捕将至，令其逃于他所，使人于路邀杀之，送首于兆；兆亦不加勋赏。兆梦徽谓己曰："我有金二百斤、马百匹在祖仁家，卿可取之。"兆既觉，意所梦为实，即掩捕祖仁，征其金，马。祖仁谓人密告，望风款服，云："实得金百斤，马五十匹。"兆疑其隐匿，依梦征之，祖仁家旧有金三十斤，马三十匹，尽以输兆。兆犹不信，发怒，执祖仁，悬首高树，大石坠足，捶之至死。（《资治通鉴》卷一五四）

【译文】（南朝梁武帝）中大通二年（530）十二月，城阳王元徽逃到了嵩山，投奔前洛阳令寇祖仁。寇祖仁家一门三刺史，都是元徽引荐推举的，因有旧恩，故前来投奔。元徽带着一百金和马五十匹，寇祖仁贪图钱财，表面虽接纳，私下却对子弟说："听说尔朱兆悬赏捉拿他，拘捕者封千户侯，今天富贵找上门了！"于是就恐吓元徽说官兵要来，请逃向别处，又派人在半路截杀，把头送给了尔朱兆，但没有得到封赏。尔朱兆梦见元徽对他说："我有二百斤金和一百匹马在寇祖仁家，您可以去拿。"尔朱兆醒来，觉得梦是实情，立即逮捕寇祖仁，索要钱和马。寇祖仁估计有人告密，就老实交代说："确实得到一百斤金和马五十匹。"尔朱兆怀疑他不老实，仍按所梦数目索要。寇祖仁连同他家原有的金三十斤、马三十匹，一起交给了尔朱兆。尔朱兆还是不信且大怒，将他的头吊在大树上，脚上绑着大石头，打死了。

猛虎吃人露真相，驿吏才见发背方

【原文】李肇曰：白岑尝遇异人，传发背方，其验十全。岑卖弄以求利，后为淮南小节度使高适胁取其方，然终不甚效。岑至九江，为虎所食，驿吏收其囊中，乃得真本。太原王升之写以传布。（《中国医籍考·白岑发背论》）

【译文】李肇说：白岑曾经遇到一个神人，传授给他治疗痈疽的发背处方，十验十效。白岑以此卖弄求利，后来被淮南小节度使高适胁迫获得，然而都不怎么见效。白岑到江西九江，路上被老虎吃了，驿站的官吏收拾他的行囊，才得到《发背论》的真本。太原人王升之记录并传播。

大臣若能秉忠心，皇家何曾少恩情

【原文】唐宣宗大中元年，六月，上谓白敏中曰："朕昔从宪宗之丧，道遇风雨，百官、六宫四散避去，惟山陵使长而多髯，攀灵驾不去，谁也？"对曰："令狐楚。"上曰："有子乎？"对曰："长子绪今为随州刺史。"上曰："堪为相乎？"对曰："绪少病风痹。次子绹，前湖州刺史，有才器。"上即擢为考功郎中、知制诰。绹入谢，上问于元和故事，绹对答甚悉，上悦，遂有大用之意。大中二年，二月，庚子，以知制诰令狐绹为翰林学士。大中四年，冬，十月，辛未，以翰林学士承旨、兵部侍郎令狐绹同平章事。（《资治通鉴》卷二四八）

【译文】唐大中元年（847）六月，唐宣宗李忱问翰林学士白敏中说："我过去给唐宪宗送葬，半路上刮风下雨，官员和六宫的人都四散避雨，只有那个长胡须的治丧负责人，扶着灵柩没有离开，是谁？"白敏中答："令狐楚。"宣宗问："有儿子吗？"答："长子令狐绪现任随州刺史。"宣宗问："能任宰相吗？"答："他小时候患过风痹。次子令狐绹，前任湖州刺史，有才干。"宣宗立即就提拔令狐绹为吏部从五品，负责考核官员政绩并起草诏令的重臣。令狐绹前往拜谒，宣宗询问他宪宗元和年间（806—820）的政事，令狐绹回答得很详细，宣宗会心，遂有重用之意。第二年（848）二月，庚子日，因起草诏令称意而任翰林学士。大中四年（850）冬十月，因翰林学士年深望重、独承密令严谨且兼兵部次长而升任宰相。

待人务必谦谨，事君尤须忠贞

【原文】张仲文曰：绍兴间医官王继先，以显仁太后初御慈宁宫。春秋高，每违豫，服其药随愈，赖是优游东朝，享康宁之福，几二十稔。克副高宗事亲之孝，继先之功也，故恩礼特异，官至正任承宣。已而继先恃宠席势，威福自己，所为有不可于众，而举朝阿附之不暇，至有称门生者。后太后上仙，继先自是眷遇日衰，竟黜福州以卒。（《中国医籍考·王继先绍兴校定经史证类备急本草》）

【译文】张仲文说：南宋绍兴（1131—1163）年间医官王继先，由于宋高宗赵构的生母显仁太后新迁慈宁宫，年事已高，每次生病，服用王继先的药汤当即就好，因此他在太后的居处优哉游哉，享受着安康宁静的福分近二十年。能够实现宋高宗孝敬母亲的愿望，是他的功劳，因而恩遇殊常，享受承宣使的待遇。不久他便恃宠乘势，作威作福，所为有违于众，但满朝官员对他却阿谀攀附不断，甚至有甘愿成为其门生者。后显仁太后去世，他也恩遇日衰，竟被贬黜到福州而卒。

洁身自好，青楼勿染

【原文】自序曰：往余弱冠时，与友人某某者同试虎林，彼狎邪青楼，而余畏不敢从，以余为迂也。北归未几，友卧病，心知有所中也，不敢彰其言，私倩余商确。余发先王父遗书，及检各家秘授，合治之乃瘥。居无何，余食贫而家且圮，遂弃去经生，业长桑君之术，于是披《素》《难》，究《针经》，老人、带下、婴儿三科，靡不博涉。既而浪游三吴间参访，遇有剩病，则搜奇剔怪以瘳之。今二十年矣，无药不愈。更见公子王孙，一犯其毒，终为废疾。嗟嗟，方书不言，言亦不悉，余甚愍之。因察气运、天时、病原、传染、嗜好，爰及或问治验方法，类成一帙，名曰《霉疮秘录》。非敢以立言自任，聊补前人所未发耳，幸高明者不鄙而采之。崇祯壬申秋九月重九日，海宁陈司成九韶甫题。（《中国医籍考·陈司成霉疮秘录》）

【译文】陈司成《霉疮秘录》自序说：过去我20岁时，与某友一起去浙江杭州虎林应试，他去逛窑子，我害怕没去，他认为我迂腐。从虎林回到海宁没几天，朋友就发病了，心里知道是在青楼感染了梅毒，但不敢公开说，私下请我商量。我翻开祖父遗留下来的医书，参照医家的秘方，综合治疗才好了。没过多久，我没有吃的，房子也垮了，遂弃旧业而学医，披阅《素问》《难经》，探究《针经》，老人、妇女、婴儿三科，无不涉猎。不久就到苏州、临安、绍兴游观求学，遇到其他医生治不好的疑难杂症，就搜索神奇且剔除怪诞的处方而治愈。至今已有20年了，我的药没有治不好的病。一看见公子王孙，沾染梅毒，终身残疾而不能生育。唉！医书没有记载梅毒的疗法，或记载不详，我很痛惜这件事。于是就细察"五运六气"和时令证候，探寻病原和传染途径及患者怪癖，直至询问有效的疗法，归类编成一卷，书名是《霉疮秘录》。我不敢以立言自任，仅仅是弥补前人的欠缺罢了，希望高明的医家不因我的僻陋而采用。明崇祯壬申（1632）年重阳节，浙江嘉兴海宁盐官镇陈司成（字九韶）题。

医家孝子，皇家忠臣

【原文】《北史·李奣传》曰：密，字希邕。少有节操。母患积年，名医疗之不愈，乃精习经方，洞闲针药，母疾得除，由是以医术知名。属尔朱兆弑逆，与勃海高昂为

报复计。后从神武，封容城县侯，位襄州刺史。(《中国医籍考·李密药录》)

【译文】《北史·李裔传》载：李密，字希邕。少年时就有节操。母亲患病多年，名医都治不好，于是他就精心研习医经医方，透彻娴熟地掌握针灸和汤药，母亲的病治好了，他也因此以医术驰名。他察觉到北魏骠骑大将军尔朱兆有谋杀北魏孝庄帝拓跋子攸的阴谋，便与东魏名将渤海蓨县（今河北景县）人高昂暗中防备。后来跟随北齐神武帝高欢征战，被封为河北保定容城县侯，官至襄州（今湖北襄阳）刺史。

前世凿井，今世获报

【原文】王珪曰：蜀人通真子注叔和《脉经》，已行于世，而其道未行，遂历湖汉江浙，亦未有目之者。及至淮之邵伯镇，旅于僧舍，亦然无闻于人，又将顾而之他。主僧闻之曰：子若不设肆，人谁之知，市有寺屋，吾给子器具，请试为之。既而医道大行，妻子具而家产丰。一日主僧将化，召其来前，密语曰："子前生在此铺街凿井，今享此报，更宜积德，他生后世，又非今日之比也。"言讫而化。(《中国医籍考·刘元宾脉诀机要》)

【译文】王珪说：川西人通真子注释王叔和的《脉经》，已在世上流行，但他的医术却不为人所知，于是就到江汉流域的湖南、湖北、浙江一带游历，仍没人看重他。等他来到扬州的邵伯镇，寄宿在僧人的舍房，还是没人认可他，他又将游历他方。方丈对他说："你如果不设铺坐堂，谁人知晓呢？街市上有僧房，我给你置办些药橱等用具，你试试吧。"不久他就出名了，有了妻子、孩子和丰厚的家产。一天方丈将羽化，把他叫去，悄悄地说："你的前生在这个街铺凿井造福百姓，今生享受此报，以后更要积德，所得回报那是现在能比拟的。"说完便去世了。

医德政绩总相关，金篦刮眼断疑案

【原文】《宋志》本传曰：朗简，字叔廉，杭州临安人。幼孤贫，借书录之，多至成诵。进士及第，补试秘书省校书郎、知宁国县，徙福清令。县有石塘陂，岁久湮塞，募民浚筑，溉废田百余顷，邑人为立生祠。调随州推官。及引对，真宗曰："简历官无过，而无一人荐，是必恬于进者。"特改秘书省著作佐郎，知分宜县，徙知窦州。县吏死，子幼，赘婿伪为券冒有其资。及子长，屡诉不得直，乃讼于朝。下简劾治。简示以旧牍曰："此尔翁书耶？"曰："然。"又取伪券示之，弗类也。始伏罪。简性和易，喜宾客。即钱塘城北治园庐，自号武林居士。道引服饵，晚岁颜如丹。尤好医术，人有疾，多自处方以疗之，有《集验方》数十□行于世。特赠吏部侍郎。一日，谓其子絜曰："吾退居十五年，未尝小不怿，今意倦，岂不逝欤？"就寝而绝。（《中国医籍考·朗简集验方》）

【译文】《宋志》本传载：朗简，字叔廉，杭州临安人。幼孤家穷，借书抄写后，大多能背诵。进士及第，又通过太学招生考试，成为朝廷负责管理藏书、校勘典籍的校书郎，任宁国知县，转任福清县令。县里有个石塘陂池，年久淤积堵塞，他招募乡民疏浚修缮，灌溉了一百多顷荒废的农田，乡里人给他立了生祠。后调任湖北随州司法官员。真宗刘恒召见并说："朗简在任无过，但没有一个人举荐，定是安于职守。"特改任为执掌编撰国史的著作佐郎，后任江西新余分宜县知县，转任窦州（今广东信宜）知州。分宜县的一个官吏死了，儿子幼小，上门女婿伪造契约霸占了他的家产。等到官吏的儿子长大，屡次上诉而不得伸冤，就上告到朝廷。朝廷让朗简断案，朗简拿出原来的木牍问："这是你岳父的手迹吗？"答："是的。"又拿来伪造的契约给他看，笔迹不同。赘婿就认罪了。朗简性情和蔼平易，喜欢交接宾客。就在钱塘城北修建庭院，自号武林居士。练气功服药丸，鹤发童颜。他尤其喜爱医术，人有病，他就开处方治疗，有《集验方》数十□（卷）流传于世。朝廷特赠予他吏部侍郎称号。一天，他对儿子朗絜说："我退隐闲居十五年了，未曾有小毛病，今天很疲倦，难道是要离世了？"睡下后就死了。

子不学医谓不孝，方不传世谓不仁

【原文】题词曰：古人云"凡为人子而不读医书，是谓不孝"，则夫有方论而不传诸人者，宁不谓之不仁乎。然方书浩博，无虑万数，自非夙者究心，未易寻检。本朝名医团练使张涣著《鸡峰普济方》，外又立《备急》一卷，其方皆单行独味，缓急有赖者。张公之用心，其可谓切于济人者矣。仆自幼业医，凡古人一方一技，悉讲求其要。居乡几四五十载，虽以此养生，亦以此利人。仆今齿发衰矣，每念施药惠人，力不能逮。其间惠而不费者，莫如针艾之术。然而针不易传，凡仓卒救人者，惟灼艾为第一。今将已试之方编述成集，锓木以广其传，施之无疑，用之有效，返死回生，妙夺造化。其有稍涉疑难之穴，见诸图画，使抱疾遇患者，按策可愈，庶几少补云。宝庆丙戌正月望，杜一针防御婿携李闻人耆年述。（《中国医籍考·闻人耆年备急灸法》）

【译文】闻人耆年对自著的《备急灸法》题词说：古人说"儿子不读医书，就是不孝"，那么有医书方论而不传给世人，也就是不仁。然医书方论浩如烟海，数以万计，如未能一直潜心研究，是不容易弄懂的。南宋名医、地方自卫军司令张涣所作的《鸡峰普济方》，另附有《备急》一卷，都是单方独味，紧急时就能派上用场。张大人的用心，都是本着应急救人的。我自幼学医行医，凡是古人的一个处方一种医术，都掌握其要领。在乡间居住行医近四五十年，虽然靠此谋生，但也同样靠此救人。我现在齿发脱落，每每顾念施舍药物、拯济生民，力不能及。其间廉价而有效的，莫如针灸。然而扎针不容易传承，凡是仓促救急的，唯有艾灸最为有效。现在我将验方编撰成书，广泛传播，我用无疑，人用有效，起死回生，技艺十分巧妙。中间稍微有些疑难的穴位，有示意图，使患者按照方法就可以自己治愈，或许有所裨益吧。南宋理宗赵昀宝庆丙戌年（1226）正月十五，浙江嘉兴杜防御号一针之女婿闻人耆年述。

先为良医，后为良相

【原文】《元史》曰：许国祯，曲沃人，博通经史，尤精医术。金末避兵嵩州永宁县。河南平，归寓太原。元世祖在潜邸，以医征至瀚海留守，掌医药。庄太后有疾，国祯刻期而愈。世祖即位，授荣禄大夫，提点太医院院事，赐金符。至元三年，改授金虎符。十二年，迁礼部尚书。尝上疏言节财赋、禁服色、明法律、严武备、设谏官、均卫兵、建学校、立朝仪，事多施行。凡所荐引，皆知名士。世祖嘉之，遂拜集贤大学士，进阶光禄大夫。卒年七十六，特赠金紫光禄大夫，谥忠宪，后追封蓟国公。（《中国医籍考·许国祯御药院方》）

【译文】《元史》载：许国祯是山西临汾曲沃人。知识渊博，熟知经史，尤其精通医学。金朝末年在嵩州永宁县（今河南省洛阳市洛宁县）躲避战火。战事平息后，回太原居住。忽必烈为太子时，用医生的名义征调他为元朝守卫，主管医药事务。忽必烈生母庄圣太后有病，他按时就治愈了。忽必烈即位元世祖后，授予他从一品散官荣禄大夫的职位，负责指导、规划元朝皇家医疗事务，并赐给金质符牌，以示亲近和信用。至元三年（1266），又授予金质虎符，以示尊宠和倚重。至元十二年（1275），提拔为礼部长官，主管元朝外交、教育和祭祀等事务。他曾向忽必烈上疏说财政要开源节流、服饰色样要规范改革、执法要严明公允、军备要严加整肃、御史谏官要设立、防御政策要均衡、学堂教育要建立、官员品秩和礼仪都要有明确的规定，这些建议很多都被采纳施行了。凡是他引荐推举的，都是知名人士。元世祖很器重，就拜他为集贤大学士，主管集贤院事务，负责皇帝策问和修撰国书等，待遇提升为从一品的光禄大夫。他76岁去世时，又特别加赠金章紫绶，谥号忠宪，后来又追封为蓟国公。

为灭疫情捐药米，广积阴德跻寿域

【原文】《金史》本传曰：李庆嗣，洛人。少举进士不第，弃而学医。读《素问》诸书，洞晓其义。大德间，岁大疫，广平尤甚，贫者往往阖门卧病。庆嗣携药与米分遗之，全活者众。庆嗣年八十余，无疾而终。所著《伤寒纂类》四卷，《考证活人书》二卷，《伤寒论》三卷，《针经》一卷，传于世。（《中国医籍考·李庆嗣针经》）

【译文】《金史》本传载：李庆嗣是河北永年人。早年考进士落榜，就放弃科举而攻医，研读《素问》等各种医书，通晓理解其意义。金熙宗天会十三年（1147），发生大温疫，邯郸广平一带尤其严重，穷苦人家阖门卧病。李庆嗣就携带药物与大米分送，救活的人很多。他活了八十多岁，寿终正寝。撰有《伤寒纂类》四卷，《考证活人书》二卷，《伤寒论》三卷，《针经》一卷，流传于后世。

辞官归隐王东野，捐资兴医弘祖业

【原文】吴澄《送王东野序》曰：徽政院请立广惠局以济民病，实自东野倡其议。被恩命受同提举官，又升提举官。一时荣遇，有如此者。其后局废，东野不复仕，年六十三，将其帑归故乡。予观耆进之人，舍旧者必图新，出此者必入彼，有所未餍则顾而之它，奔走伺候无休息时，钻刺亏缝，营求百端，以侥幸于万一。孰肯轻去名利都府，而退就田里也哉？今东野未至耋老，而知止足之分，回车复路，以修其初服，脱然无所系恋，超超然有高尚肥遁之风，其贤于人远矣。东野所受赐费不赀，悉以买田，赡其乡之医学。家藏《集验方》，镂木以传。夫财者人之所秘，而不私诸己，其用心之广为何如。儒流或未之能而医流能之，予所以再三嘉叹。而于其归也，书以为赠。（《中国医籍考·王东野集验方》）

【译文】吴澄《送王东野序》中说：元代负责皇太后安康的徽政院提请朝廷设立广惠局以救治庶民，确实是王东野首倡此议。朝廷任命他享受提举官秩、掌管医疗事务，又晋升为提举官。一时知遇荣宠，真是罕见。后来广惠局废弃，他也不再当官，六十三岁时，带领子女回到故乡。我看贪图爵禄的人，舍旧职是为谋新位，出州门是为进皇宫，吃在碗里望在锅里，阿谀攀附，不曾停息，投机钻营，用尽手段，希望获得一官半职。谁肯轻易舍弃朝廷名利，而退隐归田呢？他今年未满八十，而洞达知足常乐的分寸，弃官车重走来时路，脱冠冕重着旧时装，豁达洒脱，毫无挂碍，超超然有归隐避世的高风亮节，比一般人贤良出许多。他受到的赏赐不计其数，全部用于购买田地，资助家乡的医疗事业。家藏的《集验方》，也刻板传播。天下财富谁不贪恋，但他却不据为己有，其宽阔的襟怀何其伟哉！儒家或许不能而医家能之，这就是我再三嘉许赞叹的原因。对于他归隐，我聊以此文相赠。

良相辅弼明君，良医救济黎民

【原文】王都中序曰：曩予诵范文正公"良相良医"之言，未尝不敛衽嘉叹。何则？良相辅弼元首，佐治邦政，兴利除害，选贤任能，使人乐其业，而其仁之见诸事者，足以泽被四海。良医导人有脉，疗理有证，脱疴起痼，干元气而开寿域，使人安其生，而其仁之蕴诸心者，亦足以被及万姓。盖出处之辙虽殊，而吾人之用心则一，君子不可斯须而忘吾仁，则吾仁之在天下，不可胜用矣。谦斋萨公志文正之志，学文正之学，初以骢马绣衣，风威所及，奸贪破胆，而生灵莫安。由柏垣而登藩府，一以是心，民以是厚。兹守建昌，殆将小试龚、黄事业，为异日姚、宋良相之效，公乎□哉。公犹以为未尽，乃退而考订名家方书，及游宦博采以经验诸方，分门别类，为书一十五卷，镂梓郡庠，题曰《瑞竹堂经验方》。将以传之万世，如公之仁，可谓至矣。（《中国医籍考·萨德弥宝瑞竹堂经验方》）

【译文】王都中给萨迁所著《瑞竹堂经验方》作序说：过去我读范仲淹"良相良医"之论，都要整肃衣襟而抒发感叹。为什么呢？开明贤能的宰相辅佐皇帝，治理国家，兴有益除有害，选贤才用干吏，使人民安居乐业，他的仁义在各种政务上都能显现，恩泽足以披盖四海。医术精湛的医生把脉诊病，对症下药，祛除沉疴，治愈痼疾，护卫元气而延年益寿，使人民各安其生，他的仁义蕴藏在心底，其恩泽也足以施惠百姓。虽然所从事的职业不同，而仁义之心则是相同的，世人君子须臾不能忘记我辈的仁义，那么仁义就可遍及天下，用都用不完。元朝蒙古族官员萨迁以范仲淹的志向为志向，以范仲淹的风范为风范，开始时骑着毛色青白相间的骏马、穿着金银相错的锦绣衣裳，所到之处，威风凛凛，贪官污吏吓破了胆，而天下百姓则安居乐业。由太守府到御史台，仁义之心都一以贯之，因此人民敬重信赖他。自从他担任御史兼建昌（今江西南城）太守，就开始效法西汉循吏龚遂、黄霸的为政榜样，为将来能建立像唐朝姚崇、宋璟宰相那样的治国业绩，萨迁您□（何其伟大啊）。但他仍不满足，于是退朝后就考查订正名家医书，出外巡察时就搜集秘方验方，分门别类，编撰医书十五卷，在郡学刻板印刷，题名《瑞竹堂经验方》。希望流传千秋万代，像您这样的仁义，应该是达到极致了吧。

授药畀药锅，济人兼济物

【原文】《苏州府志》曰：倪维德，字仲贤，先为大梁人，徙居吴，世以医鸣。维德少受《尚书》于汤碧山，奇其才，劝之仕。曰："爵禄以济物，然有命焉，不可幸致，不若绍承医学，以济吾事。"于是取《内经》，研其奥旨，欣然曰："医之道尽是矣。"操心仁厚，来谒即赴。窭人抱疾求治，维德授药，兼畀烹器。客问曰："药可宿备，瓦缶亦素具乎？"维德指室北隅，盖积数百枚。晚建别墅敕山，自号敕山老人。（《中国医籍考·倪维德原机启微》）

【译文】《苏州府志》载：倪维德，字仲贤，先前为河南开封人，后迁居到苏州吴县（今属江苏省苏州市），世代因医术精湛而闻名遐迩。他少年时跟随汤碧山学习《尚书》，汤先生看重他的才干，劝他去做官。他说："当官治民，不可强求，不如继承家学，实现我的抱负。"于是就拿出《内经》研习其深奥的宗旨，高兴地说："医家的基本哲理全部都在这里。"他节操高迈，仁心宽厚，请他看病的他马上就到。有个贫寒人家前来求治，倪维德不但给他药物，还给他煎药的砂锅。客人问："药可事前备好，药锅也是平时准备的吗？"他指着屋子北墙角，大概有几百个砂锅。他晚年在敕山修建别墅，自号敕山老人。

字里行间两行泪，言辞声中一片心

【原文】自序曰：医之为道，何道也？曰：君子之道也。苟非存心有恒者，可轻议哉！何则？夫药之性，能生人亦能杀人，盖操之不得其要，则反生为杀矣。惟君子则立心不苟，故其为业必精。及其临病，则必详以审，故能化悲痛为忻欢。小人之性忍以贪，贪则惟利是图，忍则轻忽视人命。逮及临病，则夸以略，不察病之虚实，辄投暝眩之药，不杀人也几希。吾固为君子之道也。予晚年得子，方逾弱冠，柔软多病，习懒不能自强，必非能受此道者。日夜痛心，惧夫吾殁之后，有病委之庸医，足可以伤生灭性。孟子云："不孝有三，无后为大。"有子多病，不传以济生之道，一旦夭札，祖宗之祀事绝矣，岂为人父之道哉！某今年七十有七，衰迈殊甚，桑榆之日，岂能久照。日夜用心，以缉成《伤寒明理续编》。论法虽略备，非有师承口诀，不能融会贯通于心。又著《琐言》一卷，文虽鄙俚，然言简意到。其中包括仲景不传之妙，皆世所未尝闻见。剖露肺肝以罄其蕴奥，实升高之梯阶。当宝之如珠玉，潜心玩绎搜索，以尽厥旨。有疑辄问，不可因循，务期日进高远。司马温公曰："达则为良相，不达则为良医。"岂非君子之道乎？汝宜服膺此训，敬慎而行之，他日倘能以斯道济人，亦君子也。若存心不古，以吾心为妄谬，反以斯道杀人，负吾之用心，非吾之子也。正统十年乙丑中元日，余杭节庵道人陶华。（《中国医籍考·伤寒琐言》）

【译文】陶华《伤寒琐言》自序说：医道就是君子之道。如果没有诚心，哪能轻易从医呢。为什么？药物能救人也能杀人，如果诊治不得要领，就会变救人为害人。只有君子诚意用心，做事精益求精，诊断时就能详细审慎，就能化忧愁为欢欣。小人心性残忍贪婪，贪婪就唯利是图，残忍就轻忽人命，诊断时就夸夸其谈、马虎潦草，不审察病情虚实就下猛药，不残害人是很少的。我坚守君子之道。我晚年得子，已年过二十，懦弱多病，习性懒散不能自立，很难继承我的医术。我日夜痛心，怕我死了以后，儿子有病让庸医诊治，不伤即残。孟子说："不孝有三，无后为大。"儿子多病不能继承医道，一旦患病夭折，祖坟就断了香火，这岂是为父之道。我今年七十七了，非常苍老，桑榆晚景，来日无多，故日夜用心，编辑而成《伤寒明理续编》。方论方法虽粗略完备，但没有师承面授，也不能融会贯通。又撰著《伤寒琐言》一卷，文句通俗，言简意赅。其中有张仲景的秘方，都是世人未曾见的，开我胸腔见肝胆，剖我肺腑听箴言，这些确实是长进医术的阶梯，应该当成珠玉一样珍惜，潜心玩味思索，悉心领会宗旨。有不懂的马上就问，不可拖延，每天都要有大进步，志存高远。司马光说："仕途通达就当好宰相，不通达就当好郎中。"这难道不是君子之道吗？你应该谨记这些庭训，恭敬审慎地施行，来日倘能用医道救人，也可称得上君子了。如果存心不仁，以为我是乱说，反而用医道害人，辜负为父一片苦心，你就不是我的儿子。明英宗朱祁镇正统乙丑年（1445）农历七月十五，浙江余杭节庵道人陶华。

推己能及人，爱子兼爱民

【原文】自序曰：予生子女者十人，其卒于痘疹者几半。弘治改元，一子二女俱婴疾于痘，予惩前日之殇殁而震恐之不下，乃求钱氏诸家痘疹方药，谨循其序而治之，重者轻，轻者愈，不踰月而俱获安全。其所以生者，固曰有命。予则曰："前次而殁者，未尝循方而治，其以人事之未尽者乎。"故深恨之，乃辑诸家之为痘疹者，究其源，图其形，迹其变，各述其方论方药而汇为一编，将以与我四方之为人父母者而共

览焉。庶或可保婴孩之寿而全天之命也欤。弘治辛亥菊月朔旦，江东胡璟序。(《中国医籍考·胡璟秘传痘疹寿婴集》)

【译文】胡璟《秘传痘疹寿婴集》自序说：我生养了十个子女，几乎一半死于痘疹。明孝宗朱祐樘弘治元年（1488），一个儿子和两个女儿又患痘疹，我苦于以前儿女的夭亡又惊恐这样的悲剧重演，于是寻求钱乙等各家治疗痘疹的方药，严格按照病程治疗，重病变轻了，轻病痊愈了，不到一个月他们都脱离了危险。能够活下来者，固然有命。我则说：“以前死去的，并未按照方书治疗服药，也是没尽人事。”故非常懊悔，于是就编辑各医家有关痘疹的方书，探究其原因，描述其形状，循踪其变化，从不同方面论述并汇集为一编，提供给像我一样的天下父母阅览。这样或许可以让婴儿健康成长而不致夭折吧。明孝宗朱祐樘弘治辛亥年（1491）农历九月初一。

居高忧其君，处远忧其民

【原文】兴献王序曰：迨我祖宗，治政师古，设有内外医药院局若干所，为虑已深，为具已悉，为天下赖已广，即《周官》之良法美意，亦不能过是。但名医多萃于都邑，而穷檐蔀屋，疾病者何限？惠政先于所近，而遐陬僻壤，率多庸医，如是而求仁泽之无渗漏，其可得哉？然欲俾医道之无间，而仁泽之旁洽，非假医方之博视之不可也。吾受封以来，修齐之暇，每令良医周文采等于诸方书中，精选其方之简明切要而有徵效者以进，吾躬为校阅得十卷，裒成一帙，命之曰《医方选要》，以与天下疾病之人共之。苟遍得是书所选简要之方，以攻所疾，则垂毙之命庶乎可生，而为太平考终之人矣。虽然，人所自致之病，是方可或治之，若其病于冻馁，病于徭役，病于宪纲，病于征输，病于锋镝之患而不能起者，则惟好生之圣天子。若赞化之贤宰执，能相与消息调停，以通其关节脉络，而生之全之，安之养之，俾少可壮，壮可老，少壮可终事其老，而咸跻于寿域焉，顾敢谓是方之能尔哉。《国语》曰：“上医医国，其次医人。”盖此之谓欤。因序而书之篇端。时弘治乙卯冬十一月望日，大明兴王书于中正斋。(《中国医籍考·周文采医方选要》)

【译文】兴献王序言说：到了我的祖先，效法古人，治理天下，在朝廷内外设有医院药铺许多处，思虑周详，措施完备，恩泽广被天下，即使《周官》有关医药的政令，也不过如此。但名医多集中在都市，而穷乡僻壤的穷苦人家患病者也不少。朝廷的惠政仅惠及京畿附近，而乡野村邑大多是庸医。如此要使皇恩浩荡，是不可能的。然而要让医道通行，仁泽广被，不借助药方是不行的。我受封兴献王以来，修身齐家之余，就让名医周文采等搜集古方，精选其简明扼要、确有疗效的进献给我，我亲自整理校阅为十卷，汇集成一部，书名是《医方选要》，同天下人共享。如采用该书方剂以治病，垂死之民就有生的希望，就能享受天赋寿命而善终。即便如此，人病虽可以治愈，但因饥寒、徭役、苛政、征戍、兵火等造成的疾苦，则是无法治愈的，那就只有靠好生之德的皇帝了。如果赞助教化的贤良宰相，能与民休养生息，解民倒悬于水火，那么生者安，安者能养，使少者壮，壮者寿，少壮都能任劳终生，全都享有天赋的寿命，哪里还敢说是这些方剂的功劳呢！《国语》说：上医医国，其次医人。就是这个意思。故我作序书前。明朝弘治乙卯年（1495）冬十一月十五，朱佑杬于中正书斋。

五毒之剂攻三年之痿，酬谢百金不取分文

【原文】 宗臣《太医院院判思惠张君墓志铭》略曰：嘉靖二十九年八月十一日，封太医院院判思惠张公卒。按状，公讳世华，字君美，思惠其别号也。生而聪敏超特，自少锐志于儒，涉猎经史，通其大义。既而怙恃早失，家道中衰，乃幡然曰："心存爱物，医儒一道也。"复修世业，遂能尽卢扁之术，所试辄有奇效，名藉藉闻三吴，时负疴及门求疗者如市。正德间吴大疫，公移药囊于道衢，随请而应，全活数十人。吴有富室子，病痿三年，诸医束手不治。公曰："此病在疡也，急以五毒之剂攻之，即起矣。"已而果然。其人酬之百金，公笑而却之："吾何利哉，姑验所见耳。"他如此类者不可殚述。著《医家名言》若干卷，将传于世云。（《中国医籍考·张世华医家名言》）

【译文】 宗臣在《太医院院判思惠张君墓志铭》中简略地说：明世宗朱厚熜嘉靖二十九年（1550）八月十一日，主持太医院日常事务、负责宫廷御医配备和用药的院判张思惠先生去世了。根据他生前事迹，先生名世华，字君美，号思惠。他天生就聪敏超群，从小立志学儒，广泛涉猎经史子集，融会贯通其宏旨大义。后来父母早亡，失去呵护，家道中衰，于是幡然醒悟说："只要存心爱人济物，学儒和学医是一样的。"于是就继承先祖的事业，不久就精通扁鹊的医术，每次诊治都有神奇的疗效，声名远播于太湖流域，当时抱病上门求医的人就像赶集市一样。明武宗朱厚照正德年间（1506—1521），苏州、无锡一带发生大温疫，他就将药袋放在街道中央，随时治疗，救活了几十人。苏州有个富豪的儿子，得软骨病已经三年了，其他医家束手无策。他说："这病是'疡'引起的，服用五毒剂，立即就有起色。"不久确实治好了。富豪酬谢百金，他笑着说："我岂是为了金钱，姑且验证我的见识罢了。"其他的事迹都像这样不胜枚举。他著有《医家名言》若干卷，必将传于世上。

弃儒学医奉家君，自著医书贻后人

【原文】自序略曰：儒因先君多病，久病成医，得延寿考。乃示余曰："事亲者不可不知医，汝能攻之，非惟济世，亦可养生。古良医良相，并驰于穷达之间，苟有益于生民，则相业不见其多，而医道不见其少，汝姑勉之。"余拜敬诺。即弃儒就医，师浙东之异人，访梁溪之高士，无惮昼夜，力学有年。凡遇病付药，苦心力索，务求效验。果幸地方得以少济，而妻子亦藉以温饱，由先君之遗教也。今老矣，有子别攻举业，悯后无传，且虑吾之子孙，后或疾痛，假手庸医，无能治疗，欲存管见，自备检阅。又虑夫先贤立论著方之浩繁，搜索不便，故撰择已经效验平常方药，手录成帙，分门论病，分病定方，一阅可得。其难制之方不录，怪异之药不取，岂不简且明哉？名曰《简明医要》。盖皆圣贤之遗旨，非敢隙光自耀，擅措一辞也。识者幸相与订正之。岁在乙巳仲夏录成。皆年七十有三。（《中国医籍考·顾儒简明医要》）

【译文】顾儒《简明医要》自序说：我父亲多病，我久侍成医，他得以高寿。父亲就对我说："服侍亲人不可以不懂医，你如果能够攻读它，不但可以拯救世人，也可以自己养生。古代的良医良相，同样是穷则独善其身，达则兼济天下，如果对人民有好处，做宰相不比做医生的好处多，做医生也不比做宰相的好处少，你姑且努力吧。"我恭敬地谢忱应诺。就放弃儒学而改学医学，拜师绍兴神人，访问无锡高士，不舍昼夜，经年苦读。凡是看病开药，都苦心用志、尽力思索，一定要取得疗效。果然这一方人民得到了我的救治，我的妻子也借此得以温饱，这都是父亲教诲的结果。我现在老了，有儿子却准备科举考试，我忧虑医术没人传承，也担心子孙有病庸医不能治疗，因此想流传我这点医术，以供后人翻检阅读。又忧虑古圣先贤立医派、著医方的浩繁冗长，查阅不便，就编辑平时的验方和常用药物，亲手抄写成卷，按科论述病证，按病证处方，一看就有收获。难配制的处方不录入，怪异的药物不撷取，难道不简洁明了吗？书名是《简明医要》。这都是古圣先贤留下的精粹，我不敢借此炫耀自己，擅自增添字句。希望有见识的同仁与我共同订正。明神宗朱翊钧万历三十三年（1605）仲夏完稿，时年七十三岁。

替人还债真慷慨，捐金赈灾何豪迈

【原文】《杭州府志》曰：吴元溟，字澄甫，自歙徙钱塘，先世精于医。万历间浙大疫，从父道川治疗，日活数十百人。晚年述父意，著书曰《痘科切要》《儿科方要》。事继母以孝闻，女弟寡无所依，迎养于家，终身无间言。故人程生负课千金久系，元溟代偿之。崇祯庚辰岁大饥，元溟出橐金，于江右籴米五百斛，悉散予亲故。年八十二而卒，子孙至八十余人。（《中国医籍考·吴元溟儿科方要》）

【译文】《杭州府志》载：吴元溟，字澄甫，从安徽歙县迁徙到杭州，他的祖先精通医术。明神宗万历年间（1573—1620）浙江发生大温疫，他跟随父亲吴志中（号道川）治疗，每天拯救近百人的性命。晚年撰述父亲的医学思想，编写《痘科切要》《儿科方要》等书。他以孝敬继母而出名，妹妹守寡没有依靠，他就接回自己家养活照料，终身没有怨言。故友程先生欠税千金被长期羁押，他代其补缴。明崇祯庚辰年（1640）遭受大饥荒，他自己出钱，在江南购买大米五百斛，全部分发给亲戚故旧。他活到八十二岁，儿孙共有八十多人。

先圣家门出后贤，理学医学依旧丹

【原文】臧懋中小传曰：济川先生姓朱氏，讳惠明，考亭一十四世孙也。先生为人冲夷恬雅，德质履素，动止自矩，有先辈风。医声甲于郡邑，绝不作时医矜饬态，无分贵贱与早莫，叩无不应，应无不中，间逢不治，亦以宜陈，而毋或延缓其期，狐疑其见。当夫破群议，排俗说，持论侃侃然，及其成功奏效，呐呐耳，恂恂耳。是以缙绅大夫，不独神其技而贵其人。至于乡里之孤寡，村落之茕子，亦狎于先生，亲昵而毋至却走也者。盖先生之仁风，实有以来之也。以故济益博，试益多，法益变，用益神。奚独仁被一世，后有作者，恐亦不能易已。然则如先生者，且尝不愧考亭，奚负缙绅青衿哉。赐进士出身兵部观政臧懋中撰。（《中国医籍考·朱惠明痘疹传心录》）

【译文】臧懋中给朱惠明所作的小传说：朱惠明，字济川，是朱熹第十四世孙。他为人冲和平易、沉静文雅，道德品质朴实无华，言行举止大方自如，有先辈遗风。医疗声誉冠盖城乡，但没有时医的扭捏作态，他不分贵贱早晚，凡请必应，凡应必愈，偶尔不愈，也能陈说实情，不贻误患者。但当他舌辩群医、摒斥庸俗时，则侃侃而谈；及其辄治辄效、万举万全时，则又颜赧语涩、诚实谦逊。所以达官贵人不但看重他的医术，更器重其品格。至于乡村的孤儿寡妇、流浪汉也取笑戏弄他，他亲切相待并不鄙视驱赶。朱先生的仁风义举是有其渊源的。因此救济的人越多，医案也就越多，治疗方法也就越多，疗效也就更加神奇。岂止是仁泽恩德惠及当世，恐怕后世也会效法继承。像他这样，尚且无愧于祖宗朱熹，哪能有负于达官贵人和青衿学子呢。三甲进士兵部见习官臧懋中。

读书万卷品自高，治病救人又行孝

【原文】《松江府志》曰：吴中秀，字端所，工岐黄之学。高仲阳三年不寐，诸医以为虚，中秀按其脉皆洪，曰："此膈上顽痰也，以瓜蒂散吐之而愈。"李某素无疾，偶过中秀家，为诊视之，遽问："君有子乎？"对曰："有子十岁。"中秀曰："幸矣。君明年某时患疡，非汤石所疗。"至期果验。其名与秦昌迈景明相伯仲，六十年间，所全活人不可胜纪。少有至性，侍母疾，衣不解带，躬亲浣濯。其兄尝从索十金，中秀检橐中得数十金，尽与之。其子女六人，悉为之婚嫁。有姊年八十，中秀亦为老矣，犹谨视起居，故世尤称其孝友。生平好聚书，有数万卷，构天香阁藏之。董文敏、陈征君时过从焉。有子懋谦，能读父书。中秀所著有《医林统宗》《伤寒备览》云。（《中国医籍考·吴中秀伤寒备览》）

【译文】《松江府志》载：吴中秀，字端所，精通岐黄医学。高仲阳失眠三年，医家们都认为是虚，吴中秀诊其脉搏洪大说："这是胸腹间有经年宿痰，服用瓜蒂散吐出来就好了。"有个姓李的一直没有疾病，偶然路过，吴中秀为他诊视后问："您有儿子吗？"答："有，十岁了。"吴中秀说："很好。您明年某月将患疮疡，不是汤药和砭针能治愈的。"届时果然应验。他的名望与明代名医秦昌迈（字景明）不相上下，六十年来，经他救活的病人难于计数。他小时候就至孝至善，服侍母亲，寐不脱衣，亲自浣洗。兄长曾向他要十金，他把钱袋子里的数十金全部给了。他生养了六个子女，全部娶妻嫁人。他有个妹妹八十岁，亦为她养老，精心照顾起居，所以世人尤其称赞其孝顺与友善。他平生爱好收集书籍，有数万卷，就修建天香阁来藏书。湖广提学副使董文敏、名士陈征君经常和他来往。儿子吴懋谦，能读父亲的医书。吴中秀著有《医林统宗》《伤寒备览》等。

苍天岂忍婴儿蠹，特遣神明惕我心

【原文】自序曰：偶岁首梦一神王飞鹤，道经散地，余披葛衣而谒之。王曰："痘疹书，子可用心救世，无辍尔医业也。"时梦寐逼真，醒觉惊汗，口占曰："苍天岂忍婴儿蠹，特遣神明惕我心。"自此心之忧危，不啻虎尾之踏也。遂益置心于百家之书，始豁然得其所谓宗旨者，遂著《宗旨论》。俟孟夏，果有报者曰："潮城痘至。"未竟，又报者曰："痘及榕城矣。"始知葛衣之衣，示夏至之义也。奋然应梦而出，以不肖之身，窃好生之仁，人有痘必报，报必至，至而幸效者十九。二十年间，撼胸臆若神扶，此岂余之功也，神之力也。至是纵不敢谓痘医司南，意不复为掇拾卢扁者愚弄已。屡负谢金至，余每谢之曰："仆不能以道为济，胡宁以药为市？"若然则大丈夫所谓博一所志者何？岂以婴孩性命为囊橐计也。呜呼！慈幼一点，愿垂天年，再拯群婴，奈衰朽逼眸，气不辅志。乃汇辑百家之书，焦思劳神，废寝忘食，择其精稳治验者，缀简成文，兼以特见参详，以补未尽之旨。意者遗后人再步我躅，于以延我业于无穷，流我心于永世，胡敢自居章程，更为高明者厌弃哉？知我者其惟此书乎，罪我者其惟此书乎。余不自揣，而遂为叙。万历岁己亥阳月之吉，东粤榕邑英翰郑大忠志。(《中国医籍考·郑大忠痘经会成》)

【译文】郑大忠《痘经会成》自序说：某年初我梦见神仙王飞鹳途经这里，我披了件葛布衣服就去拜谒他。王神仙说："痘疹书，您可用心救济世人，不要中断行医。"梦很逼真，我醒来吓出了一身冷汗，口占诗句说："苍天岂忍婴儿蠹，特遣神明惕我心。"从此后我一直忧心忡忡，就像踩着了老虎的尾巴。我于是更加用心于百家医书，后才豁然开朗，领悟了医家的宗旨，于是写下《宗旨论》。等到孟夏时，果然有人来报："浙江钱塘海宁出现痘疹。"话音没落，又有人来报："痘疹传染到了福建福州。"我这才明白"葛衣"是暗示夏至的时节。梦如约而应，我虽身无异禀，但常怀好生之心，患痘之家必来请我，凡请必到，到则治愈者十有其九。二十年来，直抒胸臆若有神灵扶助，这哪是我的功劳呢，是神仙的功劳啊。到现在我也不敢说我掌握了治痘的诀窍，搞不好会被扁鹊的门生们嗤笑。患者经常拿酬金来道谢，我每次推辞说："我不能用医道济世，难道能靠治痘谋财吗？"如果这样，则何谓大丈夫气概？岂能以婴儿的性命而中饱私囊。唉！我愿竭力尽智救济幼儿，死而后已，再救济更多的婴儿。无奈衰老朽迈天天逼迫，有志气无力气。于是汇集百家医书，劳神苦思，废寝忘食，选择精确稳妥的验方，编缀成文，加以详细注解，补充完善。如果后学者再继承我而治痘，使之传承无穷，使我的丹心流芳百世，我岂敢自称首开先河，惹得后贤们讨厌？知我良苦用心的是这本书，知我用心不够良苦的还是这本书。我不自量力，自写序言。明神宗朱翊钧万历三年乙亥（1575）十月吉日，福建福州郑大忠（字英翰）。

行善不应求人知，岂因疫情遁避之

【原文】《武进县志》曰：霍应兆，字汉明，丹徒人，寓居武进。精岐黄术，天性孝友，事八十岁老母，爱敬不衰。为人正直，与人论古今节义事，辄慷慨奋发。阴行善，不求人知，业其道四十年。所著有《伤寒要诀》《杂证全书》。（《中国医籍考·霍应兆伤寒要诀》）

《武进县志》曰：曹秉铉，字公辅，喜读书，有济世之志。因父病，遂学医，曰："我姑寿此一方民，以延亲寿。"庚申、辛酉两年大疫，秉铉不避危险，治之不取其值，所到处赖全活。著《杏园医案》行世。（《中国医籍考·曹秉铉杏园医案》）

【译文】《武进县志》载：霍应兆，字汉明，江苏丹徒人，客居常州武进。他精通岐黄医术，天性孝顺友善，服侍八十岁老母，挚爱孝敬有加。为人正直，与人谈论古今节义的事情，立刻就慷慨激昂、意气风发。暗地里行善，不求人知，行医四十年。著有《伤寒要诀》《杂证全书》等。

《武进县志》载：曹秉铉，字公辅，喜欢读书，有拯救世人的志向。因父亲患病才学医，说："我姑且让这一方百姓享尽天年，让我父亲高寿。"明熹宗朱由校天启庚申年（1620）、辛酉年（1621）接连两年大温疫，他不顾危险，治疗患者不取其酬，所到之处因他而全部存活。著有《杏园医案》流传于世。

大医精诚，名医仁慈

【原文】《钱塘县志》曰：刘均美，号阅耕斋。让产异母弟，以间右实京师居。善药，先丐者，后市者。邑人许昉客死，美殡殓归其丧，解缙、杨士奇俱为歌诗称之。晚年术益精，活人益多。年九十卒。所著有《拔萃类方》四十卷，《刘氏庆源录》三卷。（《中国医籍考·刘均美拔萃类方》）

【译文】《钱塘县志》载：刘均美，号阅耕斋。把家产让给同父异母弟，自己居住在京城商业区。他熟悉药材，先买后卖。同乡许昉客死他乡，他为其料理后事而归葬，明成祖朱棣时内阁首辅解缙、明仁宗朱高炽时礼部兼兵部尚书杨士奇都写诗歌颂称赞他。晚年时他的医术更加精湛，救活的人也更多。享年九十。著有《拔萃类方》四十卷，《刘氏庆源录》三卷。

良田必生嘉禾，良家必出秀才

【原文】《江宁府志》曰：王元标，字赤霞，上元人。宋文安公尧臣后。少业儒，兼精《素》《难》诸书，遂以医名。崇祯乙卯大疫，标携药囊过贫乏家，诊视周给，全活多人。甲申之季，大宗伯荐为太医丞，标不应。逃赤山，寻葛稚川旧居卜筑焉。著有《紫虚脉诀启微》，又著《医药正言》，未及就而卒。（《中国医籍考·王元标紫虚脉决启微》）

【译文】《江宁府志》载：王元标，字赤霞，江苏上元县人。北宋大臣文安公王尧臣的后裔。少年时学习儒学，同时精通《素问》《难经》等，因医成名。明崇祯己卯年（1639）温疫大流行，他携带药包到贫穷的人家，诊治疫病并周济生活，救活了很多人。明甲申年（1644），朝廷掌理邦国祭祀、典礼诸事务的大宗伯推荐他任太医院辅佐太医令、掌管药剂的太医丞，他不赴任。归隐江苏句容赤山，不久安居在东晋名医葛洪旧居的旁边。著有《紫虚脉诀启微》，又著《医药正言》，没有完成就去世了。

割股救慈母，捐金赠贫民

【原文】《仁知县志》曰：燕士俊家贫力学。乙酉江南兵败入浙，俊奉母避梁渚。母惊忧成疾，祷天剪股肉，母病得痊。后山寇肆掠，母病不起，衰毁几于灭性，终身布衣蔬食，其至孝性成如此。祖志学向医名世。俊发其秘笈，潜心默识，治病每多奇效，所得即周贫乏。著《保婴集》，未成而卒。（《中国医籍考·燕士俊保婴集》）

【译文】《仁知县志》载：燕士俊家里贫穷但学习用功。乙酉年（1645）因泾县、徽州、绩溪县等地人民反对清政府"剃发易服"被镇压而失败，他侍奉母亲从浙江避难梁渚（今杭州市余杭区）。母亲因担惊受怕而生病，他就割股祷苍天，母亲得以痊愈。后来山贼大肆抢掠，母亲一病不起，他侍奉母亲而憔悴消瘦得不像人样，粗布裹身，粗淡填腹，孝顺至如此地步。他大年三十挂起祖宗的画像，立志学医而显名当世。他打开书箱，潜心苦读，悉心体会，每次治病多有神奇的疗效，诊治的收入多用于周济贫穷人家。著《保婴集》，没有写完就去世了。

好生自可弭人患，真诚犹能动苍天

【原文】小引曰：胎产非患也，难产则为人患。人患不瘥，则归之于天，天何尤乎？亦唯求之人事而已。此编专为难产而设。盖区区一得之愚，亦即区区一点真诚之念，倘能熟看谨行，皆可先生如达，于是人患弭而天德叶矣。然知之而不言，非也；闻之而不传，亦非也。好生者见之，宜为广布，有力者重刻通行，无力者手钞数册，口授数人，随分所至，未必非吾儒同胞同与之一事。吾人利济为怀，原非求福，然积善余庆，必有攸归，达天德也。但此编揣摩印证，委系无疑，凡重刻手钞时，不必改动，尤不必增入方药，以相矛盾耳。康熙乙未天中节，亟斋居士记于南昌郡署之西堂。（《中国医籍考·亟斋居士达生篇》）

【译文】亟斋居士《达生篇》自序说：正常的生育不是病患，难产则是人患。人患不能根除，就归之于天，天有什么过错呢？还是应该归咎于人。《达生篇》就是专门论述这个问题的。我有一点点愚见，也就是一点点心愿，如果能看懂施行，都可以像母羊生羔羊、姜嫄头胎生后稷一样顺利，因此人患可以消除而天恩可以自洽。然而知道生育知识而不写书，是不对的；听到生育知识而不传授，也是不对的。具有好生之德的人们看见，应当广为传授，有财力的就重新刻板发行，没有财力的就手抄几册，口授几人，随时随地，未必不是民胞物与的君子情怀。儒家以济人利物为志向，本来就不是为了什么报偿，然而多行善必有善报，最终会具有上天的好生之德。这本书我已经反复揣摩思索，确系没有疑问和缺憾了，凡是重新刻板的，手写抄录的，不必改动，尤其不必增加处方药物，以免造成矛盾。清圣祖康熙乙未年（1655）端午节，亟斋居士作于江西南昌府西堂。

给人治病，先问自己

【原文】引曰："夫医者，意也。"呼吸操生死之权，用药存病人之命，述□穷而心不慎者，可乎？余历验焉。倘临证意忽，则负病人弗浅也。何者？凡际视证，贵在当机有一段活泼，未有不活泼之医而能起沉疴之病。司斯术者，盍自问焉，得术之穷乎？得临证之意乎？得病脉之符乎？得虚实之准乎？得轻重之量乎？得生死之诀乎？对病者得自心之无疑乎？矢神天得自心之无愧乎？试自历问，吾斯能信，敢当仁心仁术之权，是操三折其肱也。有神虚不宜补益者，火盛不宜导泄者，痰盛不宜行吐者，咳喘不宜止嗽者，患疼不宜止痛者，麻木不宜疏风者，哕呕不宜止吐者，失血不宜止血者，感冒不宜表汗者，腹胀不宜消导者，病在上而不宜降者，病在下而不宜升者，病在缓而急医者，病在急而缓医者，有脉不符病者，有病不投药者，有服药而不愈者，有不服药而自愈者。如此情弊，不可不察。（《中国医籍考·张介石资蒙医经》）

【译文】张介石对自著的《资蒙医经》引言说："夫医者意也。"医学是一门深奥的学问，治病不可生搬硬套、墨守成规，必须最大限度地发挥自己的聪明才智，方能正确辨识疾病，并找到适合的治疗方法。呼吸操纵着生死的权柄，用药可以保全患者的性命，医学知识□（既）精通而看病不用心，可以吗？我多次验证过。倘若临证时意念涣散，则伤害病患者不浅。为什么呢？凡临床看病，贵在诊断那一刻思维要集中活跃，思维分散呆滞就难起沉疴。凡从医者应先问自己：医学知识全部掌握了吗？临证诊断心领神会了吗？脉搏和病证相符合了吗？病的虚实弄准确了吗？病的轻重弄明白了吗？有起死回生的诀窍吗？诊断没有疑问了吗？对着神和天发誓自己问心无愧了吗？试着多问自己几遍：我的医术能取信于人吗？能担当医者仁心的重任吗？已有"三折其肱"的彻悟体会吗？有心神虚怯而不宜补益补虚的，有肝火旺盛而不宜疏肝泻火的，有痰稠痰多而不宜施行下吐治法的，有咳嗽喘息而不宜服用止嗽药物的，有疼痛而不宜止痛的，有手脚麻木而不宜疏散风邪的，有呕吐而不宜止吐的，有流血失血而不宜止血的，有感冒而不宜解表发汗的，有腹部胀满而不宜消化导泻的，有病在上焦而不宜采用"降"法治疗的，有病在下焦而不宜采用"升"法治疗的，有病情缓慢而必须紧急医治者，有病情紧急而不急着医治者，有脉搏和病证不相符合的，有药不对证的，有吃药病不好的，有不吃药而病好了的。如此这些隐微的情况，不可不明察秋毫。

岐黄遗爱悬壶事，孝悌持身儒林风

【原文】《兰溪县志》曰：张柏，字世茂，原歙人，祖迁于兰。少习博士业，已而以父病痞久，遂弃而读《内经》《本草》群书，从事于医，延治多验。大概主参术补法，而随时定方。父病得延期年，而医道著行矣。为人长者，不厚责报。人以病请，即夜十数起弗辞。事亲有礼，抚弟侄友爱，分给田宅，有古人风。诊脉断疾，死生深浅，辄有奇验。平生所著有《医案》。（《中国医籍考·张柏医案》）

【译文】《兰溪县志》载：张柏，字世茂，原是安徽歙县人，祖上迁移到兰溪县（今浙江省兰溪市）。少年时他就攻读儒家经典，传授学问，编撰著述而求入朝为官，后来父亲肚子里长有可以触摸到的肿块很长时间了，他就弃儒学攻读《内经》《本草》等而行医，请他治病的多有疗效。他大多以人参、白术温补为主，随时令调整药方。他父亲的寿命得以延长，他的医术也日益精湛。为人有长者之风，不过多地求取报酬，人们请他治病，一晚上起来十多次也不推辞。对待亲戚很有礼节，抚育弟侄非常友爱，分家分田，有古人遗风。诊脉断人之生死及病之深浅，即有应验。平生著有《医案》一书。

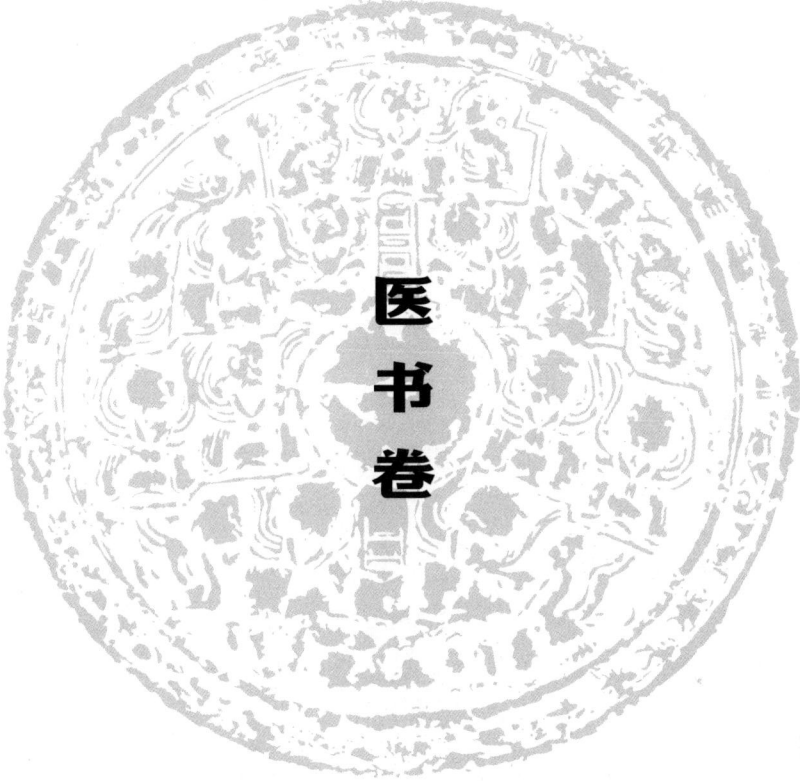

医书卷

导　言

　　医书是岐黄学家对天人问题的深刻理解，是诊疗实践经验的总结，是儒、道、释等学说的集大成者，是历史、哲学、天文、地理、动植物、矿物和数理等知识的综合运用，是对生理和病理的高度概括和准确把握，是历代医家呕心沥血、披肝沥胆和勤勉治学的成果，是凝固的思想、结晶的观念、固化的方法，是中华文化和世界文化的重要组成部分。医书不仅是人类进步的阶梯，更是中华民族薪火相传、生生不息的保证。

　　天生六气，地生百草，民服百药。人居于天地之间，被六淫所犯，被七情所扰，百病难料；百草生于山川原隰，被日月所照，被雨露所浸，各具性味。医家们孜孜不倦地探索，孳孳不息地思考，夜以继日地实践，皓首穷经地专研，就是要找出天地时令与药物性味的对应关系，找出性味与病证的对应关系，找出砭针与经穴的对应关系，找出不同药物的配伍组方与综合疗效的对应关系，从而把这些关系理论化、系统化，编撰成册，著述成卷，成为诊疗的指南、国家的福祉、民族的圣谟。他们不仅开辟了新的理论空间，建立了新的理论体系，创造了新的诊疗方法，确立了新的治疗准则，规范了新的药物使用，还廓清了医史上的迷雾，弥补了医史上的空缺，做到有则可依、有辙可循，造福当代，贻惠后人。作，其劳苦哉！述，其言圣哉！著，其功伟哉！书，其值珍哉！用，其效弘哉！

　　天地大德曰生，帝王惠政曰仁。古代帝王为使自己的统治合法化，宣扬"君权神授"的思想，董仲舒提出"天人相应"的观点，把天意和皇权在"天人合一"的基础上相统一。孟子提出民本的思想，把黎民的福祉和皇家的命运相统一。荀子提出"水能载舟，亦能覆舟"（《荀子·哀公》），把黔首的力量和王朝的兴衰统一起来。历代帝王无不重视医学，修医重于修史。如唐高宗诏苏敬等二十多人编修《新修本草》（又称《唐本草》），唐玄宗组织编撰《广济方》，宋仁宗令王惟一铸造针灸铜人，宋徽宗组织编写《政和圣济总录》。刘翰著《经用方书》，后周世宗柴荣任命他为翰林医官；葛哲著《保婴集》，明宣宗朱瞻基赐宴嘉奖；明英宗又重铸针灸铜人等。很多宰相尚书、巡抚御史、知府长史、郡王县令、县丞主簿、文豪名士也参与其中，或撰写医书，或注释医经，或写序作跋，或捐俸镂版，如长孙无忌、王安石、文彦博、文天祥、张仲景、李时珍、杨玄操、王勃、苏轼、黄庭坚、元好问等。

医学理论的形成是一个漫长的过程。历史上的古圣先贤，不因穷达而易操，不因艰难而改志，不因困苦而却步，不因位卑而弃业。愈穷而愈奋，愈难而愈笃，愈危而愈勇。孜孜不倦，锲而不舍。未有不经历苦寒而蜡梅能香飘万里，未有不经历苦辛而著述能名垂千古。神农尝百草一日而遇七十毒，终成《本草》四卷。轩辕与岐伯等医学大臣对问，终成《黄帝内经》。长沙太守"感往昔之沦丧，伤横夭之莫救，乃勤求古训，博采众方"，终成《伤寒杂病论》。后注释注解者一百多家，掀起了一场伤寒文化运动，此伏彼起，方兴未艾。蓬溪知县李时珍，历二十七寒暑，三易其稿，终成《本草纲目》。唐椿祖上八代行医，厚积薄发，终成《原病集》。沈金鳌春花秋月之莫问，澄水佳山之弗临，终成《伤寒论纲目》。徐大椿不揣庸妄，终成《医学源流论》。江应宿历时十九年，凡五易抄，继其父江瓘所辑《名医类案》终成书。北宋名相文彦博著《药准》，歙州县尉杨玄操注《难经》；庞安时著《伤寒总病论》，苏轼、黄庭坚作序。明代庐之颐编撰《本草乘雅半偈》，其呕尽心血，两眼全瞎，仍然摩索思考，口授而成《摩索金匮》。元好问唯其虚空方能有容，文天祥唯其浩气凛然方能充塞长空。痘疹初现于东汉，晋唐宋元医书多有论及，种痘始于明代，其理论化、系统化、规模化以张琰编撰、清乾隆六年（1741）成书的《种痘新书》为标志，其间经历了一千五百多年！一部医学史，千万岐黄人。或青发开篇，霜鬓甫就；或英年举笔，身殁合卷；或几度斟酌，数易其稿；或子承父业，兄终弟及。悲恨相续，继往开来，一代又一代人的努力，才化作卷卷医书而开古传今，造福千秋，贻惠万代。而《黄帝外经》《青囊书》的遗焚，成为中华民族永久的伤痛。千金易得，一书难求。思想何其难哉，医书何其珍哉！医书就是医家的生命，就是家国的财富，更是庇护一方苍生的"神符"，造福一方生民的圣典。

中医药诞生于中华大地，同中华民族息息相关，与中华文化紧密相连，在中华大地上生根发芽，也在他乡异国开花结果。中医药不但造福炎黄子孙，而且造福东北亚的大和、高丽，东南亚的高棉、马来，中亚的哈萨克，西亚的阿拉伯等民族；中医药不但是中华民族的文化，也是世界民族的文化。在汉朝与隋唐间的"三国两晋南北朝"更替时期，在唐宋间的"五代十国"战乱时期，中原的很多医书或焚于兵火，或逸于动乱，或虫蠹而残，或家亡而失，但在日本、朝鲜却保存完好。《宋史·哲宗纪》载：元祐八年正月庚子，"诏颁高丽所献《黄帝针经》于天下"。日本学者丹波元简、丹波元胤、丹波元坚父子两代三人编撰的《医籍考》，朝鲜王朝组织编撰的《医方类聚》，都是至今世界上内容全面、卷帙浩繁的中医药全书。《政和圣济总录》二百卷是宋徽宗政和年间朝廷组织医家广泛搜集历代方书及民间方药编撰而成。靖康二年（1127），金兵掳掠开封，《圣济总录》"镂版才成，未及颁布，亦在其中"。后再刻于金世宗大定年间，三刻于元成宗大德年间，每卷首篇署"元耶律楚材"五字。日本人吉田宗桂于明嘉靖（世宗）二十六年（1547），因治嘉靖帝病有效验，嘉靖帝赏之以元大德本《圣济总录》二百卷。清康熙二十年（1681）程林又将其删繁就简编纂成《圣济总录纂要》二十六卷。丹波元简曾无限感慨地说："呜呼，是书成于北宋而晦于南宋，不传于中国，而存于夷狄，而徽宗慈心之所寓，不泯于千载者，抑亦奇矣！"

神农尝百草，黄帝著《内经》。医学肇始，惠我生灵。"秦有扁鹊，汉有仓公。"东汉三医杰，降伏伤寒与杂病。金元四大家，挽神州陆沉，救庶民性命。唐代孙思邈，明朝李时珍。火尽薪传，杏林春满。明清之际吴有性，擘迷雾，启新程，《温疫论》出世横空。庚子新冠，欧美泛滥，中华肃整，迥然天两重。由神农、轩辕发轫，由医圣、药王中兴，其间多少岐黄学人或潜心著述，修合药性；或亲口尝药，亲身试针；或深入疫区，舍身为民！演绎了多少惊天地、泣鬼神的英雄壮举。自远古至今，中华民族劫后余生、凤凰涅槃、浴火重生，他们才是民族挺拔不屈的脊梁、繁荣昌盛的基石、生生不息的保证。

医书卷选择38个素材，目的是使读者珍惜医经、阅读医典、关注医方、学习医书。学如沧海行舟，愈行而愈不知涯在何方；学如迷宫探宝，愈探而愈不知宝在何处；学如黑夜数星辰，愈数而愈不知星辰有多少。"测之然后知其为益深，穷之然后知其为益远。"（南宋·齐能之《太素造化脉论》自序）愿读者竖精神之标高，建目标之大纛，增强学习的自觉性和主动性，为中医药振兴发展而奋力。

江山社稷一样重，高宗两修《本草经》

【原文】李时珍曰：唐高宗命司空英国公李勣等修陶隐居所注《神农本草经》，增为七卷，世谓之英公《唐本草》，颇有增益。显庆中右监门长史苏敬重加订注，表请修定，帝复命太尉赵国公长孙无忌等二十二人与敬详定，增药一百一十四种，分为玉石、草木、人、兽、虫、鱼、果、米、谷、菜、有名未用，十一部，凡二十卷，《目录》一卷，别为《药图》二十五卷，《图经》七卷，共五十三，世谓之《唐新本草》。苏敬所释虽明，亦多驳误。（《中国医籍考·苏敬新修本草》）

【译文】李时珍说：唐高宗李治诏令负责土木营建的司空、爵位是英国公的李勣等人编修南朝齐、梁时医药学家陶弘景的《本草经集注》，增加了七卷，世人称之为英公《唐本草》，增添的地方较多。唐高宗显庆（656—660）中，掌管宫殿门禁、巡视出入的右监门府长史苏敬对其进行注释并上表请求再次修订，高宗敕命掌管全国军事的最高长官、爵位是赵国公的长孙无忌等二十二人与苏敬一起详细修订，增加药物一百一十四种，分为玉石、草木、人、兽、虫、鱼、果、米、谷、菜等，有些有药名但未使用，共十一部，二十卷，《目录》一卷，另外有《药图》二十五卷，《图经》七卷，共计五十三卷，世人称为《唐新本草》。右监门长史苏敬所作的注释虽然明了，但也有多处混淆杂乱的地方。

宋仁宗下诏，明英宗作序

【原文】高武曰：《铜人针灸图》三卷，宋仁宗诏王维德考次针灸之法，铸铜人为式，分腑脏十二经，旁注俞穴所会，刻题其名，并为图法并主疗之术，刻板传于世。明英宗御制序曰："人之生，禀阴阳五行而成，故人之身皆应乎天。人身经脉十二，实应天之节气，周身气穴三百六十，亦应周天之度数，其理微矣。而医家砭焫之功，尤神且速，欲后之造其突奥，识其微妙，厥亦难哉。宋天圣中，创作《铜人俞穴针灸图经》三卷，刻诸石，复范铜肖人，分布俞穴于周身，画焉窍焉，脉络条贯，纤悉明备。考经案图，甚便来学。其亦心前圣之心，以仁夫生民者矣。于今四百余年，石刻漫灭而不完，铜像昏暗而难辨。朕重民命之所资，念良制之当继，乃命砻石范铜，仿前重作，加精致焉。建诸医官，式广教诏。呜呼，保民者君人之事，医虽其道之一端，然民命所系，故圣人肇之，历代尚之。夫使斯民皆获保终其天年者，宜必资于此，斯朕所为惓惓体前圣之仁，以贻无穷也，来者尚敬之哉。故引诸其端。大明正统八年三月二十一日。"（《中国医籍考·王惟一铜人俞穴针灸图经》）

【译文】高武说：《铜人针灸图》三卷，是宋仁宗赵祯下诏让翰林医官王惟一查考编次针灸的方法，铸造铜人作为样式，标注五脏六腑十二经脉，旁列十二俞穴交会之处，刻字题写名称，并附有图解方法和治疗技术，刻板印刷传习于世的。明英宗朱祁镇对重新仿制铜人作序说："人的生命，是禀受阴阳五行而形成的，所以天人合一。人有十二经脉，对应十二个月节气，全身有三百六十个穴位，对应周天三百六十度，哲理是极其微妙的。而医生的针砭和艾灸疗效尤为神速，后来者欲理解其奥妙，认识其隐微，是很难的。北宋天圣年间（1023—1032），创作的《铜人俞穴针灸图经》三卷，刻在石碑上，又铸造铜人肖像，将俞穴标记在铜人的全身，画上窍穴，脉络连续，非常仔细。研读医经参照绘图，非常方便。这是以仁宗之心为心，以仁义来扶助生民。到现在已经四百多年了，石刻模糊不清，铜人锈蚀昏暗难辨。我非常重视拯济生民的医学，思忖好的措施应当继承发扬光大，于是就让工匠仿照宋代铸铜人、刻石碑。安置在医馆里，用于教学观摩。唉，保养扶助生民是皇帝的职责，医家虽然只是其中的一个方面，然而却关系人民的生命健康，故圣人开端，后代承续。使生民都能健康长寿、安享天年，还是要靠这些办法，这就是我念念不忘体察前圣的仁人之心，以流传于无穷，使后世人崇尚敬重的原因。故为序。明英宗朱祁镇正统八年（1443）三月二十一日。"

不惧边患世事艰，徽宗政余写医篇

【原文】御制序曰：一阴一阳之谓道，偏阴偏阳之谓疾。不明乎道，未有能已人之疾者。阴阳相照，相盖相治。四时相代，相生相杀。五行更王，更废更相。人生其间，由于阴阳，复于四时，制于五行。平则为福，有余则为祸，淫则为疾。惟非数之所能摄，而独立于万形之上；非物之所能制，而周行于万有之内。为能以道御时，以神用数，形全精复，与天为一。昔者黄帝氏，盖体神而明乎道者也。问道于广成，见大隗于具茨，而自亲事于法官之中，垂衣裳，作书契，造甲子，定律历，所以成天之亹亹者。虽风后力牧，常先太鸿，奉令成教之不暇，而不可跂及。然且叹世德之下衰，悯斯民之散朴，上悖日月之明，下铄山川之精，中堕四时之施，至于逐妄耗真，曾不终其天年，而中道以夭。乃询岐伯，作为《内经》，通神明之德，类万物之情，其言与典坟相为表里，而世莫得其传，至号医者流，与谓《易》为卜筮者何异？朕甚悼之，自继述以来，兢兢业业，夙夜不敢康，万机之余，绅绎访问，务法上古，探天人之颐，原性命之理，明荣卫之清浊，究七八之盛衰，辨逆顺，鉴盈虚，为书十篇，凡四十二章，名之曰《圣济经》。(《中国医籍考·徽宗圣济经》)

【译文】宋徽宗赵佶《圣济经》自序说：一阴一阳称为道，阴阳过多或过少叫作疾。不明白道，就不能治好疾病。阴阳交替出现，相互促进又相互制约；四季轮回相互替代，相互产生又相互湮灭；五行相互主宰，相互超越又相互牵制。人生于阴阳、四季、五行之间，阴阳交替，四季轮回，五行制约。顺应四季则有福，违反五行则有祸，悖逆阴阳则有病。这不是人命所能驾驭，而是独立于万物之上的道；不是实物所能辖制，而是周行于乾坤之内的气。如果用道来驾驭时势，用神来决定命历数，形体健全且精神完复，就能与天合一。过去黄帝体性神明又通于大道，在甘肃平凉崆峒山向广成子问道，在具茨之山向牧马童子问大隗之所在，还在皇宫正殿亲事医药，制定礼仪，作文书契约，编排天干地支，酌定历书律令，就像效法天勤勉不倦的样子。虽黄帝的大臣风后和力牧，常常比黄帝的大臣太鸿更勤奋，完全按照黄帝的指示意图去办事而没有空闲，因不通晓道，还是不能赶上太鸿。然而又感叹世上的道德江河日下，怜悯民间的风尚不再质朴，对上而言遮掩了日月的光辉，对下而言消解了山川的精华，居中而言损毁了四时的交替，渐渐销蚀了自己的真元之气，没有享受天赋的寿命，活到一半就死了。于是就询问岐伯，写作《黄帝内经》，贯通神明的德性，参赞天地的化育，比类万物的情状，书里的语言与"三坟五典"的古籍互为形式和内容，而世上没能广泛地流传，于庸医之流，与认为《周易》就是算卦者有何区别？朕非常痛惜，自从登基以来，兢兢业业，夙夜不息，政事之余，理头绪、寻路径，务必取法于上古，探索天人的奥秘，追寻性命的本原，明白荣气和卫气的清浊，穷究男人"八"、女人"七"的周期，辨别顺行和逆动，鉴别多余和不足，撰写十篇四十二章，书名为《圣济经》。

至今犹恨靖康耻，书比人命更离奇

【原文】宋徽宗御制序云：诏天下以方术来上，并御府所藏颁之，为补遗一卷，治法一卷，卷凡二百，方几二万。名之曰《政和圣济总录》。

简按《圣济总录》：在徽宗末年，盖镂版才成，未及颁布，徽宗北狩，金虏乱入，多所掠略，如此书亦在其中焉。

程林《总录纂要》凡例云：是书宋徽宗政和，诏集海内名医，并出御府所载录成，共二百卷。禁方密论，人所未闻，按病治疗，无不奇验。厥后再刻于金大定，三刻于元大德。自耶律楚材精校，奉诏颁天下，越今四百余年，无有剞劂，此书几泯灭矣。余昔从先叔祖敬通夫子，翻阅刻本，今经三十余年，又从友人江郢上再观抄本，抚今追昔，不胜愉快。郢上请余删繁纂要，以便梓行济世。因留淮阳一载，纂其精粹，去其繁芜，共得二十六卷，诚医家之云笈琼函，方药中之赤文绿字也。博览者知之。

又云：明朝武林高相国家抄本，用绵纸朱格，缮写精工，亦依内府式，大板大字，今刻小板密字，以便行笈可携、检方疗病也。（《中国医籍考·政和圣济总录》）

【译文】北宋徽宗赵佶为《政和圣济总录》作序说：诏告天下医家以处方医书献上，和皇宫御府所藏的一并颁布，作为补遗拾缺一卷，诊治方法一卷，总计二百卷，处方近两万首。书名叫作《政和圣济总录》。

日本医家、《医籍考》作者之一丹波元简在《圣济总录》按语中说：北宋徽宗末年（1118—1119），刻板才完成，还没有来得及颁行天下，宋徽宗就被金兵押解至北方，很多皇家器物都被掳掠一空，也包括《政和圣济总录》。

程林在关于《总录纂要》的体例中说：这本书是宋徽宗政和年间（1111—1118），诏集海内外著名医家，并使用皇家御府医学藏书编辑汇录而成的，共二百卷。书中的珍秘药方和配方、精妙的论述和论点，人们从来没有看过听过，这些药方和配方无不神奇应验。这本书再次刻板印刷于金世宗完颜雍大定年间（1161—1189），三次翻刻于元成宗铁木耳大德年间（1297—1307）。著名学者耶律楚材精心校对，奉元成宗皇帝诏令，颁布天下施行，至今已经四百多年了，如不再版，几乎就要失传了。我以前跟随我父亲的叔父程敬通老先生，审阅过元朝的刻本，至今也已三十多年了，我又从好友江郢上那里观看过手抄本，抚今追昔，感到非常高兴和愉快。江郢上请我删繁就简，便于刻板颁行而济世救民。因此我在淮阳又居住了一年，去粗取精，总共编辑为二十六卷，这确实是医家的经典圣谟，是方药中的神奇配方，熟读此书的人就会知道。

程林又说：明代武林高相国家里有《圣济总录》的抄本，用树木韧皮的纤维纸张，大红色的方格，精心缮写，将朝廷内务府的大板大字变为小板密字，便于出行携带，查阅处方治疗疾病。

一部岐黄史，半部《伤寒论》

【原文】自序曰：余宗族素多，向余二百。建安纪年以来，犹未十稔，其死亡者，三分有二，伤寒十居其七。感往昔之沦丧，伤横夭之莫救，乃勤求古训，博采众方，撰用《素问》《九卷》《八十一难》《阴阳大论》《胎胪药录》，并平脉辨证，为《伤寒杂病论》，合十六卷。虽未能尽愈诸病，庶可以见病知源。若能寻余所集，思过半矣。夫天布五行，以运万类；人禀五常，以有五脏。经络腑俞，阴阳会通；玄冥幽微，变化难极。自非才高识妙，岂能探其理致哉！汉长沙守南阳张机著。(《中国医籍考·张仲景伤寒卒病论》)

【译文】张仲景序自著《伤寒杂病论》说：我的族人很多，过去有二百多人。自从汉献帝刘协建安（196）以来，不到十年，三分之二都死去了，而亡于伤寒者十有其七。痛感过去宗族沦丧而难挽，悲伤亲人逝去而莫救，于是勤苦地向古医书求教，博采众家方论之长，汲取《素问》《九卷》《八十一难经》《阴阳大论》《胎胪药录》等医学名著的理论精华，并结合脉象分析与病证辩证，写作《伤寒杂病论》共十六卷。读了这部书，虽不能说包治百病，但对辨识病原和确定治疗方案，却大有裨益。自然界的万事万物，都是由木、火、土、金、水五种元素衍化而生，人体内脏腑、经络的生理功能，也和这些元素的变化息息相关。这样，人体与自然界相互关联、相互依存，时时刻刻都在发展和变化着，其中的道理是很深奥和微妙的，没有很好的学养功夫，怎么能够探究和理解其中的奥妙呢？东汉长沙太守河南邓州张机撰。

雄才与词情迸发，医术与文笔共采

【原文】《新唐书》本传曰：勃尝谓人子不可不知医。时长安曹元有秘术，勃从之游，尽得其要。《旧唐书》本传曰：王勃，字子安，绛州龙门人。六岁解属文，构思无滞，词情英迈，与兄勔、勮才藻相类，父友杜易简常称之曰："王氏三珠树也。"勃年未及冠，应幽素举及第。乾封初，诣阙上《宸游东岳颂》。时东都造乾元殿，又上《乾元殿颂》。沛王贤闻其名，召为沛府修撰，甚爱重之。诸王斗鸡，互有胜负，勃戏为《檄英王鸡文》。高宗览之，怒曰："据此是交构之渐。"即日斥勃不令入府，久之，补虢州参军。勃恃才傲物，为同僚所嫉。有官奴曹达犯罪，勃匿之，又惧事泄，乃杀达以塞口。事发当诛，会赦除名。时勃父福畤为雍州司户参军，坐勃左迁交趾令。上元二年，勃往交趾省父，道出江中，为《采莲赋》以见意，其辞甚美。渡南海，堕水而卒，时年二十八。(《中国医籍考·王勃医语纂要》)

【译文】《新唐书》本传载：王勃曾说为人子不能不懂医术。当时长安医家曹元善望气色以知病，施行手术以拯危，王勃拜为师，全部掌握了他的医术要领。《旧唐书》本传载：王勃，字子安，绛州龙门人。六岁就能理解文意并作文，构思流畅，词情英睿豪迈，与哥哥王勔、王勮才华相似，他父亲的朋友杜易简老先生常常赞扬王勃兄弟是王家的三棵金珠玉树。王勃未满二十，参加幽素科举考试而中。唐高宗李治乾封初年（666），他到宫阙献上《宸游东岳颂》。这时东都洛阳兴建乾元殿，他又献上《乾元殿颂》。沛王李贤听闻王勃的才气，就征召他为沛王府的编撰，非常喜欢器重他。王子们斗鸡，互有胜负，王勃戏写《檄英王李显鸡文》。高宗李治看后，愤怒地说："这是相互构陷离间的兆头。"当天斥责王勃不得进入王府，过了很久，才增补他为河南灵宝军事参谋。王勃恃才傲物，为同僚所嫉。有个叫曹达的官奴犯了罪，王勃藏匿他，后又怕事情泄露，就杀人灭口。事情败露后应判王勃死罪，恰恰碰上大赦仅开除了官籍。这时王勃的父亲王福畤任甘肃凉州司户参军，执掌户籍、赋税、仓库交纳等事宜，因王勃杀人而贬谪越南河内任交趾（今越南北部红河流域）县令。上元二年（675）王勃前往交趾探望父亲，渡江时，写《采莲赋》抒发胸臆，辞情相当隽美。渡南海，溺水而亡，时年二十八岁。

《玄珠密语》藏名山，百年岁月待圣贤

【原文】自序曰：余少精吾道，苦志文儒。三冬不倦于寒窗，九夏岂辞于炎暑。后因则天理位，而乃退思休儒，继日优游，栖心正道。每思大数，忧短景以无依；欲究真筌，虑流年而不久。故乃专心问道，执志求贤，得遇玄珠，乃师事之尔。即数年间，未敢询其太玄至妙之门，以渐穷渊源。乃言妙旨授余曰："百年间可授一人也。不得其志求者，勿妄泄矣。"余即遇玄珠子与我启萌，故自号"启玄子"也，谓启问于玄珠子也。今则直书五本，每本一十卷也，头尾篇类义同。其目曰《玄珠密语》，乃玄珠子密而口授之言也。余以百年间，不逢志求之士，亦不敢隐没圣人之言，遂书五本，藏于五岳深洞中，先享神仙，后乃藏之。恐后人志求者，可以遇之，如得遇者，可以珍重之，宝爱之，勿妄传之。不得奇人，不可轻授尔。此玄珠子授余之深诚也。（《中国医籍考·王冰玄珠密语》）

【译文】王冰的《玄珠密语》自序说：我少年时就精通儒学，苦心奋志于孔孟之道。三九严冬不厌倦于寒窗苦读，三伏盛夏岂能惧怕暑气的炎热。后因武则天还政于李唐中宗，我就退隐不再学习儒学，天天周游观览，而归心于正道。每当我思考天地的演化，就忧愁人生的苦短；想彻底地弄清事物的发展规律，又担心我剩余的时日不多。因此就专心道家学问，执着地访贤若渴，得以遇见玄珠，就以师傅的礼节侍奉他。几年以来，不敢询问汉代杨雄所著的《太玄经》非常绝妙的门道，只有慢慢地接近道家的真谛。于是玄珠才把精妙的语言和幽深的思想传授给我，说："百年间可以再传给另一个人。不是立志求学者，不要轻易传授。"我刚遇到玄珠子时他就对我启悟发蒙，所以我自号为"启玄子"，意思是从玄珠子那里得到了启示。现在我撰写了五本书，每本十卷，开头和结尾篇目相似、意义相同。名叫《玄珠密语》，是玄珠子的语录。我这辈子没有碰到励志求学的志士，也不敢隐没圣人的箴言，用了一年时间将五本书藏在西岳华山、东岳泰山、北岳恒山、南岳衡山、中岳嵩山的山洞里，先祭拜神仙，然后再藏书。希望以后会有立志求学者可以遇到它，如果遇到一定要珍重它，当作宝贝一样爱护它，不要轻易再传。不是天赋异禀的奇人，不能传给他。这是玄珠子对我诚挚的告诫。

悬壶炉火千古红，县尉也能注《难经》

【原文】余性好医方，问道无斁，斯经章句，特承师授。既而耽研无斁，十载于兹。虽未达其本源，盖亦举其纲目。此教所兴，多历年代，非唯文句舛错，拟亦事绪参差，后人传览，良难领会。今辄条贯编次，使类例相从。凡为一十三篇，仍旧八十首。吕氏未解，今并注释。吕氏注不尽，因以伸之。并别为音义，以彰厥旨。昔皇甫玄晏，总三部为《甲乙》之科。近世华阳陶贞白，广《肘后》为《百一》之制。皆所以留情极虑，济育群生者矣。余今所演，盖亦远慕高仁，迩尊盛德，但恨庸识有量，圣旨无涯，绠短汲深，玄致难尽。前歙州歙县尉杨玄操序。（《中国医籍考·杨玄操黄帝八十一难经注》）

【译文】我天性就爱好医学方剂，学医从不满足，《黄帝八十一难经》的章句，是特意从老师那里学来的。继而认真钻研从未厌烦，到现在十年了。虽然未能透彻地了解本质，但也基本掌握了纲领和细则。《黄帝八十一难经》自问世以来，经历了很多年代，不但文字章句有错，且内容也有出入，后来的人传习阅览，很难领会。现在我按照条目编排，使章节相符。总计一十三篇，仍旧为八十首。三国时吴国太医令吕广注释不全面的，现在一并补注和阐发。并对文字和读音也做了注解，以阐明《黄帝八十一难经》的宗旨。过去皇甫谧将《素问》《灵枢》《明堂》汇总为《甲乙经》。近代华阳隐士陶贞白，将《肘后备急方》扩展为《百一》方剂，都是用心思虑，抚育群生。我今天对《黄帝八十一难经》的演绎注释，是仰慕远古的高贤仁人，尊崇近世的皇家恩德，但只恨自己见识短浅，皇恩无边，井绳短而井水深，玄妙隐微的医理难以尽情表述。前安徽歙州歙县县尉杨玄操。

名医名相著《药准》，《本草》立方诲后人

【原文】自序曰：余尝苦头眩，治之多方，弥岁不解，会国医龚世昌诊脉问状，乃云："鬲有寒痰，久之使然，非它苦也。"授余香芎散并其方，服未半剂而愈，遂不复发。余既神其效，又观其立方有法，不与常类。方用九物，物别为之解。凡药性之温寒，味之甘辛，并其主疗，略具于左，虽简而备，使观之者有据，服之无疑。无疑有效，犹夫任人，各知其才之所长，用无疑，事罔不济。乃知古之良医，治病必考于《本草》而立方，方药既精，厥疾必瘳。班固云："经方者，本草石之寒温，原疾病之深浅。"陶隐居云："道经载扁鹊数法，其用药犹是《本草》家意。张仲景最为众方之祖，悉依《本草》。"近世庸医鲜通《本草》，求其方药之验，固亦难矣。余嘉龚医之方专用《本草》之意，因采仲景并《外台》《千金》及诸家经验方共若干，辄加注传于门内以备处疗，谓之《药准》，以其依《本草》立方，则用之有准云。(《中国医籍考·文彦博药准》)

【译文】北宋名相文彦博《药准》自序说：我曾经苦于头晕目眩，经多方治疗，一年都没好。名医龚世昌诊脉问诊后说："您胸腔间有寒痰，时间长了导致头晕目眩，没有其他问题。"给我开了香芎散的处方，药没吃一半病就痊愈了，再也没有复发。我感到疗效很神奇，看其立方有法度，与众不同。用药九味，味味都有讲究。大凡药性寒温、药味甜辣，连同主治，都记录在旁边，虽说简略却完备，使观察者有据，服用者无疑。无疑就有效，就像使用人才，知人善任，用人所长，无疑无虑，事无不济。我才知道古代的良医，治病必须根据《本草》来处方，处方周全、用药精良，病无不愈。班固说："立经处方，根据草药和矿物药的性味寒温，探究疾病的深浅。"南朝齐、梁名医陶弘景说："医经记载扁鹊的几种治法，也是依据《本草》的。张仲景为众方之祖，也全都依据《本草》。"近来的庸医很少精通《本草》，要让处方和用药有效，本来就是很困难的。我赞成龚世昌立方都依据《本草》，因此我采用张仲景的《伤寒杂病论》和唐朝名医王焘的《外台秘要》、孙思邈的《千金方》及各医家的若干验方，并添加注释供我家人治疗使用，书名叫《药准》，根据《本草》立方，就是用药有准绳的意思。

天病不必诊脉，政颓尤须变法

【原文】钱曾曰：序云，仙翁不知何地人，隐崆峒山，常带一粗丸药，出山救人，更于指下，决未兆古凶寿限。时人莫不神之，后不知所终。唐末有樵者，于其石室石函中得此书。

《四库全书总目》曰：王安石曰："昔医和诊晋侯，而知其良臣将死，则视父知子，亦何足怪哉！"其引据亦自有理，然推绎传文，医和亦以人事断之，料其当尔。故其对晋侯曰："疾不可为也。"是谓近女室，疾如蛊，非鬼非食，惑以丧志。良臣将死，天命不祐。其对赵武曰："国之大臣，荣其宠禄，任其大节，有灾祸兴而无改焉，必受其咎。"何尝一字及于脉，且《传》曰"视之"，亦不云诊。是特良医神解，望其神色知之。安石所云，殊为附会。（《中国医籍考·亡名氏太素脉》）

【译文】钱曾序《亡名氏太素脉法》说：作者仙翁不知是什么地方人，隐居在甘肃平凉的崆峒山，经常携带一个大药丸，出深山救病患，更用三指诊脉，决断没有征兆的吉凶寿夭。当时的人莫不把他当作神仙，后来就不知道他的踪迹了。唐朝末年有个打柴的人，在山洞的石匣子里得到了这本书。

《四库全书总目》载王安石言："过去（前541）秦景公派医和去给晋景公看病，且知道辅佐他的良臣将要死去，观其父必知其子，这有什么可奇怪的。"他引经据典自有道理，然而演绎这则传闻，医和却是根据人事来判断的，预料必然如此。他对晋平公说："你的病治不好了。"他的意思是晋平公淫于女色，女色如蛊，并不是鬼神作祟和饮食不节，是因为被女色所惑而丧失了志向。良臣将死，苍天不佑。他对晋国的正卿赵武说："国家的大臣，以受宠为荣，以兴亡为任，国家有灾难而不能消除，必然受其牵连。"何尝用把脉去诊视呢，《传》不是有"望"之说吗？也不言诊脉。这仅仅是名医靠神会就能了解的，看看患者的神色就知道他得了什么病。王安石的说法，有点牵强附会。

《伤寒杂病》真宏论，《金匮玉函》锁古今

【原文】林亿等疏曰：《金匮玉函经》与《伤寒论》，同体而别名，欲人互相检阅，而为表里，以防后世之亡逸，其济人之心不已深乎？细考前后，乃王叔和撰次之书，缘仲景有《金匮录》，故以"金匮玉函"名，取宝而藏之之义也。

按：先子曰："《金匮玉函》是《伤寒杂病论》之别本，同体而异名者。"《高祖记注》如淳曰："金匮，犹金滕也。"颜师古曰："以金为匮，保慎之义。"王子年《拾遗记》曰："周灵王时浮提之国献神通、善书二人，佐老子撰《道德经》，写以玉牒，编以金绳，贮于玉函。"《神仙传》曰："衡叔卿入太华山，谓其子度世云：'汝归，当取于斋室西北隅大柱下玉函，函中有神素书，取而按方合服之，一年可能乘云而行。'"是则命书之义也。（《中国医籍考·金匮玉函》）

【译文】北宋五品医官林亿等上疏北宋神宗说：《金匮玉函经》与《伤寒论》，内容相同，名称不同，目的是使人对照检校阅读，互相印证，以防后世丢失，其拯济世人的心是多么深远啊！详细地考察这两本书，是王叔和编撰的，因为张仲景有《金匮录》，所以用"金匮玉函"命名，取珍贵珍藏之意。

日本江户时代德川幕府医官丹波元简说："《金匮玉函》是《伤寒杂病论》的另一版本，内容相同，名称不同。"《高祖记注》中曹魏陈郡郡丞如淳说："金匮，就如同金滕（用金属封闭的柜子，常用于形容珍贵、秘密的藏书或文件）一样。"颜师古说："用黄金做柜，是保险、谨慎的意思。"《拾遗记》的作者王子年说："周灵王的时候，浮提国进献了神通、善书两个人，帮助老子撰写《道德经》，写在玉版上，用金绳连缀，保存在玉石的匣子里。"《神仙传》记载："衡叔卿进入西岳华山修行时，对儿子度世说：'你回去后，在斋房的西北角大柱子下的玉石匣子里，有本神素书，你按照药方服用，一年就可以腾云驾雾'。"这就是"金匮玉函"书名的由来。

一代名医著病论，两大文豪写序文

【原文】《四库全书提要》曰：《伤寒总病论》六卷，附《音训》一卷，《修治药法》一卷，宋庞安时撰。安时，字安常，蕲水人。安时本士人，习与苏轼、黄庭坚游。第六卷末附与苏轼书一篇，论是编之义甚悉。卷首载轼答安时一帖，犹从手迹钩摹，形模略具。又以黄庭坚后序一篇，冠之于前，序末称"前序海上人诺为之，故虚其右以待"，署元符三年三月作。时轼方谪儋州，至五月始移廉州，七月始渡海至廉，故是年三月，犹称海上人也。然轼以是年八月北归，至次年七月即卒于常州，前序竟未及作，故即移后序为弁也。（《中国医籍考·庞安时伤寒总病论》）

【译文】《四库全书提要》载：《伤寒总病论》六卷，附《音训》一卷，《修治药法》一卷，是北宋庞安时编撰的。庞安时，字安常，湖北浠水县人。他本来是个读书人，常与苏轼、黄庭坚交往。《伤寒总病论》第六卷后附有给苏轼的一封信，详细论述这本书的意义。第六卷的前面记有苏轼答复的回帖，好似根据手迹描摹，比较相像。又将黄庭坚的一篇后序作为前序，放在前面，序言最后说"前序苏轼应诺写序，所以我虚上位以待"，落款日期是元符三年（1100）三月。那时苏轼刚被贬谪儋州，到五月又移贬廉州，七月才渡海前往，所以这年三月，苏轼还在渡海故称海上人。然而苏轼这年八月北归，第二年七月就在常州去世，前序竟没来得及写，就把后序变作前序了。

儒者罕读岐黄书，医者常邃老庄论

【原文】黄庭坚序曰：惟神农、黄帝、岐伯、雷公之书，秦越人、淳于意、皇甫谧、张机之论，儒者罕学，学之亦不能到其渊源。近世黎阳高若讷号邃于医方，若讷既没，亦不得其传焉。余有方外之友曰杨介，尝谓余言《本草》《素问》之意。且曰五运六气，视其岁而为药石，虽仲景犹病之也。至于《本草》，则仲景深矣。余涉世故多，未能从介学之，衰老窜逐戎僰，瘴疠侵陵，生意无几，恨不早从杨君之学也。今年以事至青神，有杨康侯子建者，以其所论著医，惠然见投，悉读之，而其说汪洋，蜀地僻远，无从问所不知。子建闭户读书，贯穿黄帝岐伯，无师之学，至能如此，岂易得哉？然其汤液，皆以意调置，则不能无旨矣。方皆圣贤妙于万物之性者，然后能作而巧者述之，而世之者也。今子建发五运六气，叙病裁药，错丝以针艾之方，与众共之，是亦仁人之用心云尔。（《中国医籍考·通神论》）

【译文】黄庭坚为《通神论》作序说：神农、黄帝、岐伯、雷公的医书，秦越人、淳于意、皇甫谧、张仲景的医论，儒者是很少学习的，学了也不能理解其本质。近代黎阳的北宋大臣高若讷号称精通医药处方，他去世后，也没有人传承。我有一个道士朋友叫杨介，曾经对我讲述《本草》《素问》的内容。并且谈及五运六气，根据岁气征候而使用药物砭针，即使是张仲景也不赞同。至于《本草》，张仲景见地深邃。我世务很多，没有能跟杨道士学习，老年时被贬谪到四川宜宾古僰人的居住地，瘴疠侵袭，生机少有，才悔恨不早跟杨介学医。今年有事到四川青神县，有个叫杨康侯字子建的，将他的观点写成医书，热忱地欢迎我前去拜会。他的医书我全读了，其内容汪洋恣肆，四川是个偏远的地方，我也无从询问而知晓对错。杨子建闭门读书，贯通岐黄学说，无师自通，最终写成医书，是很难得的。然而他的方剂汤药，都是随意会而调制，怎么能够没有根据呢？圣贤们都能通晓万物的灵性，述而且作，他也算是世上的才俊吧。现在杨子建阐发五运六气，叙述病情，裁量药物，搓艾丝用于针灸的方法，和大家共同享用，这也是医者的仁心吧。

仰慕成公《明理论》，一序聊表寸草心

【原文】严器之序曰：聊摄成公，家世儒医，性识明敏，记问该博，撰述伤寒义，皆前人未经道者，指在定体，分形析证，若同而异者明之，似是而非者辩之。释战慄有内外之诊，论烦躁有阴阳之别。谵语郑声，令虚实之灼知；四逆与厥，使浅深之类明。始于发热，终于劳复，凡五十篇，目之曰《明理论》，所谓真得长沙公之旨趣也。使习医之流，读其论而知其理，识其证而别其病，胸次了然而无惑，顾不博哉？余家医业五十载，究旨穷经，自幼迄老，凡古今医书，无不涉猎。观此书义理粲然，不能默默，因序其略。岁在壬戌八月望日，锦幪山严器之序。（《中国医籍考·成无己明理论》）

【译文】严器之为成无己的《伤寒明理论》作序说：山东茌平医家成无己世代尊儒行医，他天性聪明，心性颖敏，记忆力强，学识广博，阐述伤寒疾病的义理，大多是前人未曾涉及的，宗旨在于鉴别伤寒的性质，分析伤寒的表现和症状，别异同，辨是非。解释惊怖有内外之别，论证烦躁有阴阳之分。神志不清、胡言乱语，让虚证和实证显而易见；四肢逆冷、气逆上行，使病情轻重分类了然。以伤寒初起发热始，至初愈劳累复发终，总计五十篇，书名《明理论》，可以说他真正理解和掌握了张仲景《伤寒杂病论》的精髓。使岐黄学人阅读书中理论就知晓其中的道理，认识病证就能知道病因，心中明白没有疑惑，还不够博大精深吗？我行医五十年，探究旨意，穷尽经论，从小到老，凡是古今的医书，无不涉猎。阅读成大人的《明理论》，义理清晰，我有感而发，略作其序。壬戌年（1202）八月十五，河南宜阳锦幪山严器之。

龙图阁中大学士，政暇苦著幼幼书

【原文】李庚序曰：湖南帅潮阳刘公镇拊之暇，尤喜方书。每患小儿疾苦，不惟世无良医，且无全书。孩抱中伤，不幸而殒于庸人之手者，其可胜计。因取古圣贤方论，与夫近世闻人家传，下至医工、技工之禁方，间巷小夫已试之秘诀，无不曲意寻访，兼收并录，命干办公事王历义道主其事，乡贡进士王湜子是编其书。虽其间取方或失之详，立论或失之俗，要之皆因仍旧文，不敢辄加窜定。越一年而书始成，惜乎公未及见而疾不起。公临终顾谓庚曰："《幼幼新书》未有序引，向来欲自为之，今不皇及矣，子其为我成之。"庚曰："谨闻命。"（《中国医籍考·刘昉幼幼新书》）

【译文】李庚为刘昉主编的《幼幼新书》作序说：荆湖南路经略安抚使、广东潮阳人刘昉政务之暇，特别喜欢记载和论述方剂的书。他经常忧虑孩提患病的痛苦，不仅世上没有良医，而且也没有良书。怀抱中的幼儿中风伤寒，不幸被庸医误诊误治而丧命的，哪能数得清呢。因此他刻意搜集古代圣贤的方剂论说，与近世有名望人家的家传秘方，下到一般医生的珍秘禁方和工匠的偏方，里间街巷贩夫走卒的验方秘诀，尽量寻找访求，全部收集并且记录，安排下属王历（字义道）负责这项工作，由乡贡进士王湜（字子是）负责编辑。虽然所收集的方剂不够详细，立论或失之偏颇，但重要的章节仍然引用原文，不敢随意篡改删定。经过一年多的时间才把书写成。哎！刘大人还没有来得及看见就卧病不起。他临终时对我说："《幼幼新书》还没有序言和引言，我一直想自己写，现在来不及了，您可以替我完成吧。"我回答说："一定遵照您的吩咐。"

《伤寒会要》垂杏林，雄文作序传古今

【原文】元好问序曰：往予在京师，闻镇人李杲明之有国医之目，而未之识也。壬辰之兵，明之与予同行汴梁，于聊城，于东平，与之游者，六年于今，然后得其所以为国医者为详。盖明之世以资雄乡里，诸父读书嘉宾客，所居竹里，名士日造其门。明之幼岁好医药，时易州人张元素以医名燕赵间，明之捐千金从之学，不数年尽传其业。家既富厚，无事于技，操有余以自重，人不敢以医名之。大夫士或病其资高謇，少所降屈，非危急之疾，有不得已焉者则亦未始谒之也。大概其学，于伤寒、痈疽、眼目病尤长。伤寒则著《会要》三十余万言，其说曰："伤寒家有经禁、时禁、病禁，此三禁者，学医者人知之，然亦所以用之为何如耳。"《会要》推明仲景、朱奉议、张元素以来备矣。见证得药，见药识证，以类相从，指掌皆在。仓猝之际，虽使粗工用之，荡然如载司南以适四方，而无问津之惑，其用心博矣。于他病也，以古方为胶柱，本乎七方十剂之说，所取之药，特以意增损之，一剂之出，愈于托密友而役孝子，他人盖不能也。北京人王善甫为京兆酒宦，病小便不利，目睛凸出，腹胀如鼓，膝以上坚硬欲裂，饮食且不下，甘淡渗泄之药皆不效。明之来，谓众医言："疾深矣，非精思不能处，我归而思之。"夜参半，忽揽衣而起曰："吾得之矣。《内经》有之：'膀胱者，津液之府，必气化乃出焉。'渠辈已用渗泄之药矣，而病益甚，是气不化也。启玄子云：'无阳者，阴无以生；无阴者，阳无以化。'甘淡渗泄皆阳药，独阳无阴，欲化得乎？"明日，以群阴之剂投，不再服而愈。戊戌之夏，予将还太原，其子执中持所谓《会要》者来，求为序。乃以如上数事冠诸篇，使学人知明之之笔于书，其已试之效盖如此云。闰月望日，河东元某书于范尊师之正一宫。(《中国医籍考·李杲〈伤寒会要〉》)

【译文】元好问为李杲所著的《伤寒会要》作序说：过去我在金国都城开封，听闻河北正定人李杲（字明之）有国医的眼力和见识，而没有结识。壬辰年（1232）蒙古大军开始围攻开封，他与我离开到聊城、东平一带游观，至今已经六年了。我才知晓称他为国医的详细缘故。他家在乡里以富豪称雄，他的父辈喜欢读书、结交宾客，居住在竹里，名人雅士天天登门拜访。他小时候就爱好医药，这时河北易县医家张元素已经名闻一方，他就花费千金拜师求学，不到几年就掌握了全部要领。他家境很殷实，也不靠医术谋生，而挟富厚以自重，人们也不以医生称道他。士大夫们有的怨恨他清高亢直，少有降志屈节前去求医的，除非病情危急，迫不得已者。他尤其擅长伤寒、痈疽、眼科。对于伤寒他著有《伤寒会要》三十多万字，主要观点是治疗伤寒有经禁、时禁和病禁，这"三禁"学医的人都知道，然而不知道怎么用。《伤寒会要》推衍阐明张仲景、朱奉议、张元素以来的学说和经验已经很完备了。见病证知用药，见用药知病证，触类旁通，了如指掌。危急时刻，即使医术欠缺的医生，如同车上有指南针，不需要问路和渡口，就可以到达四面八方，他的用心是何等博大。对于除伤寒、痈疽、眼科以外的其他疾病，他认为照搬古方是胶柱鼓瑟，应依照"七方十剂"理论，根据自己的经验增减化裁来处方，一剂药服用后，比委托密友和使唤孝子都顶用，其他的医家是不行的。北京人王善甫是京城的酒馆，小便不利，眼仁凸出，腹胀如鼓，膝盖以上胀硬得像要迸裂一样，吃不下饭，甘淡渗泄的药物都不起作用。李杲去诊断，对众医生说："病很重，不认真思考不能处方，容我回家后慢慢想想。"刚过了半夜，他忽然披衣服起来说："我知道了。《内经》有这样的话：'膀胱是水液聚会的地方，经过气化作用，才能把尿液排出体外。'他们已经使用渗泄之类的药物，而病情更加严重，是因为没有气化。启玄子说：'无阳者，阴无以生；无阴者，阳无以化。'甘淡渗泄药都是阳性药物，只有阳没有阴，怎么能化呢？"第二天，李杲给酒馆全部服用阴性药物，一次就痊愈了。戊戌年（1238）夏天，我将回太原，他的儿子李执中拿着《伤寒会要》来请我作序。我就将上面这些故事写在前面，使读者知道他的处方疗法，都是经过检验且有效的。闰月十六日，河东人元好问于范尊师正一宫。

天地有正气，再唱《金匮歌》

【原文】文天祥序曰：《金匮歌》者，乡前辈王君良叔之秘医方也。初，良叔以儒者涉猎医书，不欲以一家名方。一日，遇病数十辈同一证。医者曰："此证阴也，其用药某无疑。"数人者骈死，医者犹不变。良叔曰："是证其必他有以合。"少更之，送服阳证药，自是皆更生焉。良叔冤前者之死也，遂发念，取诸医书，研精探索，如其为学然。久之无不通贯，辨证察脉，造神入妙，如庖丁解牛，伛偻承蜩。因自撰为方剂，括为歌诗，草纸蝇字，连帙累牍，以遗其后人，曰："吾平生精神尽在此矣。"其子季浩以是为名医。其子庭举，早刻志文学，中年始取其所藏读之，今医遂多奇中。一日出是编，余然后知庭举父子之有名于人，其源委盖有所自来矣。天下岂有无本之学哉？（《中国医籍考·王朝弼金匮歌》）

【译文】文天祥为王朝弼《金匮歌》作序说：《金匮歌》是前辈同乡王朝弼（字良叔）的珍秘医药处方。起初他学习儒学，后才涉猎医学，并非想扬名一时。有一天，几十个人同患一种病。医生说："这是阴证，用某药一定能治好。"结果几个人同时死了，医生还不更改处方。他说："这病一定会有他方可以治愈。"他稍微更换了配伍，变阴证药物为阳证药物，服用后救活了其余的患者。他非常惋惜死去的人，于是发誓学医，拿来各种医书精心研究揣摩，就像学生一样。久了就融会贯通，辨证诊脉，造化入神，熟练得像庖丁解牛、伛偻承蜩一样。因而自己编撰方剂，汇集成歌括，草纸方格，蝇头小字，连篇累牍，著述留给后人。他说："我一生的思虑所得全部都凝结在这本书里了。"他的儿子王季浩因此成为一代名医。孙子王庭举早年立志学习儒学，中年时才拿出爷爷的医书研读，现在他治病也有神奇的疗效。有一天，他拿出《金匮歌》，我才知道王庭举父子医术能够出名，是因为继承了祖先的医学遗产。天下哪有无本之学呢？

伤寒宏论开先河，代代医家传薪火

【原文】陶华曰：吾老矣。伤寒专科，实得仲景先师厥旨，虽无万全之功，十中可生八九。尝著有书，不能尽心刻骨，因今老迈，后恐继业者不得其传，有玷名行，遂将一生所蓄肺腑语句，并家秘不传之妙，及《一提金》《杀车槌法》，逐一语录于后。论注证而证注脉，脉注法而法注方。再三叮咛吾后子孙："不必集闲方而睹别论，别繁乱而莫知其源。必须熟记，久则自然精贯。不与庸医伍，不使时医笑，可也。尔宜珍藏受授，谨之慎之，毋怠毋忽。故戒。"（《中国医籍考·伤寒家秘的本》）

【译文】陶华的《伤寒家秘的本》自序说：我老了。伤寒这病，我确实悟透了医圣张仲景的旨意，虽然不能包治百病，但也十有八九。我曾经写过医书，但没有全部表达我的思想观点，因岁数大了，担心后来者得不到真传，可能玷污我家的名声，遂将一生所积累的真谛箴言，连同家传秘方，以及《一提金》《杀车槌法》，一一辑录于《伤寒家秘的本》的后面。由方论理解病证，由病证参意诊脉，由诊脉决定治法，由治法开具处方。再三叮咛后辈子孙们："不必要再搜集其他处方而阅读其他方论，辨别繁冗杂乱而不知其本。必须熟记我的这些话，久而久之自然就会精熟贯通。不要与庸医为伍，不要被名医耻笑，这样也就可以了。你们应该永远珍藏、代代传承，要谨慎、勤勉，不要疏忽。这就是我要告诫你们的原因。"

《黄帝内经》擘天地，岐黄遗风满山河

【原文】愚承祖父之学，私淑丹溪之遗风，其于《素》《难》，靡不苦志钻研，然义理玄微，若坐丰蔀，迨阅历四纪于兹，始知蹊径。今年七旬有八矣，桑榆景迫，精力日衰，每憾世医多蹈偏门，而民命之夭于医者不少矣。是以不揣荒拙，锐意编集，以成全书，一皆根据乎《素》《难》，纵横乎诸说，傍通己意，而不凿于孟浪之空言，总不离乎正学范围之中。非敢自以为是，而附会以误人也。目之曰《医学正传》。（《中国医籍考·虞抟医学正传》）

【译文】我继承祖先的学业，仰慕朱震亨从医治学的风范，对于《素问》和《难经》，无不下苦心立志深入研究，然而其意蕴玄奥隐微，好像坐在茅屋之下，直到历经四十八年的苦读，现在才有点入门。我八十七岁了，桑榆晚景天天逼近，精疲力竭日甚一日，每当我感慨世上的医家误入偏门，而民命丧于庸医的不少。所以顾不得年迈愚陋，一心一意地编撰收集，才完成这部医书，内容都是根据《素问》《难经》，遵从各家学说，多方引证，自己思考，而不穿凿附会于不着边际的言论，总是不偏离正统医家的古典大道，从不敢自是而牵强附会以贻误他人。书名为《医学正传》。

踵圣吊古慕贤良，葬亲长陪遗骨香

【原文】自序略曰：眼目一科，世无全书，予每病焉。尝读南齐龙树王所著《龙木论》，篇章简略，其义未备。曩予承乏留都，获敕山老人《原机启微》。其词古，其论确，刀圭之玄，刀剂之神，炮燠之精，条分缕析，气运该通，可谓见道分明，得《内经》之旨。予嘉之，一日三复，不能去手，尝采诸书中治眼方法，附绣梓传诸四方矣。予将葬亲，卜地于敕山之麓，怀贤吊古，庐墓丘墟，无复得斯人矣。斯集也，阳湖祠部叙之于前，兹又摘《玉机微义》论方附于卷末，复梓以广其传，毕予之志而已。（《中国医籍考·薛己原机启微附录》）

【译文】 薛己《原机启微附录》自序说：眼科，世上没有系统的医书，我非常惋惜。曾读南齐龙树王所写的《龙木论》，篇章简单粗略，内容也不完备。过去我任医官留守京都，得到敕山老人所著的《原机启微》。他用词古朴，论据确凿，医术之玄妙，手术之神奇，炮炙之精微，分析细密，条理清晰，五运六气流畅贯通，真可以说道行高明，深得《内经》的旨意。我非常珍惜，手不释卷，每天翻阅数次，摘录书中治疗眼病的方法，精美地刻板印刷并传播到四面八方。我将埋葬亲人，看风水选择在苏州城西姑苏山，怀念先贤，凭吊古人，除了坟冢墓庐，再也见不到倪维德先生了。《原机启微》这本书，江苏常州阳湖县的祠部官员作过序，我又摘录《玉机微义》的经论和处方附缀在书的后面，形成《原机启微附录》，自序并再次刻板印刷，以广泛传习，只是为了实现我毕生的志向而已。

父子著医书，相承四十年

【原文】 江应宿略曰：先君子清修力学，不偶于时。抱疴攻医，数起人危疾，未尝以医名。家藏禁方及诸子列传，无虑百数十种，披阅适寰，手录以备遗忘，积二十年所，遂成是书。分门析类，为卷十二，为条二百有奇。草创未就，遽尔见背。应宿不肖，髫龀多病，趋庭问难，颇契其旨。弱冠奉方伯叔父之滇南，寻游吴越齐楚燕赵间，博采往哲奇验之迹，载还山中，惧先集未梓，久而散逸，因取遗稿，编次补遗，亦越岁十九，凡五易抄，更与伯兄参互考订，勒成全书云。（《中国医籍考·江瓘名医类案》）

【译文】 江应宿为与其父兄共著的《名医类案》作序说：我父亲起初专心致力于儒学，但时运不济而抱病学医，多次拯救病危的患者，但未尝以医术高明而自矜。我家藏有珍秘的药方和先秦汉初诸子的传记，不下一百几十种，他阅读批注很精当，手写笔录以防遗忘，经过二十多年，才初成《名医类案》，分门别类，共十二卷，二百多条。书稿还没有完成，便溘然而逝。我资质平庸，童年多病，但去请教父亲问题，颇能领会他的旨意。二十岁时我跟随当官的叔父到滇南，不久又到吴越、齐楚、燕赵等地游历，广泛地收集前人的神奇验方，带回家中，担心父亲的书没有出版，久了就会遗失，便取出原稿，编排补充，又过了十九年，总共抄写了五遍，还与我哥汪应斗相互考查订正，编撰成《名医类案》。

《本草纲目》历苦辛，子捧父书献明君

【原文】李建元《进〈本草纲目〉疏》曰：臣故父李时珍，原任楚府奉祠，奉敕进封文林郎、四川蓬溪知县。生平笃学，刻意纂修。曾著《本草》一部，甫及刻成，忽值数尽，撰有遗表，令臣代献。臣窃思之：父有遗命而子不遵，何以承先志；父有遗书而子不献，何以应朝命。矧今修史之时，又值取书之会。臣不揣谫陋，不避斧钺，谨述故父遗表。臣父时珍，幼多羸疾，长成钝稚。耽嗜典籍，若啖蔗饴。考古证今，奋发编摩，苦志辨疑订误，留心纂述诸书。伏念《本草》一书，关系颇重，误解群氏，谬误亦多。行年三十，力肆校雠，历岁七旬，功始成就。野人炙背食芹，尚欲献之天子；微臣采珠聚玉，敢不上之明君。(《中国医籍考·李时珍本草纲目》)

【译文】李时珍次子李建元在《进〈本草纲目〉疏》中对明神宗万历皇帝朱翊钧说：我已故的父亲李时珍，原来担任武昌楚王府主持祭祀的奉祠，后来奉您敕令晋封为正七品文林郎、四川蓬溪知县。他平生酷爱学习，刻意编撰修书。曾编撰《本草纲目》一部，刚刻板完成，突然就去世了，写有给您的遗表，让我代为呈献。我暗自思量：父亲有遗言而我不遵守，怎么能够继承先父的遗志；父亲有遗书而我不呈献，怎么能算作听从朝廷的命令。何况现在又值朝廷编修国史之时，征购天下名书之际。我不顾浅薄，不顾取罪于您，仅仅呈献我父亲的遗著遗表而已。我父时珍，幼年羸弱多病，长大愚钝淳朴。酷爱医学典籍，好像吃蔗糖一样香甜。考稽古代，论证当今，奋发编写，苦心揣摩，励志辨疑，勘正谬误，专心致志地参考各种医书。他深知《本草》一书，关涉重大，很多医家多有误解，错误也很多。三十岁时，殚精竭虑，校对勘定，直到七十岁，《本草纲目》才告完成。农夫炙背食芹，都想奉献给天子，所献菲薄，但情意深厚；我得到父亲如珠玉般的医书，怎敢不呈献给您——当今大明朝的圣明皇帝。

医家无力镂雕版，邑人捐资出新篇

【原文】稿已粗具，奈何年逾七十，两目昏朦，莫能执笔，稿几废弃如故纸也。幸同邑石墅陈子桷、和溪程子镐于余最厚，论及伤寒，因检故稿，出示条例。既而语诸予曰："此稿成之不易，兹皆视如故纸，则前功尽弃，诚可惜哉。吾等当极驽钝，以终厥志，何如？"余曰："固所愿也，第恐年老，弗及见焉。"于是尽取诸书付之，见其授受唯谨，夙夜匪懈，从事于斯。益其所未益，增其所未增，逐条补辑，反复数过，不惮其劳如此。爰及三载，始克告成。余曰："业已废弃，今赖二子，得成全书，果不负余之所愿也。"人言"有志者事竟成"，岂不信哉？噫，齿将没矣，尚获睹其成功，余之幸又何如耶？名其书曰《伤寒选录》。嘉靖丙申年三月朔旦，新安祁门汪机序。

（《中国医籍考·汪机伤寒选录》）

【译文】汪机《伤寒选录》自序说：书稿初成，无奈年过七十，两眼昏花，不能执笔，放弃书稿几如废纸。幸亏同县祁门县石墅的陈子桷、和溪的程子镐对我最好，谈到伤寒，就查看书稿和条例后对我说："这部书稿很不容易，现在全当成废纸，岂不前功尽弃，多么可惜。我们愿竭绵薄之力，以实现您的夙愿，如何？"我说："当然好啊，但毕竟我老了，怕是看不见了。"于是就把所有书稿交给他们，看见他们庄重地接受，从早到晚忙碌着整理出版。润色又润色，增添又增添，逐条补充修改，反反复复好几次，从不怕劳苦。直至三年，才告出版。我说："原本书稿已经放弃，今赖二位先生得以成书，果真未负我的所愿啊。"人们说"有志者事竟成"，难道不是吗？唉，我的牙齿已经脱落了，还能看见书稿出版发行，欣喜难以言表。给此书取名叫《伤寒选录》。明世宗嘉靖丙申年（1536）三月初一晨，安徽祁门汪机。

火海救书有重赏，随它金玉任消亡

【原文】《海盐县图经》曰：王文禄，字世廉。少举乡荐，屡上春官不第。居身廉峻，未尝以私干人。遇不平时，叱骂不避权贵。户出三百请编役，如民佐邑令成均田法。性嗜书，闻人有异书，倾囊购募，得必手校，缥缃万轴，置之一楼。俄失火，大恸曰："但力救书者赏，他不必也。"所著有《艺草》《邱陵学山》《邑文献志》《卫志》。

（《中国医籍考·王文禄医先》）

【译文】《海盐县图经》载：王文禄，字世廉。少年时由举人考进士，多次参加朝廷礼部考试都没有考中。他处世廉洁刚峻，从没有因私事求过别人。遇到不平之事，即使权贵们也叱骂不顾。他让每户出三百钱组织民伍，帮助县令推行均田法。他生性喜爱书籍，听说谁有奇书，便倾囊购买，得到后就亲手校对，书卷万轴，存置在楼上。不幸发生了火灾，他悲痛地大喊："只要救出书籍就有重赏，其他的都不管。"著有《艺草》《邱陵学山》《邑文献志》《卫志》等书。

善用熟地张景岳，兵阵戎行著述多

【原文】林日蔚纪略曰：先外祖张景岳公，名介宾，字会卿。先世居四川绵竹县，明初以军功世授绍兴卫指挥，卜室郡城会稽之东。生颖异，读书不屑章句，韬钤轩岐之学，尤所淹贯。壮岁游燕冀间，从戎幕府，出榆关，履碣石，经凤城，渡鸭绿。居数年，无所就，亲益老，家益贫，翻然而归。功名壮志，消磨殆尽，尽弃所学，而肆力于轩岐。探隐研神，医日进，名日彰，时人比之仲景、东垣云。苦志编辑《内经》，穷年缕析，汇成《类经》若干卷问世，世奉为《金匮玉函》者久矣。《全书》者，博采前人之精义，考验心得之玄微，以自成一家之书。共六十四卷，名《景岳全书》。是编成于晚年，力不能梓，授先君，先君复授日蔚。余何人斯，而能继先人之遗志哉。是岁庚辰，携走粤东，告方伯鲁公。公曰："此济世慈航也，天下之宝，当与天下共之。"捐俸付剞劂，阅数月工竣。不肖得藉慰先人，以慰先外祖于九原，先外祖可不朽矣。外孙林日蔚汝辉敬跋。(《中国医籍考·张介宾〈景岳全书〉》)

【译文】林日蔚为《景岳全书》作跋说：我的外祖父张景岳大人，名介宾，字会卿。祖居四川绵竹，明初因军功授予他为绍兴卫的指挥官，看风水在绍兴城东盖房定居。他生来就非常颖悟，读书不屑于章句，用兵家眼光看待岐黄医学，特别能将兵医融会贯通。三十五岁后到河北一带宦游，供职军帐幕府，出山海关，越碣石山，过凤凰城，渡鸭绿江。几年后，一无所获，父母越来越老，家庭越来越穷，他幡然醒悟回乡。功名壮志，消磨殆尽，于是全部摈弃戎事，而专心致志学医。探索隐微，研究神妙，医术一天天长进，名声一天天远播，当时人们把他比作医圣张仲景、"金元四大家"的李东垣等。他苦心致志编辑《内经》，终年条分缕析，汇集成《类经》若干卷问世，世人长久以来将其奉为《金匮玉函经》一样的典籍。他自著的《景岳全书》共六十四卷。广博地采集前人的精妙意蕴，考察论证其玄奥隐微，自成一家之言。这本书是他晚年才写成的，已没有精力财力镂版印刷，便委托给我父亲，父亲又委托给我。我有什么能耐，可以弘扬祖先的遗志呢？明崇祯庚辰十三年（1640），我携带书稿到了广东，央告承宣布政使司鲁大人。鲁大人说："这是普救众生的航船，天下的宝贝，当与天下人共同拥有。"就拿出自己的俸禄刻板，经过几个月才告完成。我得以借此告慰我的父亲，也告慰外祖父于九泉之下，您可以永垂不朽了。外孙林日蔚（字汝辉）敬跋。

心血耗尽浑不怕，为著医书两眼瞎

【原文】先是，子繇遵其父遗命，著《本草乘雅》，年二十八耳。越十八年，而《乘雅》乃成。于是注《伤寒》，越五年，而《伤寒金錍》亦成。于是注《金匮》。自言参核《本草》毕，而右目眇；疏钞《金錍》终，而左目又眩。大抵由心劳血耗所致，至五十六，两目遂矇。于时论疏《金匮》甫及其半，不能复亲书卷，时从冥目晏坐中，摩索其义，有所得，口授子婿陈曾篁录出之，遂以"摩索"名其书。年届六十，始获成编。（《中国医籍考·庐之颐学古诊则》）

【译文】王琦为庐之颐所著的《学古诊则》作序说：先前，庐之颐（字子繇）遵照父亲的遗言，编撰《本草乘雅》，那年他二十八岁。经过了十八年，《本草乘雅》才编撰完成。于是他又注释《伤寒》，经过五年，《伤寒金錍》也注释完成。他又开始注释《金匮》。据他讲刚完成《本草乘雅》的参校核对，右眼就瞎了；注释注解《伤寒金錍》后，左眼也看不清了。大概是由于劳心耗血所致，到了五十六岁，两只眼睛全都失明了。此时他论注《金匮》刚刚过半，就再也不能用眼看书了，只有闭目端坐，揣摩思索书中的意思，有所收获，就口授给女婿陈曾篁记录写作，因此就用"摩索"来做书名。年近六十岁，才编撰完成。

医书两传，治痘无限

【原文】陈楚瑜序曰：治痘方书，古今传授，毋虑百家，求其剀切中程者，恒不易得。先君子历宦于虔，得遇泰和萧子，与之为莫逆。此君久以治痘驰名海内，知先君子留心此道，暇日乃出其师所辑《痘证》一编相授。先君子得之，大加叹异。自后凡遇遭斯证者，以之疗治，多获奇验。顾以未经剞劂，是致人皆罕见。迫迁宜阳司理，常拟刻于署中。未几，以善病罢归，逾年遂尔见背，此书几至湮没。甲子闱后，予既落魄，闲居无事，偶检遗箧，幸编帙尚存。痛念先人素怀所钟，不忍听其散逸，爰收蠹鱼之余，订其讹舛，更题曰《痘疹秘要》。付之梓人，俾广其传，以承先志。故于工竣之日，而述其概如此。天启乙卯孟秋，南海陈楚瑜谨识。（《中国医籍考·亡名氏痘疹秘要》）

【译文】陈楚瑜《痘疹秘要》自序说：治疗痘疹的医书，古往流传下来的不止一百家，但能够切中病机合乎病情的，常常不易得到。我父亲在江西赣州为官，有幸遇到吉安的萧先生，就与他成为莫逆之交。萧先生长久以来就以治疗痘疹而闻名海内，知道我父亲也留心于此，闲暇时拿出他师傅所编撰的《痘证》一卷相赠。父亲得到这本书，大为惊叹。此后凡是患痘疹者，用书中的处方治疗，绝大多数都有神奇的疗效。因此书没有刻板发行，以至于人们很难见到。等他调任到河南宜阳负责管理城内街巷，常计划在官署中刻板。没过多久，因多病辞官回家，第二年就去世了。这本书几乎湮灭。甲子年（1620）科举考试后，我名落孙山，闲着没事，偶尔翻检我父亲遗留的书箱，幸亏此书籍卷册还保存尚好。我痛感父亲平生一直钟情于治疗痘疹，不忍心此书就这样散落逸失，于是把蠹虫清除干净，修订校正其谬误和遗漏，更名为《痘疹秘要》。交给工匠刻板印刷，我广泛散发，从而弘扬父亲的遗愿。因此于书成之日，概要地记述以上经过。明熹宗朱由校天启丁卯年（1627）七月，江南人陈楚瑜郑重记叙。

梓州名医张学懋，炼得采石补青天

【原文】自序曰：此宋徽猷阁直学士郭思，按唐孙真人《千金方》而纂其简易者也。宣和六年，思刻石于华州。我明正统八年，知州刘整重刻。景泰六年，知州杨胜贤以石刻艰于摹印，易刻木板而传稍广焉。但字多讹舛。隆庆六年，秦王复勒石于耀州真人洞前，为文学谢沾书，稍正其讹，而门类错乱，有以"滞下方"混于"小儿丹毒方"中者。余恐其误人，乃求全本《千金要方》，并王宇泰太史新刻《千金翼方》，分门考订。又按《仙传》所载，真人著《千金》三十篇，每篇有龙宫仙方一首。政恐郭氏尚在挂漏，间以己意，择而补之，其上各加一"补"字者，不敢失郭氏原本也。嗟嗟，真人神化济世，全在《千金》一书。今海内仅见关中、江右刊行二板，而时医亦鲜能习之。泰昌庚申岁重九日，蜀梓州张学懋志。（《中国医籍考·张学懋千金宝要补》）

【译文】张学懋《千金宝要补》自序说：这是宋朝从三品文官、徽猷阁直学士郭思，按照唐朝孙思邈《千金方》编纂的简写本。北宋徽宗宣和六年（1124），郭思刻在陕西渭南华州的石碑上。明英宗朱祁镇正统八年（1443），华州知州刘整重刻。明代宗朱祁钰景泰六年（1455），华州知州杨胜贤因为石刻难以临摹印制，就换成木刻，传播的范围也因此有所扩大。但错别字很多。明隆庆六年（1572），明秦靖王朱敬镕又在陕西耀州孙思邈山洞前刻石立碑，碑文由文学兼书法家谢沾手书，纠正了其中的一些错别字，但门类还是错乱的，例如把"滞下方"混淆在"小儿丹毒方"中。我担心贻误后人，就找来《千金要方》全本，连同朝廷史官王宇泰新刻的《千金翼方》，分门别类、考察订正。又按照《仙传》所记载的，孙思邈编撰的《千金方》三十篇，每篇有龙宫仙方一首。因为担心郭思还有遗漏，按照我的见解，选择性补充完整，并在补充处添加一个"补"字，不敢篡改郭思的原版面目。唉，孙思邈出神入化地拯济世人，全在《千金方》一书之中。现在海内仅陕西关中、江南地区有两版刊行，医家们是很难见到研习的。明光宗朱常洛庚申年（1620）九月初九，四川三台张学懋记述。

名相后裔成名医，疆场病榻救时弊

【原文】 徐乾学序曰：《伤寒意珠篇》者，吴县韩来鸿所以阐发张长沙仲景之书也。余常操两言以求医。《屈礼》曰："医不三世，不服其药。"言功已试而无疑也。《物理论》曰："医者非仁爱不可托，非聪明理达能宣畅曲解不可任。"言学医须读书也。来鸿魏国忠献公之后，在宋市药之禁甚严，而其家以忠献故得市，常时谓之韩府药局者也。其子孙因以医名于世。明永乐时，有院使公茂者，与戴元礼齐名，传之来鸿之大父，俱精于其术，则非直三世而已也。来鸿少而工为文章，有声乡校，困于举场者久，读书者益多，以其余闲，通其家学，与徒守先世之故方者，相去倍万也。所以阐发仲景之书，而自以实前人所未有者，岂不可信哉！（《中国医籍考·韩来鹤伤寒意珠篇》）

【译文】 徐乾学作序说：《伤寒意珠篇》是苏州韩来鹤阐发张仲景的书。我经常用两句话去求医看病。《曲礼》说："祖上不是三世行医的，就不吃他的药。"说的是医术已经验证不必怀疑了。《物理论》说："医生如果没有仁爱之心，则患者就不可托身，不聪明颖悟能透彻理解医学奥妙的人就不可以当医生。"说的是学医必须读书。韩来鹤是北宋名相魏国公谥忠献韩琦的后人，在北宋药物专营管理很严时，他们借助韩琦的威望得以经营，人们称之为韩府药局。他的子孙也因精通医术而名重于世。明永乐年间（1403—1424），他们家又出了个太医院使韩公茂，与名医戴元礼齐名，故医术一直传到韩来鹤爷爷这一辈，都很精湛，哪里仅仅是三世而已。韩来鹤少年时很会写文章，在地方学校颇有声誉，但屡举不第而读书更多，便用闲暇时间，学懂弄通自家医学，与其仅仅固守祖传方术相比，强出一万多倍。所以他能够阐发张仲景的思想，自己认为填补了前人的缺憾，难道能不相信吗？

母饮冷酒发斑疹，孝子发奋著鸿文

【原文】 自序曰：昔予母年艾时，以家事繁冗，不暇啜粥，惟饮冷酒，以致内伤脾胃，遍身发出赤斑。是时天疱疮传染，斑与相类，医之者多不能辨，遽然而卒，罔觉其咎。盖斑无头粒，疮有头粒，易分别而不知尔。厥后葬母，不得已而与邻人讼，三载始白。既而感激，乃志于学。读书之余，恒取医书《丹溪心法》览之，见其所谓饮食内伤脾胃发出赤斑之论，乃喟然悲叹其前病果误于医者。余于是乃将《心法》去讹留正，群方删繁就简，合为一书，凡五年余始脱稿，不敢他有所名，名之曰《丹溪心法附余》。（《中国医籍考·方广丹溪心法附余》）

【译文】方广《丹溪心法附余》自序说：过去我母亲五十岁时因为家务繁冗，没有时间喝热粥，只喝些冷酒，以致脾胃受到伤害，浑身发出红色的肤斑。当时天疱疮传染流行，母亲的症状与天疱疮的红斑很相似，医生多不能分辨，她很快就去世了，当时没觉得医生误诊。我母亲身上的红斑没有米粒状的头部，而天疱疮则有，很容易区别，但不知道罢了。埋葬母亲后，我总是疑惑放心不下而与邻居讨论，三年才弄明白。于是感慨激昂而发奋苦读。空闲时，经常研习《丹溪心法》，看见所记载的饮食内伤脾胃身上就会发出红斑的论述，非常哀痛惋惜母亲的病果然是庸医所误。我于是将《丹溪心法》去偏留正，将《袖珍》的药方删繁就简，合成一本书，经过五年多才脱稿，不敢另起书名，而用《丹溪心法附余》。

读遍天下书，医得慈父病

【原文】《鄞县志》曰：陆昂，字季高，始居会稽，迁于鄞。自幼习举进士业，凡经史百家翰墨，无不旁搜博览。性刚方，与人寡合。已而父病，遂弃其业，攻岐黄书，以医自给，周旋调护，亲获耆年，声名大著，叩者如市。永乐初，辟至京师，预修《兰台金匮》《元机素要》等书。（《中国医籍考·陆昂兰台金匮》）

【译文】《鄞县志》载：陆昂，字季高，开始居住在苏州，后来迁到浙江鄞县（今宁波市鄞州区）。从小学儒准备考进士，凡是经史子集、百家经典，无不搜集阅读。其性格刚正方直，落落寡合。不久父亲生了病，他就放弃科举而学医，以行医谋生且精心照顾父亲，父亲活了六十岁，从此声名远播，前来就医的人就像赶集市。永乐（1403—1424）初年，明成祖朱棣在北京召见，让他参与修校《兰台金匮》《元机素要》等书。

八世行医历苦辛，惟将医书诲子孙

【原文】自引略曰：我始祖永卿教授，自宋元以来，世居邑治西南之齐礼坊下，悉以学术精明，重于当时，迄今八世无替者，何也？博济为心而不以利易操也。汝等当体此，兢兢无怠，庶不负祖宗遗德。且医学之家，书帙浩瀚，辞理深奥。吾恐尔辈受业，不能遍知大理，故蒐集各家精要，质以父祖垂训，间附己意，斟酌病源，编类成帙，名曰《原病集》，分为四类，取四德为目。盖元者，始也，大也，以类医道源流切要之理。亨者，通也，利者，宜也，以类据证拟病铃治之法。贞者，正而固也，以类应病之方。此所谓得其大通而利于正之意也。以类分门，以门铃法，以法铃方，方以分列汤、散、饮、圆、丹、膏、杂法等七类，类各自始至终，次第编铃，授尔程式，便尔检阅。且如一病有兼几证，一方通治几疾，千变万化，岂能尽合于方法耶？要在临机应变，随时取中，庶不有愧于斯道矣。丹溪朱先生有云："有论无方，无以模仿；有方无论，无以识证。"诚斯言也。尔于初学之时，先读儒书，方将《脉经》《本草》《素问》《难经》《伤寒》等书，循序相参熟读，兼之考究兹集，知阴阳逆顺，气运变化，脏腑标本，脉候虚实。方看古人用药方法，务须潜心灯案，勤于记诵，研精覃思，造其微妙，则洞然可晓，了无凝滞于胸次。一朝临证诊候，原病施治，不啻良将之决胜耳，何易易哉！又当持心忠厚，爱物恕己，则无得罪于前人，况亦不失为良医也。此书之集，予固不能尽善，而于尔辈之习学，则亦不无万一之助也。尔更能穷究圣贤全书，就其学识高明者而求正焉，是亦予之所望云。时大明成化岁在甲午上元吉旦，恕斋书示诸子。（《中国医籍考·唐椿原病集》）

【译文】唐椿为所著《原病集》作自引略说：我的远祖唐永卿老先生，自宋元时期以来，世代居住在上海嘉定城门西南的齐礼坊下，全都以学识渊博、医术高明而显重于时，到现在已经八代人了，也无人能超越他们，为什么呢？只因他们以博施广济救民为怀而不以谋利改变节操。你们应当悉心体会，兢兢业业，毫不倦怠，这样就不辜负祖宗之德泽。况且祖传医学，书籍卷帙浩如烟海，词汇病理深奥隐微。我担心你们继承祖辈的基业，不能彻悟医学的大道，所以搜集各家的经典论述，与父祖的经验相对照，其间也包含我的见解，斟酌病情的原因，按照分类编辑成册，书名为《原病集》。分为四个类别，以元亨利贞四种美德为目。元就是开始和宏大，比喻医学理论源远流长。亨就是通，利就是合宜，比喻通晓病证，合宜用药。贞就是正直坚定，比喻对证下药要简捷果断。这就是所说的弄懂了医学的大道就有利于诊治的意思。按照病证的性质来分门别类，按照门类来制定诊疗处方，处方又细分为汤、散、饮、丸、丹、膏和其他共七种剂型，分类从头到尾，按照次序编印，教给你们基本纲领，便于你们检索阅读。况且一种病有几种症状表现，一个处方也能治疗不同的疾病，千变万化，怎么能够拘泥于一种方法呢？要能够面对病情的变化而变化，根据病情的阶段而恰当施治，才能无愧于医学大道。朱震亨曾说过："有论点无处方，就无法模仿；有处方无论点，就无法识证。"这话说得真好！你们开始学医的时候，先要阅读儒家的书籍，尔后才将《脉经》《本草》《素问》《难经》《伤寒》等书循序渐进地对照阅读，同时参考我的《原病集》，要弄懂天地阴阳病情恶化和向好，五运六气的此消彼长，病在五脏六腑是标还是本，脉搏气血是虚还是实。在研习古人用药的方法时，务必潜心桌案，挑灯夜读，勤于记忆和背诵，精于研究和思考，达到出神入化的境地，然后就茅塞顿开，豁然开朗，胸中就没有半点疑虑了。当望闻问切之时，就能对证下药，无异于良将决胜千里，这是何等容易啊！还要秉持忠厚之心，将心比心，爱护万物，就不会有愧于前人，自己也能成为好医生。《原病集》，我不能做到尽善尽美，但对于你们的学习，还是有万分之一的帮助。你们能够遍读圣贤书籍，去向学识渊博医术精湛者求教，是我的希望所在。明朝成化甲午年（1474）元宵节晨于恕斋书房。

痘疹夺儿猛似虎，急症尤须细思谋

【原文】序因曰：余生多艰，而子息为尤，历十有数胎，止得三男一女，其他惊搐死者有之，而死于痘者最为酷烈。因忿极，窃思古来诸杂证，皆有方药可治，岂痘遂无真传耶？乃遍求诸家，参互考订，其发端指归，缕缕焉。凶险疑难死证，若皆可目稽手授，诚可藉为活人方寸资矣。然学者往往悉举成书，口诵心维，历岁月而淹熟者，无虑数辈。及用药而先后倒施，温凉误用，虚实舛观，致有庸医杀人之咎。读书之效，茫如捕风，何也？岂书之误人哉？要以繁冗者不芟截，当参驳者未能简汰故尔。翰甚苦之，因出臆见，广搜名公所说，刊其繁芜，汇而成编。其议之精详者应难尽，而大意则无不该；方之确当者未必备，而投剂或可无误。虽挂一漏万，理所必有，但其条陈者，约而明，简而该，观采甚便。情知蠡测之识，必见笑于方家，而愚性鄙固，自为千虑一得，或可为学者津梁云。因述俚识以识。（《中国医籍考·吴国翰痘保婴汇粹鉴衡集》）

【译文】吴国翰《痘保婴汇粹鉴衡集》自序说：我这一生非常艰难，儿女们更是不幸，夫人受孕十多次，仅仅养活了三儿一女，其他有死于搐风的，而死于痘疹的最为惨烈。我忧忿至极，心想古往今来的杂证，都有方药治疗，唯独痘疹的医术就没有真传吗？于是到处寻求各家的论著，相互考察订正来龙去脉，条分缕析。对于凶险疑难的致命病症，如果都能通过观察诊断、亲手施治来应对，确实可以作为救人的有效方法。然而书生们往往捧书口诵心想，久而渐熟，也要下一番功。即便如此，等到用药时却先后颠倒，温寒反用，虚实误诊，以致出现庸医杀人的过错。读书的实际效用，茫然如捕风捉影，为什么呢？难道是医书误导了医家吗？只是未能提纲挈领、去粗取精罢了。我非常忧虑，因而提出我的见解，广泛搜集名家学说，删繁就简，汇成一编。议论可能不够详尽精当，但大意是全部概括的；处方可能未必妥帖周详，但配伍组方不会有误。虽然个别缺陷肯定存在，但逐条陈述，简明扼要，博赅兼备，阅读和使用都十分方便。我知道我的医书的局限，一定会见笑于医学名家，但性格执拗愚陋，也有可取之处，或许可以作为后学者的铺路石，因而撰述俚语俗识以供同仁们参考。

候选吏部遇医典，抄书何惧天地寒

【原文】王协抄刻始末述略曰：余以辛卯循序入都，应明经廷试，候选吏部。偶过京山友人秦公绪馆中，见案头有眼科抄本一部，披阅竟觉其有异。盖世之专门是科者，止云七十二证，此则一倍有奇。前序列形证，后则因证配方，其中或治或不治，莫不条分缕析，备极精详。末又附以点洗升炼，灵药诸方，皆神妙入微。询其所自，云借之同乡黄冈今太史王涓来先生，时先生尚肄业国学也。其先太史安生公任淮司李时，有医者秘此书为家秘，不肯轻以告人。偶罹奇冤，公力为之伸雪，知有此书，索观之，医乃出以呈于公，并借以云报也。兵燹之后，此书犹存，涓来先生携之都中，欲授梓而未果，公绪素婴目疾，暂假考验，因借归馆，时正隆冬，寒炉呵冻，手录一部，浠川年友岑碧甫亦手录一部，各藏行笥云。(《中国医籍考·亡名氏眼科全书》)

【译文】王协在记述手抄《无名氏眼科全书》时说：我从辛卯年（1651）辗转来到北京，参加了在朝廷上举行、由皇帝当面策问的明经科考试，在吏部等候任命。偶尔路过湖北荆门京山朋友秦公绪大人的公馆，看见他书桌上有一本手抄的眼科书，翻阅后感觉非常惊讶。当时眼科专家认为世上只有七十二种眼病，这本书有一百四十多种。书前罗列眼病的症状，书后则记述医治的配方，其中能够治愈的和不能够治愈的，都条分缕析，极其精辟周详。结尾还附有点眼药洗眼睛和熏沐眼睛的各种方法，都出神入化、无微不至。询问该书的来源，说是借自湖北黄冈的同乡、在本朝掌管天文历法和修撰国史的王涓来太史那里，这时王涓来先生还在清朝的最高学府、国子监修学。

他的前任太史安生大人在淮安任掌管狱讼推官时，有个医家将此书秘密珍藏，不肯轻易告人。他偶然遇到冤枉案件，安生大人为他仗义洗刷冤屈，知道他有这本书，就索要阅读，这个医家才借给了安大人，并说是为了报谢搭救之恩。兵荒马乱之后，这本书仍然保存完好，王涓来先生就带到了北京，想刻板印刷而没有成功。我（秦公绪）被眼病缠绕，暂时借来查阅参考。我再借回旅馆，时值三九隆冬，用小火炉取暖，手抄了一本，湖北浠川老友岑碧甫也手抄了一本，各自珍藏在自己的书箱里。

天生烝民谁无恙，我劝鸿儒事岐黄

【原文】自序曰：余少时颇有志于穷经，而骨肉数人，疾病连年，死亡略尽，于是博览方书，寝食俱废。如是数年，虽无生死肉骨之方，实有寻本溯源之学。九折臂而成医，至今尤信。而窃慨唐宋以来，无儒者为之振兴，视为下业，逡巡失传，至理已失，良法并亡，怒焉伤怀。恐自今以往，不复有生人之术，不揣庸妄，用敷厥言，倘有所补所全者，或不仅一人一世已乎。乾隆丁丑秋七月，洄溪徐大椿书于吴山之半松书屋。（《中国医籍考·徐大椿医学源流论》）

【译文】徐大椿《医学源流论》自序说：我小时候很有志向要把经书读完，但家里的几位亲人，连年生病，几乎都死去了。于是我就博览医方书籍，废寝忘食，苦读多年，虽然说没有起死回生、白骨生肉的良方，但确实也掌握了医学的真谛。胳膊断了九次就会成为良医，现在看来确实不假。我深自感叹唐宋以来，没有鸿儒硕师来振兴医学，反而认为其是低贱的行业，犹豫而不传承，医经医理一旦丢失，良法良方也就跟着丢失，我悯然伤怀。我担心从今以后，不再有救死扶伤的医术，不顾平庸浅陋，仍愿意广泛、详尽地表达我的观点，如有补益和贡献，那就不是一人一世的事情了。乾隆二十二年（1757）秋七月，徐大椿（号洄溪）书于吴山半松书房。

易稿则技精，屡研则艺进

【原文】自序曰：昔宣圣赞《易》，韦编几绝，而《十翼》之传，垂万古而不敝；考亭著书，历几年所，而"诚意"一章，至暮年而始竣。知古圣先贤，其于经论，未敢苟焉而辄止也。昔儒有云："易稿则技精，屡研则艺进。"斯言讵诬也哉？余于《内经》、仲祖诸书，童而习之，白首始获其要。故自甲午以后二十年来，每旦必焚香盥手，开卷举笔，翻阅经义，详其句说，审其字意。知一章各有其源，六经各有其本，片言必有其归，只字必体其蕴。或数日而始得一章，或一朝而连脱数义。昼之所思，夜则梦焉；夜之所得，旦则录焉，不啻笔之几脱矣。迨庚子而《伤寒》初集告成，越几载而《金匮要略》出，又数载而《素问集注》竣，更数年而《灵枢注疏》就，俱已梓成问世。其于仲祖《伤寒论》，虽未敢云深入阃奥，据余专致之劳，亦可云研几殚虑矣乎，而尤虑尚未有尽也，复聚诸同学而参正之，更集诸及门而讲求之，冀有疑义，与共晰之，或有微悟，与共订之。稿几脱而二集之书复成，于是付剞劂，而告诸世曰：甚矣瘁，余书讵一日之书也欤哉？凡夫经寒暑，历岁月，废寝食，绝交游，春花秋月之莫问，澄水佳山之弗临，总期无负于仲祖之志云尔。俾天下后世之读仲祖之书者，即知仲祖之孙之书，知仲祖之孙之有书，并期更殚心于仲祖之书，则余之心良苦，而余之志良快，余幸矣。然安敢必哉。（《中国医籍考·伤寒论纲目》）

【译文】 沈金鳌序自著的《伤寒论纲目》说：过去孔子读《易经》，使连缀竹简的牛皮绳都断了多次，而对《易经》作注释的《十翼》（即《易传》），垂万古而不朽；朱熹著书经过好多年，修改《大学》"诚意"的章节，到了暮年才告完成。从而知道古圣先贤，对于"经"和"论"，从来不敢马虎而浅尝辄止。过去有儒者说："草稿不断修改写作技艺就精良，木匠不断砍斫手艺就高超。"这话难道说错了吗？我对于《内经》、张仲景的书籍，童年时就学习，头发白了才获得要领。所以从甲子年（1744）以来的二十年，我每天早晨必定焚香盥手，打开书拿起笔，思考经文的意蕴，体味句子的内容，审察字面的含义。使每一章都有出处，三阴三阳经各有依据，片言只语也有所指，每个字也都要有准确的意思。有时候几天才写成一章，有时候一个早晨能完成几段。白天所想，夜晚必所梦；夜晚所思，早晨必所记，不知用坏了多少支笔。直到甲申年（1764）（原文庚子有误）《伤寒论纲目》初稿才完成，又过了几年《金匮要略》出版，又过了几年《素问集注》完成，再过了几年《灵枢注疏》写就，都已经刻板印刷问世。对于张仲景的《伤寒杂病论》，虽不敢说已经融入内心深处，但我辛勤劳作，也可以说几乎是殚精竭虑了。我还忧虑尚有不足之处，又召集同仁们共同相互补正，召集门生们讲解求证，希望提出疑问，共同分析，有些小的不足共同订正。几易其稿而《伤寒论纲目》《素问集注》才再次修改补正完成，于是刻板印刷，我告诉大家是相当艰苦的啊，我的书哪是一日就能写成的呢？其间几经寒暑，几历岁月，废寝忘食，断绝交游，春花秋月不曾观赏，青山碧水不曾登临，目的是不辜负张仲景济人利物的志向。使天下后世读仲景书者知道我的书，知道我的书者更加倾心于仲景的书，那么我的良苦用心和坚韧意志也就得到满足了。但我不敢抱有奢望。

怀揣《秘笈》隐聊城，宝筏渡人无量功

【原文】申赞皇序曰：《秘笈》一书，乃滇南云州学博李君九茎之祖上发公作。令山东聊城时，有隐君子流寓其地，为人治病多奇效，乃父言恭公延之再三，其人誓不入官衙。后感其诚，出是书以授曰："读此可以为良医矣。"次日其人即去，盖隐者之《秘笈》也。乾隆四十二年，顺宁太守佛尼勒捐资刻成，余适游宦滇南，因得之。余观是书所言，以太极阴阳、河图洛书、先后天之理，阐《素问》《灵枢》《难经》《金匮》之旨，发前人所未发，实医道之根源。而其脉证经药，又简而明、切而要，诚渡世之宝筏也。同志者勿忽诸。（《中国医籍考·亡名氏医师秘笈》）

【译文】申赞皇为《亡名氏医师秘笈》作序说：《秘笈》这本书，是滇南云州（今云南省临沧市云县）教授五经的学官李九茎的祖先李发写作的。他在山东聊城作县令时，有一个逃避尘世的人客居在那里，为人治病多有奇效，于是发公让县衙恭大人再三邀请，他誓死不入官府。后来有感于发公的热忱，拿出这本书赠送并说："读这本书可以成为名医。"第二天就离开了聊城，这本书就是他的《秘笈》。清乾隆四十二年（1777），云南顺宁府太守佛尼勒捐资刻板印刷。我这时恰好在滇南做官，因此而得到《医师秘笈》。我观看书中的观点，是用太极阴阳、河图洛书、先天后天的哲理来阐述《素问》《灵枢》《难经》《金匮要略》的宗旨，阐发前人从未阐发过的医理，确实是医学的本源。书中对脉法、病证、经络、方药的论述，既简明扼要，又切中要害，确实如同渡济世人脱离苦海的宝筏一样珍贵。医家的同仁们不要忽视这本书。

一丝不苟三十年，学不辍步攀书山

【原文】自序曰：予少好医方，每苦于难通，获交南昌罗先生子尚，盖亲承嘉言口授，曰："某得师传要妙，确守数十年而未传于徒，年将八旬，时光短矣，惧其传之或失，亟欲得其人而传之。今子颖敏而坚锐，可当吾意。"乃举所得于嘉言者以传于诏。诏盖耸然起，惶然谢，敬受其书而读焉。旷若蒙之发，底之脱也。于是所至皆有验。然而仲景之书，虽由《尚论》而明，其间遗义尚多，故读者不得其口授，亦鲜能通也。诏不敢苟安于黯混，听之以贻其误，于是不揆薄劣，参考百家，征以症治，出其一知半解，补而详之。殚精瘁神十余年，始克集注成编，不可谓非难也。二三同志，怂恿刻之行世，历有年所，竟鲜有寻瑕索瘢，匡予之不逮者，予心殊未慊也。然予既深知其难，又安敢因人莫我訾，遂忘其难，而遽以是自画乎哉？常耿耿孜孜，行若忘，坐若遗，如是者十年于兹矣。自觉阅历多而识见广，学与年而俱进，乃取原刻，删之补之，重镌以问世。至今又十年矣，所历所验，愈多愈确，于是复加订定，或庶几稍通旨趣，可告无罪于同志君子乎。抑或等之诸家疏释，均归无当乎。爰再重刻，以就正高明，冀有攻予之短者，予乐得闻而喜有益焉。不惮三订四订，累烦剞劂也。大清乾隆三十五年庚寅春王正月元旦后五日，慎斋学人舒诏驰远谨识。（《中国医籍考·舒诏再重订伤寒集注》）

【译文】舒诏《再重订伤寒集注》自序说：我少年时期就爱好医药处方，常常苦于很难学懂弄通，有幸结识江西南昌罗子尚先生，他亲承明末清初名医喻嘉言先生的口授心传，说："我学得先师的绝妙医术，固守了几十年都没有传给别人。快八十岁了，来日无多，担心这绝妙的医术可能失传，很想找到传人。你颖悟聪明且意志坚定，很称我心。"于是把从喻嘉言那里得来的医书全部传给了我。我敬重地站起来，惶恐不安地表示感谢，恭敬地接受并认真地阅读。就像盲人复明、水桶脱底那么畅快淋漓。于是用这些方法处方去诊治都很有疗效。然而张仲景的《伤寒杂病论》，虽然由喻嘉言所著的《尚论》得到了阐发，但其间丢失的内容较多，所以读《伤寒杂病论》，没有老师亲口讲授，很少有人能学懂弄通的。我不敢马虎苟安于一知半解，听之任之以讹传讹，于是不自量力，参考百家的观点，用病例来验证方论，用自己的些许经验和见解来补充订正，使老师的遗著更加周详。殚精竭虑、劳神费力了十多年，才将《伤寒集注》编成，这是相当艰难的。几个同仁，鼓励我刻板印刷，经过许多年，竟然少有吹毛求疵者指出我书中的不足，我非常怀疑和忧虑。我既然深知治学的艰难，又怎敢因为没有人挑我的毛病，就忘记了艰难的治学，而自以为是呢？我常常忧虑在心，放心不下，走路时忘记了在走路，坐下时忘记了在坐下，像这样到今天又十年了。自己感觉阅历越多见识越广，学识同年龄一同增长，于是拿出旧书稿，删掉不恰当的，补充新的见解，再次镌刻问世。到今天又十年了，经历的愈多就愈确切，于是再次修改订正《伤寒集注》，或许稍稍能通达医圣的宗旨意图，可以无愧于圣哲和同仁们了。也许我已能达到名家注释文字、疏通义理的水平，再没有不恰当的了。于是再次重新刻板，以求得到高明的医家指正，我乐意闻过即改，不怕三次、四次地进行订正修改，不怕重复刻板印刷。清乾隆三十五年（1770）农历庚寅春正月初六，慎斋学者舒诏（字驰远）郑重记叙。

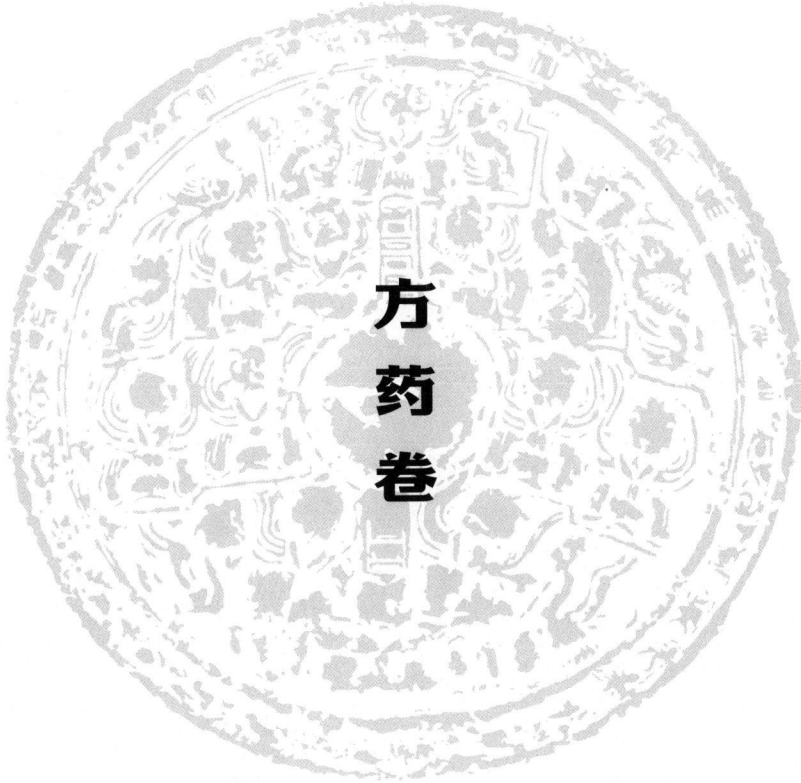

方药卷

导　言

　　处方是望、闻、问、切四诊合参的结果，是对证下药的依据。望诊是用视觉观察患者的神、色、形、态、身体局部等变化；闻诊是用听觉辨别患者的语言、呼吸、咳嗽、呕吐、嗳气、肠鸣等声音，以及用嗅觉辨别患者身体或病室的异常气味；问诊是通过对患者或陪诊者有目的的询问而了解疾病的发生发展过程、诊疗情况、现在症状、既往病史、生活习惯等情况；切诊是用手触按患者的脉搏和胸腹、肌肤、手足、经络（腧穴）等部位，探测脉象及有关部位的异常征象。医生通过解读以上信息，并根据已有的知识和经验，推测判断病因病机。这是由此及彼、由表及里、由现象到本质的认识过程，在此基础上对药物进行配伍组方。配伍是通过对处方药物君、臣、佐、使的角色配位，并注意"十八反""十九畏"等配伍禁忌，扬长避短，趋利避害，对药物进行益处最大化和害处最小化的组合。"顺其所宜，违其所不宜"（《苏沈良方·原序》），"顺四时之宜，藉百药之功"（《杨氏家藏方·序》），突出各种性味的职责效能，既发挥综合作用，也突出个体作用。组方是为了治人的病，既要知道此药对此脏腑有益，也要知道此药对彼脏腑有害，祛邪而不犯无邪之地，清热不伤胃，治咳不伤脾。配伍处方的基本原理是以偏纠偏，关键是对证下药。对证就是药理对病机，性味对归经，剂量对病情。既要知道如何才有疗效，又要知道为什么没有疗效。治病是以药之矛攻病之盾，保养是以药之盾固体之质。处方是连接医学理论和实践的桥梁，是理论和实践的双向结晶。

　　实践是检验真理的标准，疗效是检验处方的依据。神医之神不在于神方而在于神效。《黄帝内经》揭示了天人关系，天地两千年来基本未变，中医理论有其长期的稳定性，但每个患者都在随时变化。规律是普遍的，患者是具体的，处方是辨证的。兵有常法而无常形，棋有定谱而无定局，医有定则而无定方。要把握规律、认识个性，掌握一般、认识特殊；要因时因地因人，具体问题具体分析；要防止脉证的假象和误判，防止处方用药的空对空。

　　处方经千年历史之传承，历万人生死之验证，过医家千百次之实践；是性和味、质和量的统一，是治之有方、疗之有效、便于传播和使用的好方法。在秦汉唐宋乃至之后很长的历史时期，由于交通、信息、传媒等相当落后，人民的医药知识普遍欠缺，故处方就显得尤其重要。它关乎黎民的生死休戚，关乎民族的健康，关乎王朝的兴衰。而百草就生长在田头地垄，沟壑渠边，被人民所熟知。有了好处方，就能解生民于倒悬，救黎民于水火，除庶民之病患。岁月流逝而配伍不减，江山去旧而性味犹新，山河变迁而疗效独存。所以古代帝王对医方特别关注。如汉文帝亲览淳于意诊疗医案医方；西汉史游《急就篇》载药32种，涉及中医病名40余种；马王堆出土帛书有《五十二病方》。汉朝是经与方的分界点，淳于意是起点，张仲景是里程碑。唐玄宗、唐德宗、宋仁宗等都把编撰医方集作为国家工程，或颁布诏书敕令，谋猷组织实施，或编撰刻石镂版，著述写序作跋，或举全国之力，凝聚医家智慧，诏儒臣勘注医方。陆贽为唐德宗股肱近臣，在挽狂澜于既倒、扶大厦之将倾之余，编写《陆氏集验方》；四百多年后其后裔陆游在抗金战争的烽火岁月、在颠沛流离的生活中，继承先祖遗志，再写《陆氏续集验方》。沈括是北宋的官员和科学家，对天地演化、物性衍变都有透彻的理解，他所著的《沈括良方》闪耀着唯物主义辩证法的思想光芒。金代元好问在《元氏集验方·自序》中说："吾元氏由靖康迄今，父祖昆弟仕宦南北者，又且百年，官无一廛之寄，而室乏百金之业；其所得者，此数十方而已，可不贵哉！"元代危亦林五世行医，薪火相传，厚积薄发，所著《世医得效方》经江西医官提举司报送元朝太医院，太医院行文陕西、河南等五行省医官提举司重校，后经太医院审定，于至正五年（1345）刊刻发行全国使用。朝鲜有重刻本行于世，美国国会图书馆有珍藏本。古时先圣，近代英贤，铁肩荷道义，呕心撰药方，继岐黄之大统，除天下之病患，拯世上之生民，开万世之太平，把医学作为自己的政绩，作为"修齐治平"的准则而孜孜不倦。

中医药的系统观体现在天地是根源，性味是媒介，药方是关键，治疗是目的。中药从土壤中汲取养分，人从食物中汲取养分，而食物的养分亦来源于土壤，且二者都受环境的影响，其中必有灵犀所在，共性相通，这就是中药的神奇所在。气禀于天，味成于地，性在其中，"生成而阴阳造化之机存焉"（《伤寒明理论·药方论序》）。性味是"五运六气"和药物自身基因共同作用的结果，药方是医家对性味归经规律的把握和运用。桂枝汤和麻黄汤都可治疗外感风寒表证，其君药分别是桂枝和麻黄。桂枝的生长温度是 $23 \sim 30℃$，湿度是 70% 以上，pH 值是 $4.6 \sim 6.5$；而麻黄的生长温度是 $4.3 \sim 6℃$，湿度是 38% 以下，pH 值是 8。由此可以看出，桂枝和麻黄的生长环境截然不同。桂枝汤主治表虚证，麻黄汤主治表实证，性味和功效的差异就是由天地环境差异和药物基因不同而决定的。水生多凉，陆生多温，天地的秉性和百草的基因就寄寓其间，有个大体的一致。同样是羊，羚羊角能清肝明目，而山羊角不能，决定的因素是羊的基因；同样是贝母，浙贝和川贝功效就有较大差异，决定的因素是天地。东阿的驴皮，靖边的羊肉，或药或食，无不打上天地的烙印。在天地环境和药物基因的共同作用下，药物形成了相应的组织结构、化学成分和性味表现，从而具备了治疗相应疾病的功效。《类证治裁》云：痰"在肺则咳，在胃则呕……在经络则肿，在四肢则痹"。脏腑组织的功能不同，同样的病因有不同的反应，就需要不同的药物。

人体五脏经络也具有一定的组织结构、生理功能和性味偏好。酸入肝，苦入心，辛入肺，甘入脾、咸入肾。药方就是根据性味归经的原理，对药物进行君、臣、佐、使的组合配伍，使之发挥最佳的效果，实现最佳的疗效。

药"所采有时月，而岁功隐；所产有州郡，而道地微"（《药性粗评·自序》）。"天之予人以是物，必使之有以用是物。"（《仁斋直指方论·序》）唐代《新修本草》论述药材"离其本土，则质同而效异；乖于采摘，乃物是而时非"。宋代《本草衍义》中明确指出"凡用药必须择州土所宜者"。万物有性，性各有用；天地间物，天地间用。病有多种，药有多样，用药部位和采摘节令亦有多种。或用叶或用花，或用果或用皮，或用根或用茎，无论根茎、叶花、果皮，都是药物性味最富集的部位；或采摘于春夏，或采摘于秋冬，不论春夏秋冬，都是药物性味最浓烈的季节。桑东南根三月三日采摘，蒴藋细叶七月七日采摘，王不留行八月八日采摘，这就是采药的时空观，是天地对于性味的决定作用。天地间诸药，各有所长亦各有所短，惟医家所善假于药也。西药的性能取决于化学成分，中药的性味不但取决于化合物成分，还取决于其结构。代赭石善降逆止呕，磁石能安神潜阳，两者都是由铁原子和氧原子组成，但其数目和结构不同，两者的功效也就不同。

"医不专于药，而舍药无以全医；药不必于方，而舍方无以为药。"（《疡医大全·乔序》）药不因时因量而服，岂能罪药？此时此地此人为是，彼时彼地彼人可能为非。同世上的其他事物一样，度是量变、质变的界点。砂仁小剂量促进胃肠蠕动，大剂量抑制胃肠蠕动；厚朴少用则有益，多用则有害；花椒少用则通气，多用则闭气。医家们就是根据这些细微的差别，经过反复的实践，摸索出了很多绝佳的配伍、精妙的组方，具有明确的针对性、适应性和独到的疗效。天下斯民头共戴天、脚共履地者身共其医，世上百草经日月所照、雨露所润者人服其药。为使遐陬僻壤与京都城邑共，达官贵人与胥靡皂隶同，古圣先贤把验方、单方刻于石碑，或置于街市通衢，或置于官府之左，或置于学堂之前，供黎民观览抄写，采药治病。药方从古至今，一直都发挥着重要的作用，"汤头歌"仍可资借鉴。以灵丹妙药誉之而不为过，以金匮玉函誉之而名副其实，历久弥新，经久不磨，愈验愈确，愈加具有强大的生命力，医家们应倍加珍惜、爱护、传承和使用。

"辨天下品物之性味，合世人疾病之所宜。"（《本草纲目·序例上·历代诸家本草》）"本草石之寒温，量疾病之浅深。"（《汉书·艺文志》）药不在于贵，而在于对证。九味神功散、败毒散、小柴胡汤、白虎汤、启脾丸等，都是岐黄家珍、杏林瑰宝、肘后良方。钱乙的六味地黄丸，是矛盾对立统一、天地阴阳互补、人体温凉相济哲学思想的经典运用；陈司成发明的砷剂治疗梅毒，是以毒攻毒、此毒克彼毒的神来之笔。

因时因地因人是中医辨证施治的原则，该思想发轫于事物之间的普遍联系和相互制约，是全面系统的认识论和方法论。因此，药方对于气候、地域和人体也有一定的选择性和适应性，不是放之四海而皆准的。"盖陈蔡以南，不可用柴胡、白虎二汤治伤寒。"（《郡斋读书志·〈仲景伤寒论〉十卷》）在时间上，朱震亨认为："今乃集前人已效之方，应今人无限之病，何异刻舟求剑，按图索骥？冀有偶然中病，难矣！"（《局方发挥·自序》）徐大椿则认为："天地犹此天地，人物犹此人物。若人气薄，则物性亦薄，岂有人今而药独古也。"（《金匮要略心典·徐序》）王翔认为："杂合之病，当以杂合之法治之……一方疗众疾者，天行病也。一方疗一病者，正病也。治天行者，不可以治正病；犹之治正病者，不可以治天行。"（《万全备急方·自序》）在空间上，我国主要是西北寒燥和东南湿热的差异，南人得病不宜北人处方。即使同在南方，圣散子方在黄州有益，在吴中就有害。在人体上，表现为年龄、性别、肥瘦和生活方式不同则用药不同，同样的病证，丈夫与僧人有异，妇女同尼姑相殊。

中药炮制是改变药性和药理的手段。治疗的效果不仅体现在医家的水平上，还体现在药材的道地、炮制和剂型上。雪莲生于天山而不生于泰山，苁蓉生于沙漠而不生于稻田，海马生于沧海而不生于池塘，砭石生于高氏山而不生于大巴山，"橘生淮南则为橘，生于淮北则为枳"（《晏子春秋·杂下》）。麻黄入药必去节，当归首尾性不同。天生万象，地生万物，物各有性，性各有治，这就是药材道地的本质。辛味入鼻开窍，芥末、葱白是也；芳香去秽，艾叶、藿香是也；涩味收敛，五味子、石榴皮是也；一药可归脾、肺、肾三经者，山药是也。病在不同的脏腑部位，对剂型的要求不同。汤药入经络，攻病取快；但膈上有顽痰者，则宜服瓜蒂散。天生一物必有一性，民生一病必有一治。《雷公炮炙论》序曰："长齿生牙，赖雄鼠之骨末；发眉堕落，涂半夏而立生。"地黄益血，生姜助气，黄芪补虚，当归止痛，如此种种，不尽罗列。

在漫长的医学发展过程中，古圣先贤也积累编撰了很多方药医书，如陶弘景的

《本草经集注》，韩保升等的《蜀本草》，董炳的《避水集验要方》，刘禹锡的《传信方》，郑泽"录之既久，至三十余年乃可成帙"的《墨宝斋集验方》，等等。这些都是弥足珍贵的先贤智慧和精神遗产，务必倍加珍惜。本卷共选择25个素材，有些处方是史书明确记载的，完全可信。有些处方至今疗效卓然，但来源似乎有点玄乎演绎。岁月已逝，难于追寻；历史绵邈，难于区分。既然史书所载，应存其疑而不应摈其真。

玄宗《广济》大唐盛，德宗《广利》又中兴

【原文】《旧唐书·玄宗纪》曰：开元十一年九月己巳，颁上撰《广济方》于天下，仍令诸州各置医博士一人。王应麟曰："天宝五载八月癸未，诏《广济方》令郡县长吏选其要者，录于大板，以示坊村。"（《中国医籍考·玄宗开元广济方》）

《旧唐书·德宗纪》曰：贞元十二年，正月乙丑，上制《贞元广利药方》五百八十六首，颁降天下。（《中国医籍考·德宗贞元集要广利方》）

【译文】《旧唐书·玄宗纪》载：唐玄宗开元十一年（723）九月乙巳日，向天下颁布唐玄宗所编撰的《广济方》，还诏令各州设置医学博士一人。王应麟说："天宝五年（746）八月癸未日，朝廷下诏让各郡守县令选择《广济方》中重要的处方，记录在大木板上，竖立在街坊村庄宣告。"

《旧唐书·德宗纪》载：贞元十二年（796）正月乙丑日，唐德宗敕令将《贞元广利药方》五百八十六首颁行天下。

道士还俗纂医方，《太平圣惠》安家邦

【原文】太宗御制序曰：朕闻皇王治世，抚念为本，法天地之覆载，同日月以照临。行道德而和惨舒，顺寒暄而知盈缩。上从天意，下契群情，同惮焦劳，以从人欲，乃朕之愿也。且夫人禀五常，药治百病，能知疾之可否，究药之惩应者，则世之良医也。至如风雨有不节之劳，喜怒致非理之患，疾由斯作，盖自物情。苟非穷达其源，窥测其奥，徒烦服食，以养于寿命，消息可保于长生矣。自古同今，多乖摄治，疾之间起，积之于微，势兆已形，求诸服饵，方既弗善，药何救焉。《书》曰："药不瞑眩，厥疾弗瘳。"诚哉是言也。且如人安之道，经络如泉，或驰骋性情，乖类形体，莫知伤败，至损寿龄，盖由血脉荣枯，肌肤盛弱，贪其嗜欲，不利机关。及至虚羸，不防他故，四时逆顺，六气交争。贤者自知，愚者未达，是以圣人广慈仁义，博爱源深。故黄帝尽岐伯之谈，虢君信越人之术。揆度者明于切脉，指归者探于幽玄。论之则五音自和，听之则八风应律，譬犹影响，无不相从。求妙删繁，备诸方册。讨寻精要，演说无所不周；诠括简编，探赜悉闻尽善。莫不考秘密，搜隐微。大矣哉，为学乃至于此耶。《宋史》本传曰：王怀隐，宋州睢阳人。初为道士，住京城建隆观，善医诊。（《中国医籍考·王怀隐等太平圣惠方》）

【译文】宋太宗赵光义序王怀隐等编著的《太平圣惠方》说：我听闻古圣先王治理人民，以抚育怜爱为本，效法天自强不息的精神和地厚德载物的情怀，皇恩浩荡如同日月照临九州。至诚的道德契合春夏之舒畅、秋冬之酷烈，顺应天气的冷暖和昼夜的长短。上遵从苍天的旨意，下顺应黎民的意愿，共同患难焦虑劳神，以满足人民的需要，就是我的心愿。人有五脏，药治百病，能够知晓病可治与否，能探究药有效与否，就是良医。至于风雨失常、喜怒失节等，疾病就由此而生，这是自然的。如能透彻地洞悉它的渊源，深刻地窥测它的奥秘，仅靠粗衣蔬食，就能涵养寿命，休养生息而延年益寿。过去和现在一样，不注意养生，疾病就趁机发生，小毛病不断积累，重症的兆头就会出现，再服用药物，处方都不正确，药怎么能够治病。《尚书》说："药力不峻猛，病是治不好的。"这话说得真好。就像人体的生理，经络如同泉水，有时放纵性情、糟蹋身体，还不知道伤害，直到短命，都是因为血脉枯，肌肤弱，嗜欲甚，有碍于五脏运行。直到虚脱赢弱，还不防备其他变故，如四季的顺逆、六气的邪正。聪明的人知晓，愚笨的人不知道，所以圣人广播慈爱仁义，博大的仁爱源远流长。因此黄帝全部采纳岐伯的观点，虢君信任扁鹊的医术。揣度估量者必须切于把脉，阐述主旨者必须探究隐微。经论方法就如歌唱的宫商角徵羽五音合拍，学医者如条风、明庶风、清明风、景风、凉风、阊阖风、不周风、广莫风之八风和律，如同影子和回声，无不相从。保存精华、删除繁冗，备在方书简册。讨论寻觅精简扼要，学习传授细致全面；诠释囊括简略编辑，寻求幽深玄妙、听闻广博而尽善尽美。无不考究秘密，搜索隐微。伟大啊！治学竟然达到了这样的高度。《宋史》本传载：王怀隐，河南商丘人。当初是个道士，住在京城开封的建隆道观，医术很精湛。

宋仁宗颁诏，苏东坡作跋

【原文】《宋史·仁宗纪》曰：皇祐三年五月乙亥，颁《简要济众方》，命州县长吏，按方剂救民疾。

苏轼跋曰：先朝值夷狄怀服，兵革寝息，而又体质恭俭，在位四十有二年，宫室苑囿无所益，故民无暴赋，而生齿岁登，垦田日广。至于法令则去苛惨，尚宽简，守令则进柔良，退贪残。牛酒以礼高年，粟帛以旌孝行，广惠以廪茕独，宽恤以省力役。除身丁之算，弛盐榷之令，用能导迎休祥，年谷登衍。其裕民之德，固已浃肌肤而沦骨髓矣。然犹慊然忧下民之疾疹，无良剂以全济，于是诏太医集名方，曰《简要济众》，凡五卷，三册。镂板模印，以赐郡县，俾人得传录，用广拯疗，意欲锡以康宁之

福，跻之仁寿之域。（《中国医籍考·周应简要济众方》）

【译文】《宋史·仁宗纪》载：北宋仁宗皇祐三年（1051）五月乙亥日，仁宗下诏将周应所著的《简要济众方》颁布各州各县，命令太守县令按照《简要济众方》救治疾病。

苏轼在《简要济众方》的跋中说：宋仁宗赵祯君临天下时，北方和东方的少数民族怀念他的恩惠而归附，战火也渐渐平息了。他又身体力行、恭俭节约，执政四十二年，宫殿楼堂、花园猎场没有增加，所以民无重赋，人口增加，庄稼丰收，开垦荒地日益增多。废除严苛残酷的法律政令，崇尚宽松简略；太守和县令都举荐温柔善良之士，清除贪残暴虐之徒。牛肉美酒用于致礼德高望重的老者，白米丝绸用于褒奖行孝的子孙，广施恩惠用于救济鳏寡孤独，宽容抚恤以节省民脂民膏。减轻人头赋税，放宽盐业专营，目的是营造美好的社会氛围，庄稼年年丰收。他对人民的恩德已经滋润肌肤而深入骨髓。但还不满足，仍担忧生民的疾病难以诊疗，没有良好的方剂予以救治，于是就下诏太医们搜集名方，汇集成《简要济众方》共五卷三册。刻板印模，颁发给郡县，使人人得以传承研习，用于广泛地诊疗救治，宗旨是赐给人民安宁健康的福分，共同享有天赋的寿命。

神方果然召兵戈，曹操已悔杀华佗

【原文】邓处中序曰：华先生讳佗，字元化。性好恬淡，喜味方书，多游名山幽洞，往往有所遇。一日，因酒息于公宜山古洞前，忽闻人论疗病之法，先生讶其异，潜逼洞窃听。须臾，有人云："华生在迩，术可付焉。"复有一人曰："道生性贪，不悯生灵，安得付也。"先生不觉愈骇，跃入洞，见二老人，衣木皮，顶草冠。先生躬趋左右而拜曰："适闻贤者论方术，遂乃忘归。况济人之道，素所好为，所恨者未遇一法可以施验，徒自不足耳。愿贤者少察愚诚，乞与开悟，终身不负恩。"首坐先生云："术亦不惜，恐异日与子为累。若无高下，无贫富，无贵贱，不务财贿，不惮劳苦，矜老恤幼为急，然后可脱子祸。"先生再拜谢曰："贤圣之语，一一不敢忘，俱能从之。"二老笑指东洞云："石床上有一书函，子自取之，速出吾居，勿示俗流，宜秘密之。"先生时得书回首，已不见老人。先生慊怯离洞，忽然不见，云奔雨泻，石洞摧塌。既览其方论，多奇怪，从兹施治，效无不存神。先生未六旬，果为魏所戮。老人之言，预有斯验。余乃先生外孙也，因吊先生寝室，梦先生引余坐语："《中藏经》，真活人法也，子可取之，勿传非人。"余觉，惊怖不定，遂讨先生旧物，获石函一具，开之，得

书一帙，乃《中藏经》也。予性拙于用，复授次子思，因以志其实。甲寅秋九月序。（《中国医籍考·中藏经》）

后太祖亲理，得病笃重，使佗专视。佗曰："此近难济，恒事攻治，可延岁月。"佗久远家思归，因曰："当得家书，方欲暂还耳。"到家，辞以妻病，数乞期不反。太祖累书呼，又敕郡县发遣。佗恃能厌食事，犹不上道。太祖大怒，使人往检。若妻信病，赐小豆四十斛，宽假限日；若其虚诈，便收送之。于是传付许狱，考验首服。荀或请曰："佗术实工，人命所悬，宜含宥之。"太祖曰："不忧，天下当无此鼠辈耶？"遂考竟佗。佗临死，出一卷书与狱吏，曰："此可以活人。"吏畏法不受，佗亦不强，索火烧之。佗死后，太祖头风未除。太祖曰："佗能愈此。小人养吾病，欲以自重，然吾不杀此子，亦终当不为我断此根原耳。"及后爱子仓舒病困，太祖叹曰："吾悔杀华佗，令此儿强死也。"（《三国志》卷二十九）

【译文】邓处中序《中藏经》说：华佗，字元化。天性恬淡，喜欢琢磨方论医术，经常游览名山幽洞，往往有所收获。一天，因饮酒在公宜山古洞前歇息，忽然听到有人谈论治病的方法，感到奇怪和惊讶，慢慢地靠前窃听。不一会，有人说："华佗就在附近，医术可以托付给他。"又有一人说："他性情吝啬，不悯生灵，怎么能传承给他呢。"华佗更加惊骇，跳进洞，看见二位老人，穿树皮衣，戴草编帽。华佗弯腰小步快走向两位老人拜谢说："刚才听二位贤圣谈论医方医术，忘记了回家。况拯救生民的事情，是我的夙愿，所遗憾的是没有好的医术去施治，白白地束手无策。愿二位圣贤体察我的执着和忠诚，使我开窍顿悟，我将终身不负二老的恩德。"坐在上位的老人说："医术我不吝惜，恐怕将来会连累你。如果你能不分高下、贫富、贵贱，不贪图财贿，不怕劳苦，以尊老爱幼为重，然后你就会免除祸患的。"华佗再次拜谢说："圣贤的话，一句也不敢忘记，全部照办。"二老指着东边的山洞笑着说："石床上有一个书匣子，你去拿吧，拿了就走，不要给庸俗之流看，应该保密。"华佗拿到书回头看时，老人已经不见了。华佗胆怯地蹑手蹑脚离开山洞，乌云飞奔、暴雨狂泻，山洞坍塌了。随即阅读书中的方论，多有奇怪，用这些方法施治，疗效都很神奇显著。华佗不满六十岁，果然被曹操所杀。老人的话早有预言。我是华佗的外孙，因凭吊他的寝室，梦见先生引我坐下说："《中藏经》，真是救死扶伤好方书，你可以拿去，非正人君子者莫传。"我醒来后，惊魂不定，于是翻检先生的遗物，找到一个石匣子，打开后得到了《中藏经》，我心性拙笨，不善于使用，便给我的次子邓思，序言以记此事。甲寅年（234）九月。

后来魏武帝曹操亲戎疆场，病得很重，让华佗专为诊视。华佗说："这病短期难以治愈，要长期治疗，就可以长寿。"华佗离家很久了，想回家就借故说："我要回去拿医书，只是暂时请假罢了。"到家后，推托妻子有病，多次逾期不归。曹操也多次写信召唤，又下敕令让县官催促。华佗自恃有才，讨厌服侍曹操，还是不上路。曹操大怒，就派人前去查看。如果他妻子确实生病，就赐给四十斛小豆，宽限些时日；如果他欺诈，就押送回来。于是就押解到许昌监狱，拷问坦白服罪。荀彧求情说："华佗医术确实高明，人命关天，应该宽容赦免他。"曹操说："不用担心，天下还会没有这种鼠辈吗？"终于拷问致死。华佗临死前，拿出一卷医书给狱卒说："这书可以用来救人。"狱卒害怕牵连而不敢要，华佗也不勉强，就用火烧掉了。华佗死后，曹操头痛没有根除。曹操说："华佗能治好。这小子故意拖延，想借此取重于我而显重于他，如果不杀，他最终也不会给我根治的。"后来曹操的爱子曹冲病危，曹操才感叹说："我后悔杀了华佗，使这个儿子白白地死去。"

辅佐丞相理朝政，编撰医书济苍生

【原文】《四库全书提要》曰：《肘后备急方》八卷，晋葛洪撰。洪，字稚川，句容人。元帝为丞相时，辟为掾。以平贼功，赐爵关内侯，迁散骑常侍。自乞出为句漏令，后终于罗浮山，年八十一。事迹具《晋书》本传。是书初名《肘后卒救方》，梁陶弘景补其阙漏，得一百一首，为《肘后百一方》。金杨用道又取唐慎微《证类本草》诸方，附于《肘后》随证之下，为《附广肘后方》。元世祖至元间，有乌某者，得其本于平乡郭氏，始刻而传之。段成己为之序，称葛、陶二君共成此编，而不及杨用道。此本为明嘉靖中襄阳知府吕容所刊，始并列葛、陶、杨三序于卷首。(《中国医籍考·杨用道附广肘后方》)

【译文】《四库全书提要》载：《肘后备急方》八卷，是东晋葛洪所著的。葛洪，字稚川，江苏句容县人。东晋元帝司马睿原为西晋怀帝丞相时，请他辅佐。他因平乱有功，赐爵关内侯，升任入则规谏过失，备皇帝顾问，出则骑马侍从的散骑常侍。他要求担任句漏县（越南河山平省石室县）县令，后来隐居于广东惠州罗浮山，享年八十一岁。生平事迹全载于《晋书》本传里。《肘后备急方》原名《肘后卒救方》，南梁陶弘景补充书中的遗漏，将原书中八十六首，合并七首，增加二十二首，共计一百零一首，书名为《肘后百一方》。取佛教书籍"人有四大，一大辄有一百一病"的意思。金国杨用道又从成都名医唐慎微的《证类本草》书中选取了一些方子，附于《肘后备急方》的例证下面，名为《附广肘后方》。元世祖忽必烈至元年间（1264—1294），有个姓乌的人，从河北邢台平乡县姓郭的人家那里得到原本，才镂版印制，流传至今。元代诗人段成已为《附广肘后方》作序说：是由葛洪撰、陶弘景补缺的，而未提及杨用道。这本书是明朝嘉靖年间（1522—1566）襄阳知府吕容所刊刻的，始将葛洪、陶弘景、杨用道的自序列于卷首。

夺席谈经年尚幼，医儒兼修事冕旒

【原文】《晋书》本传曰：王珉，字季琰，少有才艺，善行书，名出珣右。时人为之语曰："法护非不佳，僧弥难为兄。"僧弥，珉小字也。时有外国沙门，名提婆，妙解法理。为珣兄弟讲《毗昙经》。珉时尚幼，讲未半，便云已解，即于别室，与沙门法纲等数人自讲。法纲叹曰："大义皆是，但小未精耳。"辟州主簿，举秀才不行，后历著作散骑郎，国子博士，黄门侍郎，侍中。代王献之为长，兼中书令。二人素齐名，世谓献之为大令，珉为小令。大元十三年卒，年三十八，追赠太常。（《中国医籍考·王珉伤寒身验方》）

【译文】《晋书》本传载：王珉，字季琰，小时就很有才气，擅长行书，名气比哥哥王珣还大。当时人们谈论他们兄弟书法说："王珣（字法护）的书法不是不精美，但难与其弟王珉相比肩。"僧弥，是王珉的乳名。当时有个名提婆的外国和尚，对法理很精通，为王珣、王珉等讲解《毗昙经》。王珉时不满十岁，讲了不到一半，就说全部听懂了。就到旁边房间，给提婆、法纲和尚等讲解。法纲深有感触地说："大意是正确的，只是小的细节还不够精通。"东晋简文帝司马昱召见并授予他辅助知州掌管文书的主簿，他不就任；推举为秀才也不接受，此后他担任府衙佐官、协助长史管理府中事务，兼编修国史的著作散骑郎；任国子博士，执掌教授国子生员，且备皇帝咨询政务兼参与祭奠的顾问；任黄门侍郎、侍中，负责传达诏令、协助皇帝处理政务，应对顾问、往来奏事等；接替王献之的职务，成为正一品朝廷重臣。王珉与王献之素来齐名，世人称王献之为大令，王珉为小令。孝武帝司马曜太元十二年（387）英年早逝，享年38岁，死后追赠为掌管朝廷宗庙礼仪的太常谥号。

夜猎邂逅怪模样，《鬼遗方》书疗金创

【原文】龚庆宣序曰：昔刘涓子，晋末于丹阳郊外照射，忽见一物，高二丈许，射而中之，如雷电，声若风雨，其夜不敢前追。诘旦，率门徒子弟数人，寻踪至山下，

见一小儿提罐，问何往。"为我主被刘涓子所射，取水洗疮。"而问小儿曰："主人是谁人。"云："黄父鬼。"仍将小儿相随还来，至门，闻捣药之声。比及，遥见三人，一人开书，一人捣药，一人卧尔。乃齐唱叫突，三人并走，遗一卷痈疽方，并药一臼。时从宋武北征，有被创者，以药涂之即愈。论者云："圣人所作，天必助之，以此天授武帝也。"涓子用方为治，千无一失。演为十卷，号曰《鬼遗方》。(《中国医籍考·刘涓子鬼遗方》)

【译文】龚庆宣序自著的《鬼遗方》说：过去刘涓子，晋朝末年在江苏镇江丹阳郊外巡夜，忽然照见一个动物，大约两丈高，一箭射中，形如电闪雷鸣，声如狂风暴雨，夜深不敢去追。第二天刚亮，率领几个门徒子弟，沿着脚印追寻到山下，看见一个小孩提着水罐，问孩子去哪里。孩子说："我的主人被刘涓子射伤了，为他提水清洗疮口。"接着又问孩子："你主人是谁？"答："黄父鬼。"于是就跟着孩子一起来到门前，听见有捣药的声音。走近看见三个人，一个看书，一个捣药，一个躺卧在那里。他们竟一起吆喝着并排走了，把一卷《痈疽方》留下，还有一臼药。这时刘涓子跟随南朝武帝刘裕北伐，有受伤的士兵，用药涂抹立即就好了。人们议论说："圣人兴起，必有苍天帮助，这是天以此方授武帝的。"刘涓子用方治病，千无一失。他增添为十卷，书名是《鬼遗方》。

脉洪而实有宿妨，敢驳众议用大黄

【原文】《后周书》曰：姚僧坦，字法卫，吴兴武康人也。父菩提，梁高平令。尝婴疾历年，乃留心医药。梁武帝性又好之，每召菩提讨论方术，言多会意，由是颇礼之。僧坦幼通洽，居丧尽礼，年二十四，即传家业。梁武帝召入禁中，面加讨试，僧坦酬对无滞，梁武甚奇之。十一年，帝因发热，欲服大黄。僧坦曰："大黄乃是快药，然至尊年高，不宜轻用。"帝弗从，遂至危笃。梁元帝尝有心肠疾，诸医咸谓宜用平药，可渐宣通。僧坦曰："脉洪而实，此有宿妨，非用大黄，必无差理。"帝从而愈。(《中国医籍考·姚僧坦集验方》)

【译文】《后周书》载：姚僧坦，字法卫，浙江湖州德清人。父亲姚菩提是南梁高平县县令。曾经多年患病，于是关心医药。梁武帝萧衍天性也喜好，每次召见他讨论方药医术，很称心如意，因此对他很礼遇。姚僧坦小时就通晓事理，守丧尽哀，二十四岁就继承家业。梁武帝在皇宫亲加面试，他应对如流，武帝很是惊奇。十一年（512），武帝发热，将服用大黄。他说："大黄性峻猛，您年龄大了，不宜轻易服用。"

武帝不听，导致病危。梁元帝萧绎曾患心肠疾病，御医们都说服药要平和，逐渐使心宣肠通。僧坦说："脉洪而实，久有妨害，不用大黄不能治愈。"元帝服而即愈。

身遭贬谪情在民，《集验方》书见丹心

【原文】《旧唐书》本传曰：贽在忠州十年，常闭关静处，人不识其面，复避谤不著书。家居瘴乡，人多疠疫，乃抄撮方书，为《陆氏集验方》五十卷行于世。

叶梦得曰：陆宣公在忠州，集古方书五十卷。史云："避谤不著书。"故事尔。避谤不著书可也，何用集方书哉。或曰："忠州边蛮夷多瘴疠，宣公多疾，盖将以自治。"尤非也。宣公岂以一己为休戚者乎，是殆援人于疾苦死亡而不得者，犹欲以是见之。在他人不可知，若宣公此志必矣。

杨万里跋曰：陆宣公之贬也，杜门集古方书而已。或曰避谤者欤，或曰穷而不怨也。杨子曰：宣公之心，利天下而已矣。其用也，则医之以奏议；其不用也，则医之以方书。有用有不用者，宣公之身也。宣公之心，亦有用有不用乎哉。（《中国医籍考·陆贽集验方》）

【译文】《旧唐书》本传载：陆贽在重庆忠县十年，常闭门静处，人们都不认识，他为避免流言蜚语，再也不愿著书立说论政事。但家住在瘴气的乡间，人们大多感染疾疠疫病，于是他就抄写记载治疗疫病的方剂医书，编辑为《陆氏集验方》五十卷流行于世。

叶梦得说：陆贽宣公在忠县，汇集古代记载方剂的医书五十卷。古人说："避嫌不著书。"只不过是过去的说法罢了。若避嫌不著书，那还用得着汇集方书呢。有人说："忠县接近蛮夷边地多瘴气疾疠，宣公多病，著书大概是为了给自己治病吧。"更加错误。宣公岂是因为自己的休戚而著述，而是为拯救人民的疾苦和死亡而不得不著书，这一点是显而易见的。如果是他人就不一定，但对于陆宣公这样的中唐名相，那是一定的。

杨万里作跋说：陆宣公遭贬谪，闭门汇集古代方剂医书而已。有人说是为了避嫌，有人说虽身遭贬谪而没有怨言。我看宣公的用心，是有利于天下而已矣。如其有用，就用奏章疏议医朝廷弊政；如其无用，就用方剂医书医当地疾病。有用或无用，只是陆宣公的身躯。而陆宣公的忠心，哪有有用和无用的区别呢！

诗圣未忘祖先志，四百年后续验方

【原文】跋曰：予家自唐丞相宣公在忠州时，著《陆氏集验方》，故家世喜方书。予宦游四方，所获亦以百计，择其尤可传者，号《陆氏续集验方》，刻之江西仓司民为心斋。淳熙庚子十一月望日，吴郡陆某谨书。（《中国医籍考·陆游续集验方》）

【译文】陆游跋自著的《续集验方》说：我家从唐丞相宣公陆贽在重庆忠县时，就编著《陆氏集验方》，所以我家世代都喜欢方剂医书。我在外做官，所收集的处方也有几百首，选择尤其珍贵可传承的，编撰为《陆氏续集验方》，在江西平抑物价等的提举常平司官署民为心书房刻板印刷。南宋孝宗赵昚淳熙庚子年（1180）十一月十五日，江苏苏州姑苏陆游。

瘿瓢有酒同君酌，醉卧草庐谁唤觉

【原文】无名氏序曰：此方乃唐会昌间，有一头陀，结草庵于宜春之钟村，貌甚古，年百四五十岁。买数亩垦畲种粟以自给。村氓有彭叟者，常常往来其庐，颜情甚稔，或助之耕。一日，彭之子升木伐条，误坠于地，折颈挫肱，呻吟不绝。彭诉于道人。道人请视之，命买数品药，亲制以饵。俄而痛定，数日已如平时。始知道人能医，求者益众。道人亦厌之，乃取方授彭，使自制以应求者，且誓之以无苟取，毋轻售，毋传非人。由是言治损者宗彭氏。彭叟之初识道人三十许，今老矣，然风采无异前时。问其姓名，曰蔺道者。问其氏，曰长安人也。始，道人闭门不通人事，人亦少至，唯一邓先生，每春晴秋爽，携稚过之，必载酒肴从焉。道人悬一椰瓢壁间，邓至则取瓢更酌，彭或遇之亦酌。二人皆谈笑竟晷，醉则高歌，其词曰："经世学，经世学成无用著。山中乐，山中乐土堪耕凿。瘿瓢有酒同君酌，醉卧草庐谁唤觉。松阴忽听双鸣鹤，起来日出穿林薄。"彭踖朴不知所言为何，惟熟听其歌，亦得其腔。每归对人歌之，人亦不省。居久，邓先生不至，彭问道人，道人云："已仙去。"彭卒不悟。后江西观察使行部至袁州，闻彭所歌，异之，诘其词，得道人姓氏。遂遣人同彭叟至其庐邀之，至则行矣，惟瓢存焉。廉大以为恨，谓彭得其治损诸方，因易其村曰巩。道人有书数篇，所授者特其最后一卷云。（《中国医籍考·蔺道者仙授理伤断续方》）

【译文】无名氏为《理伤续断方》作序说：这个处方是唐武宗李炎会昌年间（841—846），有一个道士，在江西宜春的钟村修建了一个茅草庵，他容颜很老，好像有一百四五十岁，买了几亩已经开垦三年的土地种植小米养活自己。有个姓彭的村民，常往来于他的草庵，情感融洽，有时还帮助他耕种。有一天，彭老汉的儿子爬树砍枝，失足堕落于地，伤了脖子和胳膊，不停地呻吟。彭老汉告诉道士。道士前来诊视，让买几味中药，亲自制成药丸。服后一会儿就不痛了，几天就痊愈如平常一样。村民们才知晓道士会治病，前来看病的一天比一天多。道士很厌烦，于是取出药方交给彭老汉，让他制药丸以满足患者，且要他发誓不能多要报酬，不能轻易卖掉处方，不能所传非人。从此以后人们说彭老汉是治疗跌打损伤的宗主。彭老汉初识道士时他大约三十岁，现在已经老了，然而风度神采和以前一样。问他的姓，说姓蔺。问他是哪里人，说是长安人。初来时，他闭门谢客，人也很少去，唯有一个姓邓的先生，每到春晴日暖秋风送爽，领着一个童子拜访，并带上美酒佳肴。道士墙上悬挂着一个椰子壳制成的瓢，邓先生到达时就取下瓢来喝酒，彭老汉有时遇到了也一起共饮。邓先生和道士谈笑直到日落，喝醉了就高声唱歌，歌词是："经世学，经世学成无用着。山中乐，山中乐土堪耕凿。瘿瓢有酒同君酌，醉卧草庐谁唤觉。松荫忽听双鸣鹤，起来日出穿林薄。"彭老汉蒙昧不知唱的是啥意思，只是听多了也能哼哼几句，每次回到村里就对人们歌唱，人们也不明白是什么意思。过了很久，邓先生再也没来，彭老汉问道士，道士说："已登仙去了。"彭老汉始终也不明白仙去的意思。后来江西监察地方官吏的观察使来宜春考核官员的政绩，听彭老汉唱歌，很惊异，问其所来，才知道蔺道士。于是就派人跟随彭老汉到其草庐拜谒，他已经走了，只有墙上的椰瓢还在。考核官非常懊悔，因为彭老汉得到道士治疗跌打损伤的处方，便把他的村名改为"巩"（使牢固）。道士有数卷医书，给彭老汉的只是最后一卷。

《善救方》刻石立碑，王安石挥毫作序

【原文】王安石后序曰：孟子云："先王有不忍人之心，斯有不忍人之政。"臣某伏读《善救方》而窃叹曰："此可谓不忍人之政矣。"夫君者，制命者也。推命而致之民者，臣也。君臣皆不失职，而天下受其治。方今之时，可谓有君矣。生养之德，通乎四海，至于蛮夷，荒忽不救之病，皆思有以救而存之。而臣等虽贱，实受命治民，不推陛下之恩泽而致之民，则恐得罪于天下而无所辞诛。谨以刻石树之县门外左，令观赴者自得，而不求有司云。皇祐元年二月二十八日序。（《中国医籍考·庆历善救方》）

【译文】王安石在《庆历善救方》后序中说：孟子曰："先前的君主有恻隐之心，就必然有恻隐之政。"我拜读《庆历善救方》，深自叹息："这就是恻隐之政啊。"君主是政令的制定者，大臣是政令的施行治民者。君臣各守其职，天下就大治。现在可以说有圣明的仁宗皇帝。养育生民的仁德遍及四海，惠及边陲，病因不明和不治之症都尽力拯救。我虽不才，受君命而治黎民，不把皇帝的恩惠施行给黎民，则害怕得罪天地而难辞其诛。故恭敬地将《庆历善救方》刻在石碑，竖立在县衙大门外的左边，让前来观看求医的能够知晓，而不去专门的医馆。北宋仁宗赵祯皇祐元年（1049）二月二十八日。

百草性味不易知，处方辨药倍艰难

【原文】自序曰：予尝论治病有五难。药之单用为易知，药之复用为难知。世之处方者，以一药为不足，又以众药益之。殊不知药之有相使者，相反者，有相合而性易者。方书虽有使佐畏恶之性，而古人所未言，人情所不测者，庸可尽哉！如酒于人，有饮之逾石而不乱者，有濡吻则颠眩者；漆之于人，有终日搏滤而无害者，有触之则疮烂者。焉知药之于人，无似此之异者？此禀赋之异也。南人食猪鱼以生，北人食猪鱼以病，此风气之异也。水银得硫黄而赤如丹，得矾石而白如雪。人之欲酸者，无过于醋矣。以醋为未足，又益之以橙，二酸相济，宜其甚酸而反甘。巴豆善利也，以巴豆之利为未足，而又益之以大黄，则其利反折。蟹与柿，尝食之而无害也，二物相遇，不旋踵而呕。此色为易见，味为易知，而呕利为大变，故人人知之。至于相合而之他脏，致他疾者，庸可易知耶？如乳石之忌参术，触者多死。至于五石散，则皆用参术。此古人处方之妙，而世或未喻也。此处方之难，四也。医诚艺也，方诚善也，用之中节也，而药或非良，奈何哉！橘过江而为枳，麦得湿而为蛾，鸡逾岭而黑，鹳鹆逾岭而白，月亏而蚌蛤消，露下而蚊喙坼，此形器之易知者也。性岂独不然乎？予观越人艺茶畦稻，一沟一陇之异，远不能数步，则色味顿殊。况药之所生，秦越燕楚之相远，而又有山泽、膏瘠、燥湿之异禀，岂能物物尽其所宜？又《素问》说："阳明在天，则花实戕气；少阳在泉，则金石失理。"如此之论，采掇者固未尝晰也。抑又取之有早晚，藏之有哽焙。风雨燥湿，动有槁暴。今之处药，或有恶火者，必日之而后咀，然安知采藏之家不常烘煜哉？又不能必。此辨药之难五也。（《中国医籍考·沈括良方》）

【译文】沈括自序《沈括良方》说：我曾经论说治病有五难。四是处方难，使用单味药易知，使用多味药难知。世人处方，因为一味药不够，又增加几味药。殊不知药的性味有相辅的，有相反的，有相合而性味改变了的。论述方剂的书籍虽然有君臣佐使畏恶的配伍，而古人尚未说，人的禀赋不同，对物性的反应怎么能够相同呢！如饮酒，有些人喝一石都很清醒，有些人一沾嘴唇就迷糊了；生漆对于人，有些人整天使用而没有妨害，有些人一接触皮肤就生疮。怎么知道药对于人就不像酒和漆一样呢？这是因为人的禀赋不同。南方人吃猪鱼就健康，北方人吃猪鱼就生病，这是因为风土不同。水银遇到硫磺就变红，遇到明矾就变白。人喜欢酸，莫过于醋。觉得醋还不够酸，又增加橙子，两种酸味相混合，希望更酸却反而变甜了。巴豆善于攻下，以为它的功力不够，又增加大黄，则巴豆攻下的功效反而打了折扣。螃蟹与柿子，单独吃没有害处，一起吃，马上就呕吐。颜色容易辨别，性味就不容易辨别。但呕吐和泄泻是很容易辨别的，所以人人都知道。至于性味相合，导致其他疾病，怎么会轻易知晓呢？石钟乳忌讳人参、白术，一起服用就要死人。但对于五石散，则都用人参、白术。这就是古人处方的神妙之处，而世人却不知道，配伍处方真难。五是辨药难。医术就是技术，很好的处方就能治病，但药如果不好，也无可奈何！橘到淮北就变成枳，麦受潮就生蛾，鸡越过五岭之南就变黑，八哥越过五岭之北就变白，月亏蛤蚌就消瘦，遇到露水蚊子的嘴就裂开，它们的形色容易知道，特性岂能轻易知道？我看见江苏人种茶种稻，沟垄相距不过几步，而颜色味道却大不相同。何况草药呢？陕西、江苏、河北、湖北相距遥远，又有山脉湖泊，土壤肥沃贫瘠，气候干燥湿润的差别，怎么能每种药材的性味都相同呢？《素问》说："阳明在天，则燥淫所胜，草木晚生晚熟；少阴在泉，则火淫所胜，有失药石性理。"这样说来，采摘草药本来就应该明晰时令。况且挖药也有早晚之分，储藏也有晾晒和烘烤之别。风雨燥湿，风吹日晒而干枯。现在的人炮制草药，有的怕火烤，就晾晒之后咀嚼品味，然而怎么知道采药的人家没有烘干呢？又很难确定。辨别药物真难。

苏轼作序，杀人无数

【原文】叶梦得曰：子瞻在黄州，蕲州医庞安常亦善医伤寒，得仲景意。蜀人巢谷出"圣散子方"，初不见于世前医书，自言得之于异人，凡伤寒不问证候如何，一以是治之，无不愈。子瞻奇之，为作序，比之孙思邈"三建散"，虽安常不敢非也，乃附其所著《伤寒论》中，天下信以为然。疾之毫厘不可差，无过于伤寒，用药一失其度，则立死者皆是，安有不问证候而可用者乎？宣和后，此药盛行于京师，太学诸生信之尤笃，杀人无数。今医者悟，始废不用。巢谷本任侠好奇，从陕西将韩存宝，出入兵间，不得志，客黄州，子瞻以故与之游。子瞻以谷奇侠而取其方，天下以子瞻文章而信其方，事本不相因而趋名者，又至于忘性命而试其药。人之惑，盖有至是也。(《中

国医籍考·苏轼圣散子方》)

【译文】叶梦得针对苏轼《读书敏求记》中的圣散子方说：他在黄州，湖北蕲春县蕲州镇医家庞安常擅长治疗伤寒，深得张仲景的旨意。川西人巢谷拿出圣散子方说：世不曾有过，我从一个神人那里得到的，凡是伤寒不论病证，一概治愈。苏轼觉得很神奇而作序，与孙思邈的三建散相媲美，即使庞安常也不敢非议，就将此方收集在自著的《伤寒总病论》中，天下人都信以为真。差之毫厘而不能治愈的，无过于伤寒，用药一丁点拿捏不准，患者立刻死亡的比比皆是，哪有不问病证就用药的？北宋徽宗赵佶宣和（1119—1126）年间以后，该方盛行于北宋京师开封，国子监的大学生都非常迷信，服药而死的无法计数。现在医家们才觉察且废弃不用。巢谷是个侠客，猎奇好胜，跟随陕西将军韩存宝，出入行伍之间，不得志，寄居在黄州，苏轼因为老乡的关系与他交往，又因他豪侠仗义而得到此方，天下人又因为苏轼作序而迷信此方，事情本来没有因果联系而趋于虚名者，又拿自己性命做试验。人们的糊涂，竟然到达这种地步。

我家不幸大家幸，《普济本事》济世穷

【原文】自序曰：余年十一，连遭家祸，父以时疫，母以气中，百日之间，并失怙恃。痛念里无良医，束手待尽。及长成人，刻意方书，誓欲以救物为心，杳冥之中，似有所警。年运而往，今逼桑榆。谩集已试之方及所得新意，录以传远，题为《普济本事方》。孟启有《本事诗》，杨元素有《本事典》，皆有当时事实，庶几观者见其曲折也。余既以救物为心，予而不求其报，则是方也，焉得不与众共之。（《中国医籍考·许叔微普济本事方》)

【译文】许叔微自序《普济本事方》说：我十一岁那年，家里连续遭受灾祸，父亲因瘟疫，母亲因中风，不到一百天，都相继去世了。我深恶痛绝乡间没有好医生，只有束手待毙。等长大时，就刻意于方剂医书，发誓要以济人利物为志，冥冥之中，似有神助。岁去年来，我已桑榆晚景，就将我的验方和新的感触，记录成书而传播，书名为《普济本事方》。孟启有《本事诗》，杨元素有《本事典》，都以当时的事实为据，希望读者能理解我以普济为本，以救人为事。既然以济人利物为志，奉献就不求报偿，这些药方，怎能不与大家共享呢。

家传秘方示世人，且看父子两代心

【原文】自序曰：夫医之为艺，探天地清浊之源，察阴阳消息之机，顺四时之宜，藉百药之功，以治人之疾者也。夫疾病之变无穷，而吾之为方有限，欲以有限之方，通无穷之变，其不附会臆度，缪以毫厘者鲜矣。余家藏方甚多，皆先和武恭王及余经用，与耳目所闻尝验者也。揭来当涂，郡事多暇，日发箧出之，以类编次，凡用药相似而责效不同者备列之，得一千一百一十一道。盖今之为医者，皆有自尝试之方，深藏箧中，不轻以语人，侥幸一旦之售，以神其术。今余之所得，多良医之深藏而不语人者也。方将使人家有是书，集天下良医之所长，以待仓卒之用，不亦慈父孝子之心乎。于是锓木郡斋，以广其传云。淳熙五年三月乙未朔，代郡杨倓序。(《中国医籍考·杨倓家藏方》)

【译文】杨倓序自著的《杨倓家藏方》说：医学作为一门高超的技艺，是要探究天地清气和浊气的本源，察知阴阳变化消长的奥秘，顺应四季温热寒凉的时宜，借助百药的功效来治疗人们的疾病。病情变化无穷，而处方有限，想用有限的处方来应对无穷的病变，不穿凿附会、主观臆断，差之毫厘、谬以千里是很少的。我家藏了很多秘方，都是追封为和王，谥号为武恭的我父亲和我使用及耳闻目见的验方。我来到安徽马鞍山当涂，郡府政务不多，每天从书箱中拿出家传秘方，按照类别编排，凡是用药相似而效果不同的都备注说明，共计一千一百一十一首。今天的医家们，每人都有验方，但深藏在书箱里，不肯轻易告人，希望有一天卖弄，以显示自己神奇的本领。今天我所搜集的，大多数是良医祖传而不愿公开的验方。我希望家家有我这本书，汇集天下良医的精妙验方，以备仓促之需，这不就是慈父孝子的仁人用心么。于是就在郡府的书房刻板印制，用于广泛传播。南宋孝宗赵昚淳熙五年（1178）三月初一，山西崞县人杨倓。

本草性味来天地，单方犹可济缓急

【原文】自序曰：余昔乡居，见村疃细民，医药难致，稔疾而横夭者，何可胜数。思所以济其缓急，而未知夫简易之术。绍兴之初，因季女患痘疮，既愈而复发，须臾之间，赤泡周匝，痛不可忍，濒于危殆。时检《证类本草》，偶见"虫部"有用白蜜并蜜煎升麻方，亟取用之。药到痛止，不日而安。后闻里闬毙是疾者数人，乃知单方之可以济缓急者如此。然《神农经》所著，散漫篇帙中，仓卒难于检寻。于是亲加研究，编成门类，益以《卫生》《鸡峰》等方，及平昔所得经验载之耆域者，与夫海上方士所传秘之巾箱者，搜罗剔抉，聚为一书，命曰《备急总效方》。非特检寻之便，标目之广则于疾无遗，品类之多则于药易得。其间若肉桂之治失音，桑枝之治风痹，苍耳之治丁疮，消石之治头痛，萝菔子之治上气嗽，汉防己之治目睛疼，乌白木之治大肠关格，荆芥穗之治产后中风，皆已试之，效验如神，则所未用者，触类可知。其与求瘳于庸医之手，乌喙、蝮蝎杂然并进，以侥幸于一物之中者，固有间矣。命工刻之，以广其传。庶使暇陬僻邑，虽药物不备，随所有以用之，咸得蠲其疾苦而无横夭之祸焉。绍兴二十四年四月二十日，左朝奉大夫知平江军府事提举学事兼管内劝农使溧阳县开国男食邑三百户赐紫金鱼袋李朝正书。(《中国医籍考·李朝正备急总效方》)

【译文】李朝正序自著的《备急总效方》说：我过去住在乡下，看见村屯的百姓，很难请到医生得到药物，久病而横遭死亡的，不可胜数。想拯救他们，却不知道简单易行的单方。南宋高宗赵构绍兴之初年（1131），我的小女儿患痘疹，快好了又复发，一会儿的工夫，满身都是红水疱，疼痛难忍，已有生命危险。这时我翻阅《证类本草》，偶然看见"虫部"有用土蜜蜂结晶蜜糖和普通蜂蜜混合煎服独味药升麻，赶快取来煎煮服用。药到痛止，几天就好了。后来听乡亲们说几个得同样病的人都去世了，才知道单方可以治大病。然而《神农经》记录的单方都散布在各个章节中，紧急时难以查找。于是我亲自研究，分门别类，增添了《卫生》《鸡峰》等书中的处方，以及平时从印度佛门高僧那里得到的验方，与访仙炼丹的道士书箱中的秘方，经过搜罗发掘，挑拣选择，编辑成《备急总效方》。不仅仅是翻检查阅方便，内容之广泛也包括了各种疾病，药品之丰富且容易随时得到。其间像肉桂治疗声音嘶哑，桑枝治疗因风寒湿侵袭而引起的肢节疼痛或麻木，苍耳治疗急性化脓性炎症，硝石治疗头痛，莱菔子治疗上呼吸道咳嗽，汉防己治疗眼仁痛，乌白木治疗大便不通与呕吐，荆芥穗治疗妇女产后感受外邪而引起的眩晕、头沉疼痛、手腕发麻等，这些单方都经过验证，具有神奇的效果。其他没有使用的单方，可以触类旁通。与其让庸医看病，把附子、蝮蛇和蝎子混在一起服用，希望其中有一味药发挥作用，本来就是天壤之别。所以我让梓匠刻板印刷，使之广泛传习。目的是让偏远的村庄小镇，虽药物不备，但能就地取材，都能根除疾病而不遭夭亡。绍兴二十四年（1154）四月二十日，正五品散官主持平江军政事务并管教育兼管农业赋役江苏省溧阳县食邑三百户开国男爵穿大红袍佩金鱼袋的李朝正。

朔方文胆元好问，撰捐祖方济生民

【原文】自序曰：予家旧所藏名医书，往往出于先世手泽。丧乱以来，宝惜固护，与身存亡，故卷帙独存。壬寅冬，闲居州里，因录手所亲验者为一编，目之曰《集验方》。付拊拊辈使传之，且告之曰："吾元氏由靖康迄今，父祖昆弟，仕宦南北者，又且百年，官无一麾之寄，而室乏百金之业，其所得者，此数十方而已，可不贵哉！"十二月吉日，书于读书山之东龛。（《中国医籍考·元好问集验方》）

【译文】元好问序自著的《集验方》说：我家珍藏的医书，大多是祖先的遗作。蒙古灭金，我被囚禁，但对祖传医书如珍宝般善加护持，与身共存，所以完好地保存下来。壬寅年（1242）冬天，我在州里闲居，就亲手将验方编为一篇，书名是《集验方》。交付给后起之辈珍藏传承且说："我们老元家从北宋靖康年间（1126—1127）到现在，父祖兄弟，在南、北当官的，又将近一百年了，做官没有做到郡守、刺史，创家立业也富不过百金，而所拥有的，就是这几十首验方，能不珍惜么！"十二月初一，于读书山的东边佛龛阁楼。

青出于蓝胜于蓝，岐黄辈出俊少年

【原文】自序曰：用和幼自八岁喜读书，年十二，受学于复真刘先生之门。先生名开，立之其字也。独荷予进，面命心传。既十七，四方士夫，曾不以少年浅学，而邀问者踵至。今留心三十余岁矣，偶因暇闲，慨念世变有古今之殊，风土有燥湿之异，故人禀亦有厚薄之不齐，若概执古方以疗今之病，往往枘凿之不相入者，辄因臆见，乃度时宜，采古人可用之方，衷所学已试之效，疏其论治，犁为条类，名曰《济生方》。集既成，不敢私秘，竟锓诸木，用广其传，不惟可以备卫生家缓急之需，抑以示平日师传济生之实意云。时宝治癸丑上巳，庐山严用和序。（《中国医籍考·严用和济生方》）

【译文】严用和序自著的《济生方》说：我八岁就喜欢读书，十二岁那年，跟随刘开先生学习。他名开，字立之，号复真子。仅容许我到他跟前，当面传授，悉心指导。十七岁时，四方的士人和乡民，不因我年轻学浅，邀请和前来就医者一个接一个。我潜心研虑医学三十多年，偶尔闲暇，慨然感叹世事古今不同，风土燥湿有别，人的禀赋强弱不一，若一概拘泥古方而治疗今病，往往就像圆枘方凿、格格不入，于是就根据自己的见解和当下的共识，采用古人实用的处方，汇集我的验方，陈列其方论和治法，梳理类别条目，编撰成《济生方》。完稿后，不敢私自秘藏，立即刻板印制，广泛传播，不仅医家可以备不时之需，而且可以表达平时老师教导我济民拯物的真诚心愿。宝治癸丑年（1253）三月三日，江西庐山人严用和。

安定心神利小便，神医神用五苓散

【原文】吴刚中序曰：尝观其书，则审证施剂，信有异乎人者。五苓散在诸家，止用之解伤寒温湿暑毒霍乱，而德显于惊风痰搐疮疹等疾，通四时而用之。前同知衡州府事胡省斋因其子惊风得愈，问之曰："五苓散何以愈斯疾乎？"德显曰："此剂内用茯苓，可以安此心之神；用泽泻导小便，小肠利而心气通；木得桂而枯，足能抑肝之气，而风自止，所以能疗惊风。施之他证，以皆有说。"省斋深然之。此其善用五苓散也。（《中国医籍考·曾世荣活幼心书》）

【译文】吴刚中序曾世荣所著的《活幼心书》说：我阅读他的书，审察病证施用方剂，确实有异于他人。五苓散在其他医家看来，只能用于治愈伤寒疾病、因长夏高温高湿而引起的热性病、因暑气重而引起的疖肿和烈性肠道传染病，而曾世荣（字德显）却用于小儿惊风、因痰多而抽搐、疱疹等疾病，且一年四季都可以使用。前湖南衡阳州的知府胡省斋因他的儿子得惊风而用五苓散治愈，问德显说："五苓散何以能治我儿子的病呢？"德显答："这副药里有茯苓可以安定患儿的心神；有泽泻可以使患儿小便通畅，小便通畅心气就通畅；桂枝能克制肝木过旺，有效地抑制肝气，从而让风邪得以平息所以能够治疗惊风。治疗其他疾病，也还是有道理的。"省斋先生非常赞同，这就是善用五苓散吧。

五代行医未自多，《世医得效》动山河

【原文】自序曰：仆幼而好学，弱冠而业医。重念先世授受之难，由鼻祖自抚而迁于南丰。高祖云企，游学东京，遇董奉二十五世孙京，授以大方脉，还家而医道日行。伯祖子美，复传妇人、正骨、金镞等科。其父碧崖得小方科于周氏，伯熙载[再]进学眼科及疗瘵疾。至仆，再参究疮肿、咽喉口齿等，及储积古方并近代名医诸方。由高祖至仆，凡五世矣，随试随效。然而方书浩若沧海，卒有所索，目不能周。乃于天历初元，以十三科名目，依按古方，参之家传，昕夕弗怠，刻苦凡十稔，编次甫成，为

十有九卷，名曰《世医得效方》。(《中国医籍考·危亦林世医得效方》)

【译文】危亦林自序《世医得效方》说：我幼年时就爱学习，二十岁开始行医。经常回忆我的先祖求学受教的艰难，五世鼻祖从江西抚州迁居到江西南丰县。高祖危云仙，前往开封求学，遇到董奉二十五世孙董京，跟他学习大方脉内科，回家后医术大有长进。伯祖危子美，又传习妇科、骨科、外科等。他的父亲危碧崖跟周大夫学习小方脉儿科，伯父危熙再进修眼科和治疗瘰病。到了我这辈，再根据祖传的医术研究疮疖溃疡、五官口腔等科，且收集古今名方。由高祖到我，总共五代人了，这些处方每次试用都很有效果。然而医书浩如烟海，能搜集到也看不完。我就于元朝元文宗天历元年（1328），按照医学十三科的分科标准和方法，参考我家的祖传，十年寒窗，朝夕匪懈，刻苦用功，编撰才告以完成，分为十九卷，书名是《世医得效方》。

田埂草药济乡民，民胞物与见仁心

【原文】自序曰：余负累村居，患无已病之医，多求得医方药书，遇有病人之来问，则认其证，阅其书，得其药，喜其药病之相适，方且命之。旋复思之，则曰汤、曰散、曰丹者，皆医局所剂，而有非穷村之民所能得者，因废书而叹曰："庖丁之手，无刃则不如得一棒而毙；养由之手，无弓则不如操短兵而接。方书之剂，无材则不如得乡药而救。"于是尽弃全方之书，只取其民间所易得者，兼采其出于父老之闻见而有效者，编集一卷，曰《村家救急方》，置诸几案之上。居村数十年之间，因病投药，不出廛里之外，有求必得，颇皆有效，所活亦多，唯虑是编之不得广布于民间也。嘉靖戊戌春，被召还朝。同年夏，承湖南之命，入界信宿，而到南原，首以是编付通判李君希平，使之更加雠校，锓诸梓，以广其布云。(《中国医籍考·村家救急方》)

【译文】明代朝鲜辅臣金正国序自辑的《村家救急方》说：我因受牵连而居住在乡村，忧虑没有良医，找来很多医书，遇有患者前来询问，则辨别症状，翻阅医书，查找对证之药，高兴地找到了对证之药，将要告诉他。接着反思，汤、散、丹剂，都是医药局的制品，穷乡僻壤很难得到。因此我推开书慨然感叹："庖丁的身手，没有刀拿一个木棒也能把牛打死；养由基的身手，没有弓箭拿一把短剑也可以肉搏。珍秘的方剂医书，没有道地的药材，还不如得到乡间的草药救命。"于是我抛弃了全部的方剂医书，只取其中在民间所容易得到的方剂和配方，同时采录经过乡村老人见证而有效的处方，编辑为一卷，书名是《村家救急方》，把它放置在书桌之上。我在乡村居住了几十年，因病用药，不出街市之外，有求必应，大都很有效果，救活的人很多。只是忧虑这本书不能广泛地在乡野民间传习。明世宗朱厚熜嘉靖戊戌年（1538）春天，我奉召回到朝廷。这一年夏天，受朝廷之命前往湖南，进入湖南界后，连续住宿了两夜，而到达南原（地名），首先把书稿交给州府副长官、正六品通判李希平大人，请他再次校对，刻板印刷，用于广泛传播。

意念气血总相通，施沛悠悠念枚乘

【原文】题词曰：盖闻医者意也，药者养也。有所资于意，不知无意之为愈也；有所待于养，不如无待之为愈也。故枚叔曰："太子之病，可无药石针刺灸疗而已，可以要妙道说而去也。"辑《说疗》十二章。（《中国医籍考·施沛说疗》）

【译文】施沛题词自著的《说疗》说：常言医就是意念，药就是调养。借助于意念的治愈，不如不借助意念而更好；依赖于药物的调养，不如不依赖于药物的调养而更好。所以枚乘说："楚国太子的病，不需要药物针灸去治疗，只需要用奇妙的道理就可以去治疗。"共编辑《说疗》十二章。

附：枚乘《七发》节选

【原文】太子曰："善，然则涛何气哉？"

客曰："不记也。然闻于师曰，似神而非者三：疾雷闻百里；江水逆流，海水上潮；山出云内，日夜不止。衍溢漂疾，波涌而涛起。其始起也，洪淋淋焉，若白鹭之下翔。其少进也，浩浩溰溰，如素车白马帷盖之张。其波涌而云乱，扰扰焉如三军之腾装。其旁作而奔起也，飘飘焉如轻车之勒兵。六驾蛟龙，附从太白，纯驰皓蜺，前后络绎。颙颙卬卬，椐椐强强，莘莘将将。壁垒重坚，沓杂似军行。訇隐匈磕，轧盘涌裔，原不可当。观其两旁，则滂渤怫郁，闇漠感突，上击下律，有似勇壮之卒，突怒而无畏。蹈壁冲津，穷曲随隈，逾岸出追。遇者死，当者坏。初发乎或围之津涯，荄轸谷分，回翔青篾，衔枚檀桓。弭节伍子之山，通厉骨母之场，凌赤岸，篲扶桑，横奔似雷行，诚奋厥武，如振如怒，沌沌浑浑，状如奔马。混混庉庉，声如雷鼓。发怒庢沓，清升逾跇，侯波奋振，合战于藉藉之口。鸟不及飞，鱼不及回，兽不及走。纷纷翼翼，波涌云乱，荡取南山，背击北岸。覆亏丘陵，平夷西畔。险险戏戏，崩坏陂池，决胜乃罢。濞汹溵湲，披扬流洒。横暴之极，鱼鳖失势，颠倒偃侧，沈沈溲溲，蒲伏连延。神物怪疑，不可胜言。直使人踣焉，洄闇凄怆焉。此天下怪异诡观也，太子能强起观之乎？"

太子曰："仆病未能也。"

客曰："将为太子奏方术之士有资略者，若庄周、魏牟、杨朱、墨翟、便蜎、詹何之伦，使之论天下之精微，理万物之是非；孔、老览观，孟子筹之，万不失一。此亦天下要言妙道也，太子岂欲闻之乎？"

于是太子据几而起，曰："涣然若一听圣人辩士之言。"㲹然汗出，霍然病已。

【译文】楚太子说："太好了，既然如此，那么江涛是一种什么气象呢？"

吴客说："这不见于记载。但我从老师那里听说，江涛似神非神的特点有三：一是涛声似疾雷，闻于百里之外；二是江水倒流，海水涨潮上灌；三是山谷吞吐云气，日夜不断。江水满溢，水流湍急，波涛汹涌。那江涛开始出现的时候，山洪飞泻而下，似白鹭向下飞翔。稍进一步，水势浩浩荡荡，白茫茫一片，似白马驾着素车，车上张设着车盖帷幔。当波涛汹涌如乱云一般涌来，纷乱的样子就像大军奋起装束列队向前。当波涛从两旁掀腾卷起，飘飘荡荡的样子就像将军坐在轻车上率领军队作战。驾车的是六条蛟龙，跟随在河神的后面。又好像一条白色的长虹在奔驰、前后连续不断。潮头高大，浪头相随，互相激荡，像军营壁垒重叠而坚固；其杂乱纷纭，又像人多马众的军行。江涛轰鸣，奔腾澎湃，其势本不可挡。看那靠岸的两旁，更是水势汹涌，汪洋一片，左冲右突，一会儿向上冲击，一会儿往下跌落。好似勇壮的士卒，奋勇突进而无所畏惧。潮水拍打岸壁，冲击渡口，流遍江湾，注满水曲，跨越堤岸，漫出沙滩。碰着它就要灭亡，挡着它就要毁坏。波涛开始时从或围那地方的水边发出，撞击到山陇而洄转，遇到川谷而分流，到青篾打着漩涡，经过檀桓时像战马衔枚无声疾进。再缓缓绕过伍子山，一直远奔到叫做胥母的战场。它超越赤岸，归向扶桑，横冲直撞，如疾雷迅行，直奔前方。江涛确实奋发了它的威力，既像示威又像发怒。呼啸嘶鸣，如万马奔腾。轰轰隆隆，似擂鼓震天。水势因受阻而怒起，清波因互相超越而升腾。大波奋起震荡，交战于杂乱众多的隘口。鸟来不及起飞，鱼来不及回转，兽来不及躲避。水势浩渺劲健，波涌似飞云乱翻。江涛荡击南山，转身又冲撞北岸。冲毁了丘陵、荡平了西岸。多么危险可怕啊！它冲垮堤堰，破坏池塘，直到取得决定性的胜利后方才罢休。然后流水激荡澎湃，浪花飞溅不息。任意泛滥已到极点。鱼鳖不能自主，腹背颠倒上下翻覆，匍匐而行接连不断。水中神物可怪可疑难以尽述。简直叫人惊倒在地，吓得神志不清，丧魂失魄。这是天下怪异罕见的奇观，太子能勉强起来去观赏吗？"

太子说："我还有病不能去。"

吴客说："那么我将给太子进荐博学而有理论的人中最有资望谋略的，就像庄周、魏牟、杨朱、墨翟、便蜎、詹何一类的人物，让他们议论天下精妙的道理，明辨万事万物的是非曲直；再请孔子、老子这类人物为之审察评说，请孟子这类人物为之筹划算计，这样一万个问题也错不了一个。这是天下最切要最精妙的学问啊，太子难道不想听听吗？"

于是太子扶着几案站起来说："你的话真使我豁然清醒，好像一下子听到圣人辩士的言论了。"出了一身透汗，忽然间病证全消。

痛悯农妇已逝去，苦志抄方著医书

【原文】《奇疾方》清竟陵王远带存抄辑。自序略云：一日于义渡河，见妇人睛垂于外者，心甚悯之。问之医，皆茫然莫对。已而阅《本草纲目》，见"夏子益奇疾方"有此证，则其妇死已久。慨然大息，使早得此方，以授此妇，安知其不可活。于是采录奇疾怪证，或见之书，或闻之客谈，悉登之。其得之《本草》者为多，《本草》非僻书，而诸方散见于各药之下，卷浩繁无从搜索，故摘出以便人查考。倘有得异疾而医束手者，与其坐而待毙，毋宁以此试之，此予抄辑之本意也。(《中国医籍考·奇疾方》)

【译文】《奇疾方》是清朝湖北天门王远（字带存）抄写编辑的。他作序说：有一天我从"义"这个地方渡河，看见一个妇女眼仁垂吊在眼眶外边，心里非常怜悯。问医生，都茫然不知。不久我阅读《本草纲目》，看见"夏子益奇疾方"有这种病证，但这个妇女已经死去很久了。我由衷地感慨惋惜，如果早点得到这个处方，怎么知道不能救活她呢。于是就搜集记录奇怪的疾病症状，有的是看书得来的，有的是听客人谈论得来的，全都记录下来。这些药方得之于《本草纲目》的最多，《本草纲目》并非生僻的书籍，而各种处方都分散在各种药物章节的下面，书卷浩大繁冗无从搜索寻找，所以我摘录出来以便查阅使用。倘若有得奇怪的疾病而医生又束手无策的，与其坐以待毙，不如用这些方法试试。这就是我抄录编辑的初衷。

今古气异药亦殊，古方犹可疗今疾

【原文】徐大椿序曰：说者又曰，古方不可以治今病，执仲景之方以治今之病，鲜效而多害。此则尤足叹者。仲景之方，犹百钧之弩也。如其中的，一举贯革；如不中的，弓劲矢疾，去的弥远。乃射者不恨己之不能审的，而恨弓强之不可以命中，不亦异乎？其有审病虽是，药稍加减又不验者，则古今之本草殊也。详本草惟《神农本经》为得药之正性，古方用药，悉本于是。晋唐以后诸人，各以私意加入，至张洁古辈出，而影响依附，互相辩驳，及失《本草》之正传。后人遵用不易，所以每投难拒。古方不可以治今病，遂为信然。嗟乎！天地犹此天地，人物犹此人物。若人气薄则物性亦薄，岂有人今而药独古也。故欲用仲景之方者，必先学古穷经，辨证知药，而后可以从事。尤君在泾，博雅之士也。自少即喜学此艺，凡有施治，悉本仲景，辄得奇中。居恒叹古学之益衰，知斯理之将坠，因取《金匮要略》，发挥正义，朝勤夕思，穷微极本，凡十易寒暑而后成。其间条理通达，指归明显，辞不必烦而意已尽，语不必深而旨已传。虽此书之奥妙不可穷际，而由此以进，虽入仲景之室无难也。尤君与余有同好，属为叙。余读尤君之书而重有感也，故举平日所尝论说者识于端。尤君所以注此书之意，亦谓是乎。雍正十年壬子阳月，松陵徐大椿叙。（《中国医籍考·尤怡金匮要略心典》）

【译文】徐大椿序尤怡所著的《金匮要略心典》说：诘难的人曰：古代的处方不能治疗今天的疾病，拿张仲景的方法治疗今天的疾病，疗效少而祸害多。这又是我非常惋惜的。张仲景的处方，犹如一百斤的弓弩。如射中箭靶，一举就可贯穿皮革；如射偏了，弓弩越强箭飞得越快，离箭靶也就越远。射箭的人不怨恨自己没有瞄准，而怨恨弓箭没有射中箭靶，这不是奇谈怪论吗？有的医生把病看准了，稍微增减点药物病又治不好，就说过去的草药和今天的草药性味不同了。详读本草只有《神农本草经》才得药物的本真性味，古代的处方用药，全部是根据这本书的。两晋唐朝以后的各位医家，都把自己的偏见臆想掺杂其中。到金代医家张洁古时，互相影响、互相依附、互相辩驳，以至于失去《神农本草经》的真正意义。后人照搬而不改，所以用药就没有效果。古代的处方不可以治疗今天的疾病，就信以为真了。唉，天地还是原来的天地，人民还是原来的人民。如果说人气菲薄那么药性也必然菲薄，哪有今天人性菲薄而药性独自厚重的呢？所以想采用张仲景医方治病的，必须先学习古人、穷尽经典，辩证地认识药物性味，尔后才可以诊断处方。尤怡别名在泾先生，是知名的博雅君子。小时候就喜欢学医，凡有施治，都根据张仲景的方法，立刻就取得神奇的效果。平时经常感叹学习古人之风日益衰颓，预感这些经典的理论将要消失，所以研究《金匮要略》，发挥它本来的意义，早晚勤学苦想，穷竭幽微而探及根本，经过十年寒暑，《金匮要略心典》一书始成。书中条分缕析而通达明畅，主旨思想简明扼要，用词简练而意思完整，语言浅显而重点突出。虽然这本书的奥妙不可能全部掌握，但精读此书，达到张仲景的境界也就不远了。尤怡君与我很好，托付我作序。我读他的书很有感触，所以列举平时的一些疑问和诘难写在前面。尤先生写此书的目的，也许是这样的吧。雍正十年（1732）农历壬子年十月，江苏吴江松陵镇人徐大椿。

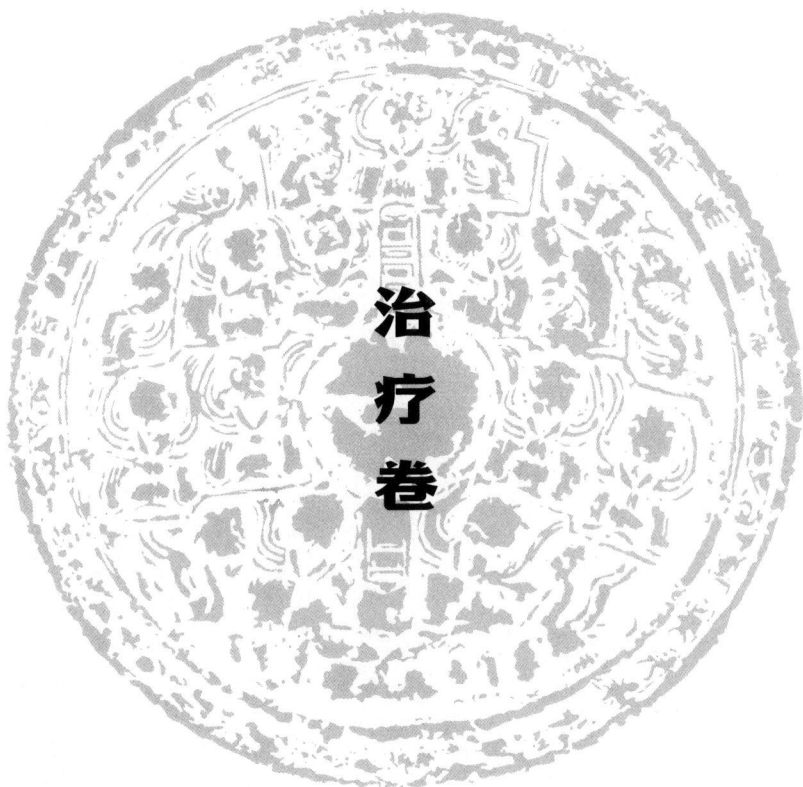

治疗卷

导　言

　　望闻问切是诊断的手段、认知的途径、治疗的基础，其中切脉是关键。春脉弦、夏脉钩、秋脉毛、冬脉石。"浮而有力者为风，浮而无力者为虚，沉而有力者为积，沉而无力者为气。""血气为其宗本，经络导其源流，呼吸运其阴阳，营卫通其表里……虚实相倾，躁静交竞。而昼夜不息，循环无穷。"脉搏是上述生理因素的综合表现，切脉的实质是解读气血的信息。于天看日月，于地看阴阳，于人看气血。气是阳是能量，血是阴是物质；血靠气来推动，气靠血来滋养；血随气行，气随血转，脉搏随气血跳动。就像电场和磁场的相互感应和转换。"一息不运则机缄穷，一毫不续则霄壤判。""血有余则怒，不足则恐。"神色是气血的外在表现，气血是神色的内在依据。伤寒脉紧，伤风脉缓，邪与脉不但在内容上相联系，而且在程度上相一致。古代神医望子色而知父病，核心是父子间的遗传物质——DNA 是一致的。《濒湖脉学》脉有二十七种，《敖氏舌苔》苔有三十六样。"舌必见黄苔，乃邪已入于胃……若见舌苔如漆黑之光者，十无一生。"切脉一错，处方必谬；用药一误，祸不旋踵。脉苔能否与病证一一对应，对医家来讲，既要有深厚的理论功底，也要有丰富的临床经验。

　　八纲辨证是诊治的基本原则，其中阴阳是性质、是主导，其余则是从属、是现象。"阴盛阳虚，汗之则愈，下之则死……阳盛阴虚，下之则愈，汗之则死。"特别是在伤寒和痘疹的诊疗上，阴阳一错，其余皆谬。诊疗必须在清晰的理论指导下进行，必须提纲挈领、纲举目张。"学必本于经，病必明于论，治必究于方。"前提是读《医经》，由因求果，由果返因，因果互参，病证相印，明其病机病理。治疗的最高境界是性归经、味入窍、药对证、砭应穴；最差的是用药探路，用患者做试验。医者意也，医者书也？医家甄权的观点是唯意不唯书。但一点意念的产生，一点灵光的闪现，都是经年苦读、厚积薄发的结果。只唯书之灵活运用，不唯书之生搬硬套。"非天下之至精，孰能探天下之至颐；非天下之至粗，孰能佑天下之至神。"张介石说："凡际视证，贵在当机有一段活泼，未有不活泼之医而能起沉疴之病。"活泼就意念高度专一、灵光瞬间闪现，顿时捕捉到疾病信息。诊人之脉调己之息，而后可以候他人之息。望闻问切要仔细认真，区别最细小的差别，辨析最深奥的隐微。要树立辩证唯物主义的实践论、认识论和方法论，把个体疾病放在天地间去观察，放在大自然的背景中去思考，放在具体的生存环境中去研判，放在具体的患者身上去诊疗，因时因地因人。"察脉以验病，遵方而用药。""博涉知病，多诊识脉，屡用达药。"实践认识，再实践再认识，以至无穷。"医无定体，应变而施；药不执方，合宜而用。"知大黄可以导滞而不知寒中，知附子可以补虚而不知其遗毒是不行的。"无生则发育无由，无制则亢而为害。"制胜伐其势，资化助其生。当攻不攻与当补不补，厥弊维均；对一脏器过之则对一脏器不及。救逆解决对立性问题，温补解决统一性问题。理论是基础，认识是关键，辨证是核心。

因果是一个互逆的过程，前事之果，后事之因，后事之果，再后事之因，因果伏倚，循环无已。痰既是上一病因的果，又是下一病果的因。五脏相辅相克，过犹不及；经络相连，由此及彼；窍穴相通，水谷精微运行。辨证施治要求有广阔的视野，缜密的思维，大尺度整体性的系统观，宏观地把握疾病的本质。《素问·六节藏象论》曰："不知年之所加，气之盛衰，虚实之所起，不可以为工矣。"表里既包含病证之所在，也包含由表及里、由浅入深的认知过程。"有诸内必形之于外"，有诸外必本之于内。未有不精于内而能治外者，"内之症或不及其外，外之症则必根于其内也。"欲知其内，必察其外。人体是五脏六腑、经脉腧穴和外界信息、能量交换的载体，五脏六腑有对应的窍穴，思维神志有对应的经络，虚实寒温有对应的脉搏，脾胃运化有对应的舌苔。"不明经，则无以知天地造化之蕴；不别脉，则无以察病邪之所在、气血之虚实。"热陷心包谵语神昏，胃热呕吐肺热咳嗽。同一病因在不同腑脏引起的症状不同，是由于脏腑的组织功能不同而决定的。《左传·成公十年》载："攻之不可，达之不及，药不至焉，不可为也。"病在膏肓，不可治也。表里关系在痈疽疮疡上表现得最典型、最突出，疽发于背而毒根在肝脏，痈现于表皮而邪在气血，疮疡生于肌肤而病在分肉。《史记》《三国志》多次记载范增、曹休等因愤恚疽发于背而卒的案例。

性味归经是沟通天人的桥梁，是天人联系的媒介。对症下药的本质是药物性味和脏腑组织功能的对应选择性，是经络腧穴和药物性味的匹配性和亲和性，是处方配伍的依据，是药物发挥作用的渠道和载体，能否归经入脏腑直接决定用药和治疗的效果。归经就是中药性味通过某经脉窍穴对某脏腑发生作用，不归经就是不能通过或不发生作用。人与药同居于天地之间，同受阴阳的作用。治病是以药物之偏纠正人体之偏，养生是以药物之正扶持人体之正。人的疾病、药物的性味、天地的时令之间必有一根红线贯穿始终。性味就是药物禀赋和天地共同作用的结果，性是功能，味是特征。治疗的本质就是辨别天下品物之性味，和世人疾病之所宜；"本草石之寒温，原疾病之深浅，"以百草之偏纠人体之偏。外感法仲景，内伤法东垣，热病用河间，杂病用丹溪。"心通乎大化，智周乎小物。"如果能精确地把握性味和归经的关系，本草和病证的联系，疗效则如影随形、如鼓应桴、如钟应杵，既可期又可必，就可与卢扁仓公并驾，与华佗仲景齐驱，则国家幸甚，斯民幸甚！

经络是人体内外信息能量交换的渠道，腧穴是经络的节点。针灸就是刺激这些经络穴位，使其信息、能量加速或阻断，输出或输入，增强或减弱，以自身的能量或外加能量治疗疾病，从而达到扶正祛邪的目的。气是能量，砭针与经络腧穴是否发生作用，气在其中扮演着重要的角色。将针刺入腧穴后会产生经气感应，当这种经气感应产生时，医者会感到针下有凝滞和弛缓，患者也会有相应的反应，即为"得气"。如果能分辨各种"得气"的细微差别，以确定进针的深度和时长，则称之为"神医"。气化运动是生命的基本特征，其本质就是机体内部阴阳消长转化的矛盾运动。秦鹤鸣在唐高宗头上下针，许希在宋仁宗心包下针，王况施针于舌根，王蘧施针于背部，尽管部位不同，但都是抓住了主要矛盾和矛盾的主要方面，在关键的经络和关键的腧穴处下针，就会收到事半功倍的疗效。艾灸就是性味和能量共同作用，以艾火灸烤疮面，性通过经、味通过穴而达疽痈的病灶。萧县张生灸王蘧背疽一天用艾一百五十壮。针灸"从卫取气，从荣置气"，取法上古，行于当世。服药有时，扎针有度，"凡刺之法，必候日月星辰，四时八正之气，气定乃刺之"。

度不可越，时不可止。量变质变是事物发展的基本规律。攻补有度、补泻有度是治疗的基本原则。补不宜早，泻不宜迟，补早了邪气旺盛弥留不去，泻迟了邪气迁延亦弥留不去。张介石在《资蒙医径》中指出了"有神虚不宜补虚者"等十八种不宜。能治肌肉疼痛的不一定能治筋骨疼痛，而能治筋骨疼痛的不一定能治神经疼痛，自然界最基本和最优先的特征是自洽。何时补何时泻，全靠医家准确把握，"运用之妙，存乎一心"。此外，脾胃虚寒者不受补，攻伐补泻也要和于中庸之道。

大医精诚，名医仁人。大医名医往往于危重中见转机，垂死中见希望，无计可施时出绝招，有计可施时出快招。况病情千变万化、峰回路转，他医不能为之非名医不能为之，今日不能为之非明日不能为之，此方不能为之非彼方不能为之。于万难中求得一易，于万死中求得一生。天下事为之则易，不为则难。历尽艰难后方知事之为易，一息尚存，决不放弃。

本卷通过45个经典绝妙的治疗医案，诠释了上述观点。有预知生死、起死回生的，有治疗帝王、治疗贫民的，有闻药味而痊愈、施砭针而辄效的，有艾灸、推拿的，有处方与水土相悖的，有性味与病证相反的。林林总总，丰富多彩；妙手回春，目不暇接。读之眼界大开，观之思绪泉涌，览之信心倍增。

华佗仲景有谶言，季琰仲宣丧黄泉

【原文】自序曰：汉有华佗、张仲景。其他奇方异治，施世者多，亦不能尽记其本末。若知直祭酒刘季琰病发于畏恶，治之而瘥，云："后九年季琰病应发，发当有感，仍本于畏恶，病重必死。"终如其言。仲景见侍中王仲宣，时年二十余，谓曰："君有病，四十当眉落，眉落半年而死。"令服五石汤可免。仲宣嫌其言忤，受汤勿服。居三日，见仲宣，谓曰："服汤否？"仲宣曰："已。"仲景曰："色候固非服汤之诊，君何轻命也。"仲宣犹不言。后二十年果眉落，后一百八十七日而死，终如其言。（《中国医籍考·皇甫谧黄帝甲乙经》）

【译文】皇甫谧序自著的《黄帝甲乙经》说：东汉有外科鼻祖华佗，医圣张仲景。其他医家奇特的处方和别样的治法，使用得很多，也不能一一记述其来龙去脉。华佗知道代理祭酒刘季琰的病是因厌食而生，治好了又说："再过九年你的病要复发，复发时有感，仍然是厌食，且病重会死的。"结果诚如华佗所言。张仲景见到东汉权同宰相的王仲宣侍中，这时他才二十多岁，张仲景说："您有病，四十岁时眉毛脱落，半年后就会死去。"让王仲宣服用五石汤，就可以避免。王仲宣嫌他的话不吉利，接受汤药但没有吃。过了三天，他见到王仲宣便问："汤药吃了没有？"王仲宣回答："吃完了。"张仲景说："神色证候是没有吃的征象，您为何不爱惜自己的性命呢。"王仲宣又不回答。过了二十年眉毛果然脱落，又过了一百八十七天便去世了。卒如张仲景所言。

八代行医徐之才，汤药入肠百病瘥

【原文】《北齐书》本传略曰：徐之才，字士茂，高平金乡人也。之才幼而俊发，尤为精敏，仕梁为豫章王综镇军右常侍，随综镇彭城。综降魏，之才走至吕梁，为魏所获。既羁旅，以医自业。又谐隐滑稽无方，王公贵人争馈之，为贵人居矣。稍迁员外散骑常侍，加中军金紫。天平中，高祖诣晋阳，恒居内馆，所疗十全。皇建中，除兖州刺史，未行。武明皇后不豫，之才奉药立愈，赏赐巨万。有人脚跟肿痛不堪忍，诸医莫识，之才视曰："蛤精也。当乘舡入海，出脚水中得之。"疾者曰："是也。"之才为割得两蛤子，大如榆荚。或以五色骨为佩刀靶。之才曰："此人瘤也，何从得之？"对曰："于古冢见髑髅额骨，长数寸，试削视文理，故用之。"其通识类此。（《中国医籍考·徐之才雷公药对》）

【译文】《北齐书》本传约略载：徐之才，字士茂，山西晋城高平人。他幼年英俊勃发，特别精明敏捷，侍奉南梁皇帝萧衍次子、豫章王、镇军将军萧综左右，赞相礼仪，献替谏诤，跟随萧综镇守江苏徐州。萧综投靠北魏，他逃到吕梁，被北魏擒获。在羁縻期间，自己学医谋生。他诙谐风趣随和，王公贵人都周济他，是权贵们的常客。后被提拔为编外备皇帝顾问、规谏过失、出行随从的散骑常侍，加授中军金印紫绶将军。东魏孝静帝元善见天平年间（534—537），北齐神武帝高欢到太原，他常驻府邸，治病十痊十愈。北齐孝昭帝高演皇建年间（560—561），封他为兖州刺史，未及赴任。神武帝正妻武明皇后娄昭君有病，徐之才进药即刻治愈，赏赐很多。有人脚跟肿痛不堪忍受，其他医生都不知道病因，徐之才看了说："是蛤蜊精。应当是你乘船出海，把脚放在水里造成的。"患者说："是的。"徐之才剖开脚后跟得到两只蛤蜊子，像榆荚一样大小。有人用五色骨头做刀把。徐之才说："此人患过瘤子，你从哪里得到的？"答："在古墓中看见一个髑髅的额骨，用刀削后看见有纹理，所以用它做刀把。"他的见识大都如此。

不顾武曌弦外音，高宗头上下砭针

【原文】诏罢来年封嵩山，上疾甚故也。上苦头重，不能视，召侍医秦鸣鹤诊之。鸣鹤请刺头出血，可愈。天后在帘中，不欲上疾愈，怒曰："此可斩也，乃欲于天子头刺血！"鹤鸣叩头请命。上曰："但刺之，未必不佳。"乃刺百会、脑户二穴。上曰："吾目似明矣。"后举手加额曰："天赐也！"自负彩百匹以赐鸣鹤。（《资治通鉴》卷二零三）

【译文】唐弘道元年（683）十一月，丙戌日，唐高宗李治下诏取消明年封禅嵩山，因为他病情严重。头沉眼睛看不见，就召御医秦鸣鹤诊视。秦鸣鹤请求刺破头皮出血，就可以好了。皇后武则天在垂帘后，不想让高宗病好，愤怒地说："真该斩杀你，还想在天子头上刺血！"秦鸣鹤磕头请示。高宗说："请刺吧，未免不好。"于是就针刺百会、脑户二穴位。高宗说："我的眼睛好像能看见了。"武则天双手相拱与额头齐平说："这是上天的赐予啊！"自己拿来百匹彩绸赐给秦鹤鸣。

仁宗心包下银针，赏赐尽奠秦越人

【原文】《宋史·本传》曰：许希，开封人，以医为业，补翰林医学。景佑元年，仁宗不豫，侍医数进药不效，人心忧恐。冀国大长公主荐希，希诊曰："针心下包络之间，可亟愈。"左右争以为不可，诸黄门祈以身试，试之无所害，遂以针进而帝疾愈。命为翰林医官，赐绯衣银鱼及器币。希拜谢已，又西向拜。帝问其故，对曰："扁鹊臣师也，今者非臣之功，殆臣之赐，安敢忘师乎。"乃请以所得金兴扁鹊庙。帝为筑庙于城西隅，封灵应侯。其后庙益完，学医者归趋之，因立太医局于其旁。希至殿中省尚药奉御卒。著《神应针经要诀》，行于世。录其子宗道为内殿崇班。(《中国医籍考·许希神应针经要诀》)

【译文】《宋史·本传》载：许希，河南开封人，以行医为业，补任为翰林医官院的从九品医官。景祐元年（1034），北宋仁宗赵祯有病，御医们的药都没有效果，大臣们忧虑惶恐。皇帝的姑姑冀国大长公主推荐许希，许希诊断后说："必须扎针到心脏下面的包络之间，病就马上能好。"左右近臣都争着说不可，供职于宫门之内、侍奉皇帝的近臣黄门郎都要求以自己做试验，试验后没有危险，于是就给仁宗下针，病就好了。仁宗便任命许希为翰林医官院医官，掌管医药侍奉自己，并赐给四、五品官员的红色官服和进出宫殿符信的银鱼及器皿钱财。许希拜谢完毕后，又朝西方拜谢。仁宗问为什么，说："扁鹊是我的先师，今天不是我的功劳，大概是先师赐给我的医术，我怎么敢忘记呢。"于是就请仁宗将赐给自己的赏钱来修建扁鹊庙。仁宗就在开封都城的西边为扁鹊建庙，并封扁鹊为灵应侯。后来庙不断完善，学医的人也前来拜师，又将北宋的太医局建在庙的旁边。许希官至殿中省正五品下的尚药奉御，负责皇帝身体健康、合和御药及诊候方脉等事宜，后离世。写有《神应针经要诀》一书，流传于世上。朝廷又招录他的儿子许宗道为负责皇宫警卫的七品武官。

误断生死失名望，奋笔疾书《养生方》

【原文】陆游曰：初虞世，字和甫，以医名天下。元符中，皇子邓王生月余，得痫疾危甚，群医束手。虞世独以为必无可虑，不三日王薨。信乎医之难也。

周密曰：初虞世所集《养生必用方》，戒人不可妄服金虎碧霞丹，乃详其说云：状元王俊民，字康侯，为应天府发解官。得狂疾，于贡院中尝对一石碑呼叫不已，碑石中若有应之者，亦若康侯之奋怒也。病甚不省觉，取书册中交股刀，自裁及寸，左右抱持之，遂免出试院。未久，疾势亦已平复，起居饮食如故，但惝惝不乐。徐医以为有痰，以碧霞金虎丹吐之。或谓心藏有热，劝服治心经诸冷药。积久为夜中洞泄，气脱肉消，食不前而死。(《中国医籍考·初虞世古今录验养生必用方》)

【译文】陆游说：初虞世，字和甫，因医术精湛而闻名天下。北宋哲宗赵煦元符中（1098—1100），皇子邓王出生一个多月，得癫痫病危，群医束手无策。他认为不必忧虑担心，没过三天邓王就死了。做医生真难啊！

周密说：初虞世编撰《养生必用方》时，告诫人们不可乱服金虎碧霄丹，且用下面的例子详加说明：状元王俊民，字康侯，是护送贡举合格者到京师参加礼部会试的官员。他疯了，曾在贡院中对着一个石碑呼叫不停，石碑里好像有人回应，也像康侯愤怒的呼喊。病得很严重，很少有清醒的时候，拿装订书册的剪刀，剪破手皮直到寸口部位，身边的人把他抱住，扶出了贡院。不久，病情稍微好了，起居饮食同往常一样，但闷闷不乐。庸俗的医生以为他有痰，就给他服用碧霄金虎丹希望催吐。有的说他心中藏有热邪，劝他服用治心经的各种冷药。凉药吃的时间长了，阴盛内寒，半夜泄泻，气消肉散，早饭前就去世了。

一字相差别天壤，强中还有强中强

【原文】方勺曰：朱肱，吴兴人，进士登科，善论医，尤深于伤寒。在南阳时，太守盛次仲疾作，召肱视之。曰："小柴胡汤证也。请并进三服。"至晚乃觉满。又视之，问所服药安在，取以视之，乃小柴胡散也。肱曰："古人制㕮咀，谓剉如麻豆大，煮清汁饮之，名曰汤，所以入经络，攻病取快。今乃为散，滞在膈上，所以胃满而疾自如也。"因法旋制，自煮以进二服，是夕遂安。因论经络之要，盛君力赞成书。盖潜心二十年，而《活人书》成，道君朝诣阙投进，得医学博士。肱之为此书，固精赡矣，尝过洪州，闻名医宋道方在焉，因携以就见。宋留肱款语，坐中指驳数十条，皆有考据。肱惘然自失，即日解舟去。由是观之，人之所学固异邪？将朱氏之书亦有所未尽邪？后之用此书者，能审而慎择之，则善矣。（《中国医籍考·南阳活人书》）

【译文】方勺针对《南阳活人书》说：朱肱，浙江湖州吴兴人，进士出身，善于谈论医学，尤其精通伤寒。在河南南阳时，南阳太守盛次仲生病，请朱肱诊治。他说："日服小柴胡汤三次。"到了晚上太守仍觉胃部胀满，又请朱肱诊视。朱肱问所服药在哪里，拿来看过，原来是小柴胡散。朱肱说："古人炮制中药，要切成麻豆大，煎煮喝其清汁，叫作汤，能够进入经络，治病很快。今天服用散剂，药物滞留在胸、腹腔间，所以胃胀满而病如故。"于是就按法炮制，亲自煎药服用两次，傍晚病就好了。朱肱谈论经络的要点，太守极力赞成出书。于是朱肱潜心致志二十年，写成《活人书》，他进献到朝廷，获得医学博士的称号。朱肱这本书，内容丰富，医理精深。他曾路过江西南昌，听说名医宋道方在那里，就携书拜谒。宋道方留朱肱亲切交谈，指摘驳斥书中几十条的不足，每条都有详实的依据。朱肱怅然若失，当天就乘船离开。由此看来，是人们的学问本来就有差距呢？还是朱肱的书确实有所不足呢？后来的学者再读此书时，能审慎分辨，那就太好了。

庸医凉药误伤寒，错把人命当草菅

【原文】汤尹才曰：熙宁中，邠守宋迪，由其犹子病伤寒，不能辨其证。医见其烦渴而汗多，以凉药解治之，至于再三，遂成阴毒，六日而死。迪痛悼之，遂著《阴毒形证诀》三篇。（《中国医籍考·宋迪阴毒形证诀》）

【译文】汤尹才针对宋迪所著的《阴毒形证诀》说：宋迪在陕西邠州（今陕西彬县）任太守，因为他的侄子患伤寒，庸医没能弄清病因，见其烦躁口渴且多汗，就多次使用凉性药物治疗，以致他出现面目发青、四肢厥冷、咽喉疼痛等阴毒积累的表现，六天就死了。宋迪惋惜痛恨，就发愤撰写《阴毒形证诀》一书三篇。

天地万物本于气，乍闻紫菀病即愈

【原文】施彦执曰：蔡元长苦大肠秘固，医不能通，盖元长不服大黄等药故也。时史载之未知名，往谒之，阍者龃龉，久之，乃得见。已诊脉，史欲示奇，曰："请求二十钱。"元长曰："何为？"曰："欲市紫菀耳。"史遂市紫菀二十文，未之以进，须臾遂通。元长大惊，问其说。曰："大肠，肺之传送。今之秘无他，以肺气浊耳。紫菀清肺气，此所以通也。"（《中国医籍考·史堪指南方》）

【译文】施彦执说：蔡元长苦于大便秘结，医生不能使其通畅，大概原因是蔡元长不愿服用大黄之类的泻药。那时史堪还没有出名，他前往拜会，看门的人阻挠他，很久才得以相见。诊脉后，史载之想显示自己神奇的医术，说："给我二十钱。"蔡元长问："要二十钱干什么？"答："想买紫菀罢了。"他于是用二十文钱买紫菀，还没有煎煮，一会儿大便就通了。蔡元长非常惊讶，问其原因。答："大肠，是肺的传送之腑。今天的便秘没什么，因肺气混浊罢了。紫菀能清肺气，这就是通便的原因。"

疽在背而毒在脏，三年陈艾治恶疮

【原文】自序曰：元祐三年夏四月官京师，疽发于背，召国医治之，逾月势益甚。得徐州萧县人张生，以艾火加疮上，自旦及暮，凡一百五十壮，知痛乃已。明日镊去黑痂，脓血尽溃，肤理皆红，亦不复痛。始别以药敷之，日一易焉。易时旋剪去黑烂恶肉，月许疮乃平。是岁秋夏间，京师士大夫病疽者七人，余独生。此虽司命事，然固有料理不知其方，遂至不幸者，以人意论之，可为慨然。于是撰次前后所得方模版以施，庶几古人济众之意。绍圣三年三月日题。（《中国医籍考·王蘧经效痈疽方》）

【译文】王蘧序自著的《经效痈疽方》说：北宋哲宗赵煦元祐三年（1088）夏季四月，我在京都开封为官，疽发于背，请国医大夫治疗了一个多月却越发严重。又请安徽萧县张医生治疗，他用艾炷在疮上灸烤，从早到晚，总共火炙艾炷一百五十壮，直到疼痛时为止。第二天镊去黑色血痂，脓血流尽后，露出鲜红的肌肉，也就不再疼痛了。又用膏药敷于患处，每天一换。换药时又剪去黑色死烂的肌肉，大约经过一个月治疗就基本痊愈了。这一年的秋夏之间，京城士大夫得疽疮的共七人，只有我活了下来。这虽然是天命，然而跟治疗不得其方，导致丧命是有直接关系的，用人的努力来看，我深有感触。于是就编撰前后所用的处方疗法，刻板印刷成《经效痈疽方》，或许可以实现古人拯济民众的善良愿望。北宋哲宗赵煦绍圣三年（1096）三月。

医若循道之谓圣，药若对证之谓神

【原文】叶少蕴曰：尝见杜壬作《医准》一卷，记其平生治人用药之验。其一记郝质子妇产四日，瘛疭戴眼，弓背反张。壬以为痉病，与大豆紫汤、独活汤而愈。政和间，余妻才分娩，犹在蓐中，忽作此证，头足反接，相去几二尺。家人惊骇，以数婢张拗之，不直。适记所云，而药囊在独活，乃急为之。召医未至，连进三剂，遂能直，医至则愈矣，更不复用大豆紫汤。古人处方神验类尔。但世所用之，不当其疾，每易之。自是家人有临乳者，应所须药物必备，不可不广告人。二方皆在《千金》第三卷。（《中国医籍考·杜壬医准》）

【译文】叶少蕴说：我曾看过杜壬写的《医准》一卷，记录他平生的用药经验。有一则记述郝质子的媳妇生孩子第四天，抽风翻白眼，腰背反折不能伸直。杜壬认为是筋肉拘急挛缩的痉病，让她服用大豆紫汤、独活汤就好了。北宋徽宗政和年间

（1111—1118），我的妻子刚分娩，还在月子里，忽然发作此病，腹部前挺，头足朝后，相距快二尺了。家人非常恐慌，几个婢女拉拽拗扳，她也伸不直。恰好记得《医准》所言，就紧急为她服用独活汤。请的医生还未到，连服三剂，身子就能伸直了，医生到了病已经痊愈了，也没有再服用大豆紫汤。古代人的处方大都像这样灵验神奇。但世人所用这些处方，方不对证，每次更换。从此以后家人将要生小孩，都必须备用这些药物，应该广泛地告诉乡民。这两首处方都在孙思邈的《千金方》第三卷。

神灵有术难回天，名医无法救绝症

【原文】王明清曰：宋道方毅叔，以医名天下。居南京，然不肯赴请，病者扶携，以就求脉。政和初，田登守郡母病危甚，呼之不至，登怒曰："使吾母死，亦以忧去，杀此人不过斥责。"即遣人禽至庭下，呵之曰："三日之内不痊，则吾当诛汝以徇众。"毅叔曰："容为诊之。"既而曰："尚可活。"处以丹剂遂愈。田喜甚云："吾一时相困辱，然岂可不刷前耻乎？"用太守之车，从妓乐，酬以千缣，俾众卒负于前，增以彩酿，导引还其家。旬日后，田母病复作，呼之则全家遁去，田母遂殂。盖其疾先已在膏肓，宋姑以良药缓其死耳。（《中国医籍考·宋道方全生集》）

【译文】王清明说：宋道方，字毅叔，以医术名闻天下。他住在南京，不愿意到患者家里诊治，患者扶老携幼前来就医。北宋徽宗政和（1111—1118）初年，常州郡田登太守的母亲病危，请他不去，田登愤怒地说："假使我的母亲死了，我也就忧伤离职，杀了他不过受到朝廷的斥责而已。"就派人把宋道方擒拿到郡衙庭前，训斥说："三日内把我母亲治不好，我就杀了你示众。"宋道方说："容我给她诊治。"然后说："可以救活。"服用丹剂立刻就好了。田登非常高兴地说："我一气之下侮辱了你，哪能不为你洗刷耻辱呢？"就用太守的车子，派些女乐，酬谢一千缣钱，赠送彩绸佳酿，使郡守的兵卒在前面开道，送他回家。十天后，田登的母亲旧病复发，再请他时全家已不知去向，田登的母亲也去世了。大概是先前病已入膏肓，宋道方姑且用好药延缓其死亡罢了。

南北气序风土异，用药性味处方殊

【原文】《四库全书提要》曰：《素问元机原病式》一卷，金刘完素撰。完素，字守真，河间人。然完素生于北地，其人秉赋多强，兼以饮食醇酿，久而蕴热，与南方风土原殊。又完素生于金时，人情淳朴，习于勤苦，大抵充实刚劲，亦异乎南方之脆弱。故其持论多以寒凉之剂攻其有余，皆能应手奏功。其作是书，亦因地因时，各明一义，补前人所未及耳。医者拘泥成法，不察虚实，概以攻伐戕生气。譬诸检谱角抵，宜其致败，其过实不在谱也。介宾愤疾力排，尽归其罪于完素。然则参桂误用亦可杀人，又将以是而废介宾书哉。张机《伤寒论》有曰："桂枝下咽，阳盛乃毙。承气入胃，阴盛以亡。"明药务审证，不执一也。(《中国医籍考·素问玄机原病式》)

【译文】《四库全书提要》载：《素问元机原病式》一卷，是金代刘完素写作的。刘完素，字守真，河北河间人。然而刘完素生活在北方，那里的人身强体壮，又大酒大肉，时间长了就蕴积内热，与南方风土本来就不同。又刘完素生于金国时期，人性淳朴，吃苦耐劳，骨骼致密，肌肉发达，也同南方人身体单薄不同。所以他的医学思想多用寒凉之剂攻有余之蕴热，都能应手见效。他写作这本书，也是因风土而制宜，阐明一方水土的情况，弥补前人所未论及的方面罢了。有些医家拘泥于书中的治疗法则，不察虚实，一概用凉药攻伐而伤害生气。就像根据图谱摔跤，失败是难免的，过错确实不在于图谱。张介宾非常疾愤地排斥，全部归罪于刘完素。然而误用人参、桂枝也可以杀人，能因此全部废除张介宾的《景岳全书》吗？张仲景《伤寒杂病论》有言："桂枝下咽，阳盛乃毙。承气入胃，阴盛以亡。"说明用药务必对证，不可拘泥固守而不知变通。

禾苗要靠雨露润，生民还赖静气养

【原文】自序曰：天地以生成为德，有生所甚重者身也。身以安乐为本，安乐所可致者，以保养为本。世之人必本其本，则本必固。本既固，疾病何由而生？夭横何由而至？此摄生之道，无逮于此。夫草木无知，独假灌溉，矧人为万物之灵，岂不资以保养？然保养之义，具理万计，约而言之，其术有三：一养神，二惜气，三堤疾。忘情去智，恬淡虚无，离事全真，内外无寄，如是则神不内耗，境不外惑，真一不杂，则神自宁矣，此养神也。抱一元之本根，固归精之真气，三焦定位，六贼忘形，识界既空，大同斯契，则气自定矣，此惜气也。饮食适时，温凉合度，出处无犯于八邪，瘩痹不可以勉强，则身自安矣，此堤疾也。三者甚易行，然人自以谓难行而不肯行。如此虽有长生之法，人罕敦尚，遂至永谢。是以疾病交攻，天和顿失，圣人悯之，故假以保救之术，辅以蠲疴之药，俾有识无识，咸臻寿域。(《中国医籍考·寇宗奭本草衍义》)

【译文】寇宗奭序自著的《本草衍义》说：天地以生成长育为德，人莫贵于其身。人以健康快乐为本，只要保养得当就可以实现。世上的人必须以保养作为根本，生命健康和心身快乐就能牢固。心身健康快乐，疾病从哪里生呢？意外夭亡从哪里来呢？养生之道，无过于此。树木花草没有意识，仅仅依靠灌溉，就能长得很好，何况人为万物之灵，哪能不借助于保养呢？然而保养的方法有千种万种，简单地说，主要有三种：一是养神，二是珍惜元气，三是提防疾病。忘记七情六欲，抛却智虑疑惑，恬淡自然，虚无少欲，远离纷扰，保全纯真，对己对人都不要寄予过高，如果能够这样就精微不内耗，遇事不疑惑，纯真不驳杂，心身就会宁静，这就是养神的方法。牢牢地保持元气这个根本，固守精微的真气，上焦的心肺，中焦的脾胃，下焦的肾膀胱、大小肠不紊乱，眼耳鼻舌身心和见闻嗅味觉思俭而少欲，精神意识和宇宙时空相沟通相契合，则气息自定，这就是惜气的方法。饮食按时，温凉适度，出行和居处不要触犯邪见、邪思、邪语、邪业、邪命、邪方、邪念、邪定等八邪，入睡和觉醒都不要勉强，身体就自然安康，这就是堤防疾病的方法。这三种养生的方法很容易施行，然而人们却以为难于施行而不施行。如果这样，虽然有长生不老的方法，人们也会很少推崇，以致早早地死去。因为疾病交叉侵害，天地的祥和之气偶尔顿然消失，圣人怜悯黎民百姓，所以提倡保养预防的方法，辅助祛除疾病的药物，使有知识的和无知识的，都能尽享天赋的寿命。

凿开心窍存医卷，名家对垒论伤寒

【原文】《金史》本传曰：张元素，字洁古，易州人。八岁试童子学，二十七试经义进士，犯庙讳下第。乃去学医，无所知名。夜梦有人用大斧长凿，凿心开窍，纳书数卷于其中，自是洞彻其术。河间刘完素病伤寒八日，头痛脉紧，呕逆不食，不知所为。元素往候，完素面壁不顾。元素曰："何见待之卑如此哉？"既为诊脉，谓之曰："脉病云云。"曰："然。""初服某药、用某味乎？"曰："然。"元素曰："子误矣。某味性寒，下降走太阴，阳亡汗不能出。今脉如此，当服某药，则效矣。"完素大服，如其言遂愈。元素自此显名。元素治病不用古方，其说曰：运气不齐，古今异轨，古方新病，不相能也。自为家法云。(《中国医籍考·张元素药注难经》)

【译文】《金史》本传载：张元素，字洁古，是河北易县人。他八岁便精通《孝经》和《论语》而参加科举资格考试，二十七岁参加"经义科"进士考试，因触犯皇家宗庙忌讳而落榜。于是去学医，没有名气。夜里梦见有人用大斧头长凿子，凿开心窍，把几卷书纳放进去，从此就精通医术。河间名医刘完素患伤寒已经八天了，头部疼痛，脉搏紧绷，呕吐吃不下饭，不知道该如何是好。张元素前往诊视，刘完素面对墙壁不予理睬。张元素说："你待见我何必如此卑贱呢？"诊脉之后，张对刘说："脉象如何如何。"刘回答："是的。""你开始服用某药，用了那几味药是吗？"答："是的。"张对刘说："你吃错药了。你用的那几种药性味寒凉，邪气下走太阴经，阳气丢失了汗就发不出来。现在脉象如此，应当服用这几味药，一定会有效果。"刘完素心悦诚服，正如张元素所说，服药后就痊愈了。张元素自此声名远播。他治病不用古方，其观点是：五运六气不同了，古代和今天也不同了，用旧处方治疗新疾病，是没有效果的。他把这些观点视为自家的诊疗秘法。

若能洞悉天地性，眼前无物不是药

【原文】张杲曰：予伯祖张讳宁宗庙讳，字子充，歙人也。家旧以财雄乡里，族人有以医名者，因留意焉。长闻蕲水道人庞君安常以医闻淮甸，往从之游。一日，丐者扣门，自言为风寒所苦，庞君令以药济之。丐者问当用何汤，庞君见其手执败扇，指以此煎药，调所服之药。公初不省其意，乃曰："岂非《本草》所谓'败扇能出汗'者乎？"庞曰："然。"公辞归，叹曰："庞君用药则善矣。"（《中国医籍考·张锐鸡峰备急方》）

【译文】张杲说：我父亲的伯父张扩，触南宋宁宗赵扩的名讳，字子充，安徽歙县人。他以家产殷实而称雄乡里，同族有因行医出名的，因而他也留心医学。经常听说湖北浠水道人庞安常行医名闻淮河一带，就前去拜师。有一天，一个乞丐敲门，说自己受了风寒，很痛苦，庞先生让施舍些药给他。乞丐问用什么做药引，庞先生见乞丐手里拿着个破扇子，指着扇子说："就用它做药引吧。"我伯祖张扩开始不明白其意，于是就说："难道是《本草纲目》所说的'破扇子能出汗'吗？"庞先生回答："是的。"我伯祖学成归来，深有感触地说："庞安常用药真神妙。"

血缘亲而心灵通，望子色而知父病

【原文】贾似道曰：温陵医僧圆通大智禅师文宥善脉，晚年不按脉，望而知。临终五七年，隔垣知之。凡病人骨肉，往问视之，而知病者之候。予问其故，曰："以气色知之，苟其气血同者，忧喜皆先见。"古有察色，然而未有隔垣而知，亦甚异矣。（《中

国医籍考·释氏文宥必效方》)

【译文】贾似道说：福建泉州开元寺法号圆通大智禅师是名医生，俗名陈文宥，善于把脉，晚年不用把脉，一看就知道。临终前五至七年，隔着墙就能看病。他看病人的子女，就能知道父母的病证。我问他其中缘故，他说："如果血缘相同，通过子女气色就知道父母的病证，忧愁和欢喜都能预先看出。"古代有善于察色看病的，然而，没有隔着墙便能看病的，这也太神奇了。

成竹在胸医术精，治痈全靠附子功

【原文】史弥忠序曰：余弟定叔得此疾于积年患渴之后，不数日间，肿大如杯，势极可虑，不敢轻用外科。父子兄弟，相与为谋，惟有李君太医老成更练，可付兹事。亟致礼招之。至则诊其脉，察其证，遽举手相贺曰："此阴病也，见得甚明，无庸过忧，但用多备雄附等料耳。"暨服其药数日，病者大觉烦躁，且索冰水，沃手盥漱，至呼诸子来前，而诟李君曰："汝以附子杀我，我死，儿辈忍不从汝取偿吾命乎。"李君但笑而唯唯，不得已而应之曰："今夜乃住此药。"退而语诸子曰："今正是服附子时，舍则无药可进，况病人饮食精神皆不失常，疮溃而脓如涌泉，皆善证也，非服附子之功而何。但用附子，稍杂以他剂而进之，使不能别其气味，斯可矣。"诸子如其言，遂收全功。病涉数月，用附子逾三百之数，皆余目所击。淳祐壬寅季秋既望，端明殿学士金紫光禄大夫致仕史弥忠序。(《中国医籍考·李世英痈疽辨疑论》)

【译文】史弥忠序李世英所著的《痈疽辨疑论》说：我的弟弟史定叔患痈感觉口渴一年多了，没有几天，肿得像杯子一样大，病情很严重，不敢轻易请外科医生看。父子兄弟一起商量，只有李世英太医老成干练，可以托付。备好礼品，赶紧请他。李太医到了就诊脉察证，接着举手相贺说："这是阴病，病证明显，不用担忧，只要多准备些天雄、附子等罢了。"吃了几天药后，患者觉得很烦躁，且要冰水洗漱，接着把儿子们喊来，警告李太医说："你用附子害死我，儿子们不会放过你，会找你偿命的。"李太医笑笑而已，唯唯应诺，不得已应付说："今晚就停药。"出来后却对他的儿子们说："现在正是用附子的时候，舍此无药可救，况患者饮食精神正常，痈疮溃破脓流如涌，都是好征兆，不是附子的功劳还能是什么？只管服用附子，稍微掺杂些其他药味让他服用，使他不能分辨出来就行了。"儿子们就按照李太医的说法去做，病也痊愈了。病了几个月，附子用了三百多枚，都是我亲眼看见的。南宋理宗赵昀淳祐二年（1242）九月十六日，原负责四方书奏加金章紫绶的正二品端明殿学士史弥忠。

悬壶本为济世穷，名医倾囊救蜀僧

【原文】 朱震亨曰：泰定乙丑夏，因观罗先生治一病僧，黄瘦倦怠，罗公诊其病因，乃蜀人，出家时其母在堂，及游浙右经七年。忽一日，念母之心不可遏，欲归无腰缠，徒尔朝夕西望而泣，以是得病。时僧二十五岁，罗令其隔壁泪宿，每日以牛肉、猪肚、甘肥等，煮糜烂与之。凡经半月余，且时以慰谕之言劳之。又曰："我与钞十锭作路费，我不望报，但欲救汝之死命尔。"察其形稍苏，与桃仁承气，一日三贴，下之皆是血块痰积方止。次日，只与熟菜稀粥将息。又半月，其人遂如故。又半月余，与钞十锭遂行。因大悟攻击之法，必其人充实，禀质本壮，乃可行也；否则邪去而正气伤，小病必重，重病必死。（《中国医籍考·罗知悌心印绀珠》）

【译文】 朱震亨说：元朝泰定乙丑年（1325）夏天，我看罗知悌给一个僧人治病，他面黄肌瘦，精神倦怠，诊断后知是川西人，出家为僧时他母亲尚健在，游历浙江西部已七年多了。忽然有一天，思念母亲心切而不能抑制，想回家又没有盘缠，白白地早晚朝西遥望哭泣，因此而得病。僧人二十五岁，罗大夫就安排他在隔壁寄宿，每天用牛肉、猪肚子、糖和肥肉等煮得透烂给他吃。过了半个多月，且时常看望，好言安慰说："我给你十锭钱作路费，我不图回报，只是想拯救你的性命罢了。"看到他的身体稍微恢复，就给他服用桃仁承气汤，一日三次，僧人拉下来的全是浓痰血块才停止。第二天，只给他吃菜稀饭将养休息。又过了半月，这个僧人完全恢复了；又过半个多月，才给十锭钱送行。我因此彻悟大泻大破的医法，必须等患者气血充实，精神恢复，身体强壮时才可施行；要不然祛除邪气就会伤及正气，小的病就会重，大的病就会死。

肺叶覆脾难进汤，一剂服后思肉香

【原文】 鲁应龙曰：朱师古，眉州人。年三十时，得疾不能食，闻荤腥即呕，用火铣旋煮汤，沃淡饭，数数食之。医莫能知。史载之曰："俗辈不读医经，而妄欲疗人，可叹也。"君之疾，正在《素问》经中，名"食挂"。凡人肺六叶，舒张如盖，下覆于脾，子母气和则进食，一或有戾，则肺不能舒，脾为之蔽，故不嗜食。《素问》曰："肺叶焦热挂。"遂授一方，买药服之，三日闻人食肉甚香，取而啖之，遂愈。（《中国医籍考·史堪指南方》）

【译文】 鲁应龙说：朱师古，四川眉山人。三十岁时，患病吃不下饭，闻见荤腥就呕吐，就用平底锅现煮些汤浇清淡的饭，草草吃几口。医生都不知道是什么病。史堪说："你们这些庸医，不读医经，还妄想治病，可叹啊。"他的病，正好在《素问》这本医经中，病的名字是"食挂"。人有六片肺叶，舒张如伞盖，向下遮蔽了脾。肺气脾气和合则思食；一旦不和，则肺叶不能舒张而遮蔽脾脏，就厌食。《素问》将此称为："肺叶过热如焦就是食挂。"于是处一药方，煎药服用，三天后就闻到人家吃肉很香，拿来肉吃，病就好了。

学问渊博见识广，疑难杂症更擅长

【原文】 自后序曰：先哲述显说：一鬻生药家，有子年十七，已冠，头上多虱，父取水银制髻绳以辟之，逾旬虮虱如故，荏苒容颜萎黄，精神憔悴，时云头冷。父疑其子思食致患，更医，只作思色调理，皆无寸功。父常斋道，一日斋者见其子尪羸，起问其故，父罄情语之。道人详其头冷，便晓患生水银，徐微笑曰："无药可治，惟贫道有术以起之。只制银梗二条，如鼻窍大，各长二寸四分，按二十四气，梗顶须平容，贫道明早料理。"患家深信其说。道人果如约至，索银梗，呵咒数四，纳患子鼻中，揖曰："且退。"近暮再至，缓手取出银梗，视之大笑，以爪甲剔下水银十数滴，示其家人，一毫无取，怡怡而去，挽之不留。其子乃安。父因阅《神农经》，乃见水银之性，入人肉令人百节挛缩，入人脑能蚀人脑至尽。道人以银梗引水银，盖知以水银性能蚀银耳。凡所施为，无非神其术，以动患家之信心。即是而观，良工为学不可不博，见识不可不广，人命不可不重，取财不可不轻，用药不可不防患。不如是，不足以尽医道。（《中国医籍考·卢祖常续易简方论》）

【译文】 卢祖常在自著的《续易简方论》后序中记录述显先生的话：一个卖草药的人家，有个十七岁的儿子，已经举行了加冠礼，头上虱子很多，他父亲就用水银浸泡头绳扎发髻治疗，过了十多天，虱子如故，但孩子面容憔悴，精神萎靡，常说头冷。父亲怀疑是因头部有病导致的厌食证，请医生诊断，医生只按照头部有病导致的精神憔悴的思色证进行调理，一点效果都没有。他父亲常常施舍道士，一天道士看见孩子消瘦羸弱，问是什么原因，父亲如实相告。道士详细问询孩子头冷的感觉，便知晓是水银造成的，慢慢地笑着说："无药可治，只有我有办法。请制作两根银筷子，像鼻孔一样粗，各长二寸四分，以应二十四节气，筷子顶部要圆滑，我明早来医治。"患家深信不疑。道士果然如约而至，念咒四遍，把银筷子插入孩子鼻孔，双手合十说："暂时退下。"傍晚道士再来，慢慢取出银筷子，看了大笑，用指甲剔下十数滴水银，给患家看，不要任何报酬，也挽留不住，高兴地告辞了。孩子痊愈，他父亲因此阅读《神农经》，看见水银的危害，进入肉体关节就挛缩，进入大脑就将大脑腐蚀殆尽。道士用银筷子汲引水银，大概是知道银和水银有亲和力吧。道士的作为，无非是显示自己医术的神奇，而取信炫耀于患家。由此看来，良医的学问必须渊博，见识必须广阔，人命重于泰山，报酬轻于鸿毛，用水银治虱子必须考虑有害的后果。不这样就不足以通达医道。

手足太阴属肺脾，虚实寒热要明晰

【原文】朱震亨曰：盖以手太阴属肺主皮毛也，足太阴属脾主肌肉，肺金恶寒而易感，脾胃土恶湿而无物不受。观其用丁香、官桂，所以治肺之寒也；用附、术、半夏，所以治脾之湿也。使其肺果有寒，脾果有湿，而兼有虚也，量而与之，中病则止，何伤之有？今也不然，徒见其疮出迟者、身热者、泄泻者、惊悸者、气急者、渴思饮者，不问寒热虚实，率投木香散、异功散，间有偶中，随获效。设或误投，祸不旋踵。虽然，渴者用温药，痒塌者用补药，自陈氏发之，迥出前辈；然其多用桂、附、丁香等燥热，恐未为适中也。何者？桂、附、丁香辈，当有寒而虚，固是的当，虚而未必寒者，其为害当何如耶？陈氏立方之时，必有夹寒而痘疮者，其用燥热补之，固其宜也。今未夹寒，而用一偏之方，宁不过于热乎？（《中国医籍考·陈文中小儿痘疹方》）

【译文】朱震亨对陈文中所著的《小儿痘疹方》提出疑义说：手的太阴经属于肺经主皮肤和毛发，脚的太阴经属于脾经主肌肉，肺属于金讨厌寒冷而且易于受外界环境的影响，脾胃属于土讨厌潮湿而任何食物都能接受。观察他用丁香、官桂，是因为治肺脏的寒气；用附子、白术、半夏，是因为治脾土的湿气。假如肺脏确实有寒气，脾脏果然有湿气，且同时虚弱，就斟酌用量服用，病好一半就停止，有什么伤害呢？现在却不是这样，仅仅看到痘疹发出迟缓的，身体发热的，拉肚子的，心跳过速而慌乱、呼吸急促的，渴了想喝水的，不询问寒证还是热证、虚证还是实证，都使用木香散、异功散，其间偶然用药对证的，也能获得疗效。药不对证，还没有转过身来灾祸就发生了。即使如此，口渴的用温药，痒塌的用补药，是陈文中发明的，远远超越前辈；然而他多用桂枝、附子、丁香等燥热的药物，恐怕不符合中庸之道。为什么？桂枝、附子、丁香等药材，当寒中带虚，使用是很恰当的；但只有虚而没有寒，那它们的祸害又怎么说呢？陈文中立方时，一定是夹寒而生痘疮的，使用燥热药物进补，是很恰当的。现在没有寒气，而偏用处方，难道不是过于燥热了吗？

砭针入而邪气出，邪气出而关节灵

【原文】徐克昭曰：徐文中，字用和，宣州人也。自少传其妇翁针药方术，又善符咒，鞭龙缚鬼，以此名湖间。始为县吏，即弃去。又为安陆府吏，后弃去，游吴。吴大户患湿腿肿，文中与疗，针行病除。留为郡吏。时镇南王妃卧疾，不可起坐，王府御医皆不能愈。南台侍御史秃鲁以文中名闻，即驰驿就吴郡召之。至则王以礼见，赐坐便殿，道妃所疾苦，延入诊视。王曰："疾可为乎？"对曰："臣以针石加于玉体，不瘥，其安用臣？"遂请妃举手足，妃谢不能。文中因请诊候，按手合谷、曲池，而针随以入，妃不觉知。少顷，请举如前，妃复谢不能，文中曰："针气已行，请举玉手。"妃不觉为一举。"请足。"足举。王大喜。明日，妃起坐。王大设宴，赐赏赍无算，声震广陵，皆以为卢扁复出也。（《中国医籍考·徐文中加减十三方》）

【译文】徐克昭说：徐文中，字用和，安徽宣州人。从小就传承他岳父的针灸、医药、方伎和巫术，很会念咒语，能鞭策苍龙捆绑恶鬼，因此而擅名太湖之间。开始在县衙为官，即弃官而去。又成为湖北孝感安陆府官吏，又弃官周游苏州一带。苏州的大户人家因潮湿腿肿，徐文中诊疗，针到病除。因而留任苏州官府。这时忽必烈第九子孛儿只斤·脱欢（1284 年 6 月被封为镇南王，赐螭钮金印，1261 年徙镇扬州）的妃子卧病，坐不起来，王府的御医们治不好。执掌纠察百官的侍御史秃鲁因徐文中名闻当时，就驾车到苏州聘请他。到达时，镇南王在自己休息饮宴的便殿以礼相见，叙说王妃的疾病和苦痛，请进内室诊视。镇南王问："能治好吗？"答："我用砭针扎肉体，治不好的话，怎么请我来呢？"于是请王妃抬起手和脚，王妃抱歉说抬不起来。徐文中就察病候脉，按手部的虎口阳明大肠经穴，肘关节处的曲池穴，砭针入穴位王妃丝毫不知。一会儿，又请王妃抬起手和脚，王妃又抱歉地说抬不起。徐文中说："砭针已经得气，请举起您的手。"王妃不知不觉举了起来。"请抬起您的脚。"脚也能抬起来。镇南王非常高兴。第二天王妃就能坐起来，镇南王大摆筵席，赐赏无数，徐文中的声名远播江苏扬州一带，人们都认为他是卢国的扁鹊再生。

五行生克两回春，庸医蠢父误痘疹

【原文】《钱塘县志》曰：沈好问，字裕生。少孤力学，世业小儿医，至好问益精。视小儿病，必洞见脏腑，尤善治痘证。沈勤云义女年十岁，幼子痘，女抱儿出诊。好问曰："儿无伤，女出恶痘矣。若呼头及骨痛，宜服粪清。"如其言而愈。闵家女阿观年八岁，出痘甚恶。好问曰："诸医云何？"对曰："死证不必药矣。"好问曰："儿一身死痘，然有一生痘，尚可生。"令取五年抱雏母鸡，用药入鸡腹，外以糯蒸鸡，令食尽。视之右手寸关脉痘二粒，明艳如珠。女果生。江鲁陶子一岁，痘止三颗，见额上耳后唇旁。好问曰："儿痘部心肾脾，三经逆转，土克水，水克火，宜攻不宜补，攻则毒散，补则脏腑相戕。"治至十四日，痘明润将成矣。好问曰："以石膏治之，恐胃土伤肾水。"俗医怜小儿，谬投以参。好问见之惊曰："服参耶，不能过二十一日矣。"儿卒死。许季明幼子痘。好问曰："顺证也，不必补。小儿纯阳，阳盛必克阴。"许不从。痘愈，讥好问为妄。好问曰："儿且死。"许益不悦。至十二日，儿熟睡，视之绝矣。好问为杭小儿医，所全活甚众。(《中国医籍考·沈好问痘疹启微》)

【译文】《钱塘县志》载：沈好问，字裕生。小时候就失去父母但学习很努力，祖上从事小儿科，到了他这一辈就更加精通了。给小儿看病，必须弄清楚脏腑的情况，特别善于治疗痘疹。沈勤云十岁的养女，患痘疹，她抱着孩子来看。沈好问说："女儿不要紧，她出的是一种'恶痘'。如果喊头和骨头痛，应该服粪清。"病情正如沈好问所言而愈。闵家有个八岁的女儿阿观，出痘疹很严重。好问说："其他医生怎么说？"答："没救了，不必再用药了。"好问说："女儿虽一身死痘，然而有一颗生痘就有生的希望。"让用孵化过五年小鸡的老母鸡，把药物装进母鸡的腹腔中，外边涂一层糯米在笼屉里蒸熟，全部吃下后，孩子右手寸关脉处的两颗痘，明亮鲜艳得好像珍珠一般。女儿果然得救了。江鲁陶一岁的儿子，只出了三颗痘疹，一颗在额头上，一颗在耳朵后，一颗在嘴唇旁。好问说："孩子的痘根在心、肾、脾，且三经逆传，脾土克肾水，肾水克心火，宜寒攻而不宜温补，寒攻则毒消散，温补毒就在脏腑里相互伤害。"治疗到第十四天，痘疹明润光亮将要出完了。好问说："用石膏汤给孩子服用，恐怕胃土要伤害肾水。"庸医同情可怜孩子，错误地使用人参。好问看见了惊讶地说："服用人参呐，活不过二十一天了。"儿子最终死了。许季明的小儿子出痘疹。好问说："痘疹顺生，不必用补。小孩子是纯阳体质，阳盛必然克阴。"许季明不听，孩子的痘疹快好了，他讥笑沈好问乱说。好问说："孩子将要不行了。"许季明更加不高兴。到了十二天，孩子熟睡的时候，去看孩子已经断气了。沈好问在杭州做儿科医生，救活的孩子很多。

病多样方亦多样，症万变药亦万变

【原文】自序曰：姑举一病言之，设恶热病，热病之名同也，其治之法异。四君治血实之热也，四物治血虚之热也，白虎治气实之热也，补中治气虚之热也，麻黄治表热也，承气治里热也，四逆治假热也，柴胡治真热也。泻青、导赤、泻白、滋肾、泻黄治五脏热而各异也，各能洞烛脉证，而中其肯綮则皆效。其或实用虚法，虚用实法，表用里法，里用表法，真用假法，假用真法，则死生反掌之间，尚何责其效乎！（《中国医籍考·楼英医学纲目》）

【译文】楼英序自著的《医学纲目》说：姑且让我来举急性发作、体温增高的广义伤寒恶热病的例子，来说明病名同而治法异的道理。四君子汤治疗血实的热病，四物汤治疗血虚的热病，白虎汤治疗气实的热病，补中益气汤治疗气虚的热病，麻黄汤治疗表热的热病，承气汤治疗里热的热病，四逆汤治疗假热的热病，柴胡汤治疗真热的热病。泻青丸、导赤散、泻白散、滋肾丸、泻黄散治疗五脏的热病还各不相同，若能察脉以知证，则就切中了病的要害。有的实证要用虚法治疗，有的虚证要用实法治疗，有的表证要用里法治疗，有的里证要用表法治疗，有的真病要用假法治疗，有的假病要用真法治疗，生死都易如反掌，又何况治疗的效果呢！

三代行医多灵应，红炉点雪愈英宗

【原文】《嘉兴府志》曰：许敬，字孟寅，世为感化乡人。祖文达，父景芳，皆以医鸣，敬世其业，有声。宣德间，院使蒋主善荐入内院。英宗患喉风，更数医弗效，敬进绛雪，噙之遂愈。上甚喜，赐以羊酒，拜太医院御医，赐敕奖谕。年七十致仕。有《经验》三卷，藏于家。（《中国医籍考·许敬经验》）

【译文】《嘉兴府志》载：许敬，字孟寅，世代居住在嘉兴感化乡。爷爷许文达，父亲许景芳，都因医术而出名，他继承了祖业，有声望。明宣宗宣德年间（1426—1435），太医院院判蒋主善举荐他进入太医院。明英宗朱祁镇咽喉肿痛嘶哑，更换了很多医生都治不好，许敬进献绛雪散，含在嘴里就好了。英宗很高兴，赐给他羊肉和美酒，拜他为太医院御医，赐给他敕书褒奖慰谕。年七十辞职。著有《经验》三卷，珍藏在自己家里。

胎脱母腹心犹通，药入乳汁治儿病

【原文】薛己序曰：子母一体也，况未食之儿，全资母乳，其感通尤速，故母病子病，母安子安。由此言之，凡诊儿病者，不可不察其母矣。但疗其母，子病自愈。一则药之气味，酿乳汁中，入儿之腹；一则母病既去，儿饮善乳。二者儿皆有得愈之道，诚疗儿之善术也。若母无他疾，其儿自病，然儿甚苦于服药者，亦当与母服之，药从乳传，其效与儿自服药等。吾盖屡试之，非漫云也。（《中国医籍考·薛铠保婴撮要》）

【译文】薛己序其父所著《保婴撮要》说：儿子和母亲原是一体的，何况婴儿没有吃饭前，全靠母乳滋养，对母乳的感应是息息相通且很迅速的，所以母亲生病婴儿就生病，母亲健康婴儿就健康。根据这个道理，大凡诊断婴儿的病证，不能不察看其母亲的情况。只要治疗好母亲的疾病，婴儿的疾病也就不治自愈。一方面，药的性味气息，由母乳进入婴儿腹中；另一方面，母亲的病证祛除了，婴儿就能吃到健康的乳汁。两个方面都是治疗婴儿疾病的理法所在。如果母亲没有病，婴儿生了病，由于婴儿嫌苦不愿意吃药，也可以给母亲服用，药的性味、功效从奶水传递给婴儿，其效果与婴儿自己服药是等同的。我经常试验这个方法，并非在说不着边际的话。

针刺儿手释母心，开棺一砭两回春

【原文】《江宁府志》曰：丁毅，字德刚，江浦人。路逢殡者棺下流血，毅熟视之曰："此生人血也。"止舁者，欲启之，丧家不之信。毅随至墓所。强使启棺，乃孕妇也。诊之，以针刺其胸，而产一儿，妇亦旋苏。盖儿手执母心，气闷身僵耳。针贯儿掌，儿惊痛开拳，始娩。通邑称神。著有《医方集宜》《玉函集》《兰阁秘方》，人争传之。崇祀乡贤。（《中国医籍考·丁毅兰阁秘方》）

【译文】《江宁府志》载：丁毅，字德刚，南京浦口人。在路上碰见一个下殡的棺材流血，丁毅认真观察后说："这是活人的血。"让抬棺材者停下，欲开棺察看，死者家属不相信。丁毅就跟随到了墓地，强行让他们打开棺材，是一个孕妇。给她诊断，刺她的胸脯，产下一个婴儿，孕妇也苏醒了。大概是婴儿的手攒住了母亲的心，使其闭气而身体僵硬佯死。砭针穿过婴儿的手掌，婴儿因疼痛而松了手，就完全分娩出来了。全乡村的人都称之为神医。他著有《医方集宜》《玉函集》《兰阁秘方》等，人们争相传诵学习。并将丁毅作为德才兼茂的乡贤崇拜祭祀。

病毒伤寒不相关,《温疫论》出翻新篇

【原文】自序曰:夫温疫之为病,非风非寒,非暑非湿,乃天地间别有一种异气所感。其传有九,此治疫紧要关节。奈何自古迄今,从未有发明者。仲景虽有《伤寒论》,然其法始自太阳,或传阳明,或传少阳,或三阳竟自传胃,盖为外感风寒而设,故其传法与温疫自是迥别。嗣后论之者纷纷,不止数十家,皆以伤寒为辞,其于温病证而甚略之。是以业医者所记所诵,连篇累牍,俱系伤寒。及其临证,悉见温疫,求其真伤寒,百无一二,不知屠龙之艺虽成,而无所施,未免指鹿为马矣。崇祯辛巳,疫气流行,山东浙省,南北两直,感者尤多,至五六月益甚,或至阖门传染。始发之际,时师误以伤寒法治之,未尝见其不殆也。或病家误听七日当自愈,不尔十四日必瘳,因有失治不及期而死者。亦有治之太晚,服药不及而死者。或有妄用峻剂,攻补失叙而死者。或遇医家见解不到,心疑胆怯,以急病用缓药,虽不即受其害,然迁延而致死,比比皆是。所感之轻者,尚获侥幸,感之重者,更加失治,枉死不可胜记。嗟乎!守古法不合今病,以今病简古书,不无明论。是以投剂不效,医者傍皇无措,病者日近危笃,病愈急投药愈乱,不死于病,乃死于医。不死于医,乃死于圣经之遗亡也。吁!千载以来,何生民不幸如此。余虽固陋,静心穷理,格其所感之气,所入之门,所受之处,及其传变之体,平日所用历验方法,详述于左,以俟高明者正之。时崇祯壬午仲秋,姑苏洞庭吴有性。(《中国医籍考·吴有性温疫论》)

【译文】吴有性序自著的《温疫论》说:温疫不是风寒暑湿引起的,而是天地间别有一种疠气、十有九都会被传染,这是治疗温疫最关键的节点。怎么从古到今,从未有人发现呢?张仲景虽有《伤寒论》一书,然而其论治方法始于手太阳小肠经,或传至手阳明大肠经,或传至手少阴三焦经,或传至手三阳经最后传到胃,都是根据外感风寒的路径而形成的理论,所以其传变、传染方法与温疫有本质的不同。后来注释、注解、阙疑、补正《伤寒论》的医家纷纷扰扰,不下几十家,都以风寒为病因,以伤寒为病理,而对于温病的论述是相当少的。医家们所记忆背诵,连篇阐述的都是伤寒。及其临证诊视却全是温疫,真正的伤寒不到百分之一二,还不知精通诊治伤寒的医术,面对温疫是无法施效的,这也未免指鹿为马了。崇祯辛巳年(1641),温疫流行,山东浙江两省,南北直隶两地,感染的人非常多,到了五六月更加严重,有的人全家染病。温疫初起之时,医生误诊按伤寒治疗,没有不危重的。有些病人误听医生说第七天就会自愈,如果不愈则十四天一定痊愈,也有不治疗不到七天、十四天就死了的。也有治疗太晚，服药不及时死了的。还有乱用峻猛的攻剂，攻补失当而死了的。有的医生把病认识不清，心疑胆怯，病急药缓，虽然不会马上就有危险，然因拖延而死了的，比比皆是。温疫传染较轻的，仅能侥幸不死，传染重的，再加上治疗不当，冤死的不计其数。唉！拘泥古法不适今病，用今病去照搬古书，不明白温疫的病理。所以方药都没有效果，医生们彷徨无措，病患者日益危重，病更急服药更乱，不死于温疫，则死于医生。不死于医生，则死于经典医书的遗忘。唉！千百年以来，生民怎么这样不幸呢。我虽然见识浅薄，然而静下心来穷究温疫的机理，研究其传染源、传染媒介、传染途径，以及平时反复验证的处方疗法，详细地阐述于此，以待高明者指正。明思宗朱由检崇祯壬午年（1642），江苏苏州洞庭人吴有性。

观书过度双眼盲，重见天日有良方

【原文】饶铎序曰：愚自早岁，观书过度，患目旬月，遍求之医，弗能愈。一日，先人乐志翁谓不肖曰："昔有一老军，以眼科鸣世，还自辽阳，曾惠书一帙，宝藏久矣，子何不考是书以求其效。"不肖于是展诵三复，如所谓医瘴证候，轮廓根源及眼目形状，治要诗诀，靡不具载。遂令医者按方用药，倏觉双目瞭然。后初闻者，为之骇愕，先人又喜而谓之曰："是书捷效如此，不可私于一己，异日倘得一官，当捐俸镂板，以广其传，亦济人利物之一端也。"呜呼，先人用心仁矣！今不肖幸而述，录而锓，亦不忘先人之命乎。（《中国医籍考·亡名氏明目良方》）

【译文】饶铎序无名氏所著的《明目良方》说：我年轻时，看书过度，患眼病十个多月，求遍了医生，也没治好。有一天，我的前辈乐志翁对我说："过去有一个老兵卒，因为眼科闻名于世，从辽阳回来时，曾经给我一卷书，珍藏很久了，你不妨看看寻找处方治疗。"我于是反复阅读了三次，像所谓的医瘴病证，眼底疾病和眼睛形状，治疗关键要诀，都有详细的记载。我就让医生按方抓药服用，顿觉双眼明亮了然。后来听说这件事的人，都感到很惊讶。前辈又高兴地对我说："书的效果如此迅捷，不能私自占有，将来你如果有一官半职，就用薪水镂版印刷，广泛传布，这也是济人利物的一件好事。"唉，前辈用心真是仁人！今天我有幸作序而记述，记录而刻板，也是不忘记前辈的嘱托。

师傅得方而病愈，徒弟立誓而得子

【原文】王梦吉传曰：辑是书者，余师诚城王肖乾先生，讳化贞，登癸丑甲榜，为三韩抚军。弱冠时，病瘵几危，曾于途间遇黄冠，授一秘册，焚香开视，乃医方也。由是病愈，师切感之，后历宦十年，每以施济为事，曾捐千金刻《普门医品》一书二百余卷。养生家贫不能购，余在长安，每言太烦。师曰："我今返博归约矣。"乃尽出是书以示，谓余及门周旋久，因抄以授余。余虽拜抄而实未谙，旋出都走秦晋郢楚间，逆旅遘疾，每试立愈。人亦向余索治，无不藉藉称善。比年几半百，艰于得嗣，因向药王立愿，以足三万为缘，十余年来，尽力殚施，才及万数，连举子三。昕夕焚顶彼苍，亦谓不负余之志矣。迩来家计日蹙，药品较昂，力难再继。有友谓余曰："愿力易尽也，盍出枕秘以广其传。使天下知而验之，不第满子三万，愿功且等恒河沙矣。"余遂简书，得四百余叶，因以授之梓。（《中国医籍考·行笈验方》）

【译文】王梦吉说：《行笈验方》是我的老师山东潍坊诸城王肖乾编撰的，他讳化贞。癸丑年（1613）由举人考中进士，随太子出征汉时朝鲜南部的马韩、辰韩、弁韩三韩地区。二十岁时，得瘵病差点死了，曾经在路上遇见一个道士，给他一本秘书，他斋戒焚香打开看，是一本医书。从此病就好了，他对此深有感触，后当官十多年，常常以施舍救济为事，曾出千金刻板印刷《普门医品》一书二百多卷。贫寒人家买不起。我在长安时，常说该书太冗烦。老师说："我已经重新编撰为《行笈验方》，使其从冗烦变得简约了。"于是拿出来给我看，因为我登门向他讨要了很久，他就把抄本给我。我虽然拜读抄写，但实际没有弄明白。我离开都城到秦、晋、湘、鄂游观，在客栈染病，用书中的处方，每次试验都有疗效。人们也向我索要治病，无不啧啧称奇。我将近五十，还没有子女，因此对药王发誓立愿，要结满三万善缘，十多年来，尽力施舍，才接近一万，就连生了三个孩子。我早晚都焚香顶礼膜拜佛陀，也算没有辜负我对药王的誓愿。近来家里生活日益窘迫，药品又比较昂贵，发誓立愿、化缘施舍的事也坚持不下去了。有朋友对我说："只要你努力，就很容易实现，何不拿出你珍藏在枕函中的《行笈验方》使其广泛传布，使天下人研习使用，不但能凑满你结缘三万的凤愿，且你的功德将同恒河的沙子一样多。"我于是编辑此书，共四百多页，拿给梓匠刻板印刷。

本草借得天地力，九味神功显灵机

【原文】谭起岩序曰：余家世南云，去和夷七千里而遥。戊戌夏，捧檄来游。维时母大人春秋高矣，儿才五龄，意犹豫不欲发。母大人咤曰："而夙志谓何？何以吾为念？吾尚能与而俱西也。如虑此五龄儿，独难得一岐黄家乎。"遂促装行。今年春之正月，儿偶发热。医不意痘也，药之。已而见点矣，又药之，转见昏冈、舌黑、头腰痛，诸恶证并生。医无所复之，察形诊脉，第谓必死。余母大人与余妇携持号哭，声彻外庭间，而余亦勉强从延陵季子事。乃阖境人士，犹皇皇为余走望于神，有如卫父兄而捍头目者。顷之，部民刘文光扣璧请见，余因辟内而见之。渠以捻子照儿面三部，便跪而前曰："民得请于神矣，请听民，民传有九味神功散，当令必生。"余造次恍惚，计莫知所出，一惟是听其便宜而专制之。日晡散，就煮以饮，儿稍得睡。再煮以饮，儿稍知寻母。又再煮以饮，东方白矣，儿遂大悟，索粥饮。更穷日夜，进一服，副痘渐出。佐以紫草茸，毒尽解，而红活可爱。余始大神其术，至问所从来，即以是书进。
（《中国医籍考·柳樊邱痘疹神应心书》）

【译文】谭应梦（字起岩）序柳樊邱所著的《痘疹神应心书》说：我家世代居住在湖南株洲攸县，距离四川荣经县有七千里远。戊戌年（1538）夏天，我受命任荣经县令。那时我母亲年龄大了，儿子才五岁，我犹豫不想赴任。母亲生气地责备我说："你的平生志向是什么？为什么要挂念我呢？我难道能跟你同年老吗？如果担心五岁的儿子，怎么还会找不到一个好郎中呢。"于是我整理行装赴任。第二年新春正月，儿子偶然发热，医生没有意识到是痘疹，服药。不久见痘点了，又服药，很快昏迷、舌头发黑、头疼腰痛，各种并发症同时出现。医生没有办法，察形诊脉，只说活不成了。母亲与我爱人相拥号啕大哭，声音响彻厅堂内外，我也只好效法春秋时吴王梦寿第四子公子季札心许赠送徐国国君宝剑，而其君已故，只好悬挂冢前的松枝了。而全县的人士，惶惶然走望山川，祈祷群神，就好像护卫自己父兄保护自己头颅眼睛一样真挚。很快，县民刘文光叩门请见，我因回避外人而与他在内室相见。他点燃捻子看儿子面部三处，便跪拜向前说："我得借助神灵了，请听我的，我有祖传的九味神功散，一定能救活。"我慌乱恍惚，也没了主意，只有听他便宜从事。下午申时，煮药服用，儿子稍微睡着了。再煮药服用，儿子慢慢知道寻找母亲。第三次服药后，天亮了，儿子彻底苏醒了，要吃粥。又过了一天一夜，再服药一副，痘疹渐渐发出来了。再辅助服用些紫草茸，毒全部解了，儿子脸色红润，活泼可爱。我对他的医术大感神奇，问从哪

岐黄观已 ——————————— ·120·

里学来的，他把柳樊邱所著的《痘疹神应心书》拿给我看。

亚圣后裔是神医，幼幼声闻动都邑

【原文】《江宁府志》曰：孟继孔，字春沂，亚圣公裔。宋南渡以医名世，居吴门。洪武初，隶太医院。继孔幼颖慧，习举子业，游焦澹园先生之门。父垂殁，命医世业。道术日进，声满都邑，生平存活婴稚，未可数计。每痘疹流行，间从群儿游嬉中，预决生死，无不奇中。性通脱不羁，所得金钱，悉推予贫乏，随手辄尽。殁之日，囊无余物。所著有《幼幼集》。（《中国医籍考·孟继孔幼幼集》）

【译文】《江宁府志》载：孟继孔，字春沂，亚圣孟子的后裔。宋朝南渡以后，他因医术精湛而闻名，后来定居苏州。明太祖朱元璋洪武（1368—1398）初年，供职于太医院。孟继孔小时候就非常颖悟聪慧，准备科举考试，跟随焦澹园先生学习。父亲临死时，让他继承祖传医业。他的医理和医术每天都有长进，名声远播城乡，平生救活的婴儿不计其数。每次痘疹流行时，他就同小孩子一起嬉戏，预察孩子们的生死，都很准确。性格落拓不羁，收入的金银，全部施舍给穷人，随手散尽。他死时，口袋没有多余的金钱。著有《幼幼集》。

一指可胜九味药，推拿犹能疗幼小

【原文】自序曰：余惟小儿无七情六欲之感，弟有风寒小湿伤食之证，且初生脏腑脆薄，不经药饵，稍长又畏药难投，惟此推拿一著，取效于面部掌股皮骨之间。盖面部掌股与脏腑相连，医者以一色而觇人气候，以一脉而诊人休咎，故可思矣。得是书者，倘能察其病证，循其穴道，施以手法，而汗吐下三者，尤能得诀。大者又稍兼于药饵，未有不随试而随效者也，真足补造化之不及哉。而张侯命梓之意，利亦溥矣。敬书之以告诸同志者。万历乙巳秋楚人周于蕃书。（《中国医籍考·亡名氏小儿推拿秘诀》）

【译文】周于蕃序自梓的《亡名氏小儿推拿秘诀》说：我觉得小孩子没有七情六欲的情感，却有风寒小湿伤食的病证，且刚刚出生，五脏六腑脆弱单薄，承受不起药力，稍微长大又怕药苦不愿意吃，只有推拿这一方法，能够在面部手掌和腿脚皮肤和关节之处取得疗效。面部手脚的穴位经络是与五脏六腑相通的，医生按照气色就能观察他的疾病征兆，通过诊脉就能知道疾病所在，故可以施行。按照这本书，能观察其病证，遵循其穴位脉络，进行推拿，运用发汗、呕吐和利下三种手法，尤其能获得疗效。孩子稍微大点再喂点药，没有不随时试验而随时收效的，真正能够弥补天地造化之不足。而湖北竹山县张侯让我刻板印刷，他济人利物的恩惠是博大的。我恭敬地作序以告知同仁们。明神宗朱翊钧万历乙巳岁（1569）秋天湖北人周于蕃。

挑逗妇人遭诟詈，宣泄怒气治恶疾

【原文】《松江府志》曰：秦昌迈，字景明，上海人。天资警敏，少善病，因遂学医，治婴儿疾称神。已而遍通方脉，不由师授，妙悟入微。常行村落，见妇人淅米，使从者挑怒之，妇人忿诟。昌迈语其家人曰："若妇痘且发，当不治，吾激其盛气，使毒发肝部耳口下。暮时应见于某处，吾且止是，为汝活之。"及暮，如其言，乞药而愈。青浦林氏子年方壮，昌迈视之曰："明年必病瘵，三岁死。"明年疾作，逾两春竟死，昌迈所克时日皆不爽。其或病至沉笃，时师张口眙目，昌迈投剂能立起。名动四方，往来无宁晷。然未尝自多，尝谓："法当死者，虽卢扁不能为；苟有生理，勿自我死之可矣。"为人潇洒自适，预知死期，年六十余卒。所著《大方》《幼科》《痘疹折衷》，行于世。（《中国医籍考·秦昌迈大方折衷》）

【译文】《松江府志》载：秦昌迈，字景明，上海人。天资机警聪明，小时多病，因而学医，治疗小儿科很神奇。不久精通医方与脉象，颖悟入微。有次到乡村，看见一个妇女淘米，便使他的随从挑逗激怒她，妇女愤怒且谩骂。秦昌迈对她的家人说："你媳妇将出痘，是不治之症，我激她盛怒生气，使毒气从肝部、耳口下发出来。傍晚时分，痘将发于身体某处，我暂时等候在这里，为你救活她。"等到傍晚时分，果如其言，给她服用两副药就好了。上海青浦区林家有个年轻的小伙，秦昌迈看了说："明年必患瘵病，活不过三年。"第二年发病，过了两个春天确实死了，跟秦昌迈预计的时间一点也不差。一个姓师的张嘴巴翻白眼，病情很危重，秦昌迈开出方剂就立即救活。因此名震四方，前来就诊者众多，没有一刻空闲。然而他很谦虚，经常说："命里该死，卢国的扁鹊也救不活；命里不该死，不是由于我误诊而害命就可以了。"他为人潇洒自如，能预知生死，六十多岁去世了。著有《大方》《幼科》《痘疹折衷》，流传于世。

冥冥自可达天机，佯死三日又生息

【原文】《浙江通志》曰：孙檗，号南屏，东阳人，性颖异，精岐黄。五都有单姓，妻产死三日，心尚温。檗适过之，一剂而甦，竟产一男。又有人头生瘤痒甚，檗曰："此五瘤之外，名为虱瘤。"决破之，果取虱碗许，遂全。其效多类。著有《医学大成》《活命秘诀》《脉经采要》等书。（《中国医籍考·孙檗脉经采要》）

【译文】《浙江通志》载：孙檗，号南屏，浙江东阳人，天性非常聪明，精通岐黄医学。五都这地方有个单姓人家，妻子因生产昏迷了三天，胸口尚温。孙檗恰好经过这里，一副药就让她苏醒过来，还生了一个男孩。有人头部生了个瘤子，非常痒，孙檗说："这是五瘤（即肝为筋瘤，心为血瘤，脾为肉瘤，肺为气瘤，肾为骨瘤）之外的虱瘤。"划开之后，果然有将近一碗的虱子，马上就好了。他治病的效果很多就像这样。著有《医学大成》《活命秘诀》《脉经采要》等。

九窍腧穴通五脏，吹药鼻中救和尚

【原文】《福建通志》曰：方炯，字用晦，莆田人。尝与方时举诸人为壶山文会，精医术。时有一僧暴死，口已噤矣。炯独以为可治，乃以管吹药纳鼻中，良久吐痰数升而愈。前后活人甚多，有酬以资者，贫则却之，富则受之，以济穷乏。自号杏翁，著《杏村肘后方》《伤寒书》《脉理精微》等书传世。（《中国医籍考·方炯脉理精微》）

【译文】《福建通志》载：方炯，字用晦，福建莆田人。他曾经与当地名士方时举等人于元末明初成立壶山文会以诗文结社，精通医术。当时有一个僧人突然暴毙，牙关紧咬不能张开。方炯认为可以救活，就用一根管子把药粉吹进僧人的鼻孔，过了很久僧人吐出痰液数升就痊愈了。他前后救活的人很多，有给他酬资的，穷人他谢绝，富人的收了又周济穷人。自号杏翁。著有《杏村肘后方》《伤寒书》《脉理精微》等书流传于世。

脑寒血涩难归经，胡椒反止鼻血涌

【原文】《嘉定县志》曰：史宝，字国信，萧山人，侨居邑中，通阴阳虚实之变，闻有禁方，必重购之。近世惟推东垣李氏，丹溪诸人不论也。人冬月鼻血不已，宝教之服胡椒汤，其人以为戏也，固问其说。时方收豆，置数粒斗中而急荡之，宛转上下如意，稍缓遂跃出。乃谓曰："此则君之病矣。人之荣卫调和，则气血流通。君脑中受寒，故血行涩，涩则不得归经，故溢出耳，非热病也。"竟服胡椒而愈。所著《伤寒要约》《伤寒要格》，昔人所不及也。(《中国医籍考·史宝伤寒要约》)

【译文】《嘉定县志》载：史宝，字国信，浙江萧山人。寄居在嘉定县（今上海市嘉定区），他精通于阴阳、虚实变化，听说哪里有珍秘的药方，必定重金购买。近代以来他只推崇"金元四大家"之一的李杲字东垣，元代名医朱震亨字丹溪等，其余的医家他不崇拜。有个人冬天流鼻血不止，史宝让他服用胡椒汤，患者以为在戏弄他，就问史宝有什么说法。这个季节恰好收豆子，他把几颗豆子放在簸箕里快速地旋转，且随意上下来回震荡，簸箕旋转慢下来，豆子就凭借惯性飞了出去。于是对那人说："这就是你的病因。人的荣气、卫气调和，气血就流通。您的头部受寒，故血流滞涩，滞涩则血不归经，所以就流鼻血，并不属于热证。"最后还是服用胡椒汤才好的。他著有《伤寒要约》《伤寒要格》等，过去很多医生都比不上他。

一剂治愈经年病，三载目瞽又复明

【原文】《平湖县志》曰：唐守元，号吾春，璜溪人。赘于陆，因传其业。一妇人偶食羊，闻呼，未及吞而应，逾月病发，淹及两年。守元曰："此必胸有宿物。"家人曰："两年不食矣。"曰："试以我药投之。"既而吐痰块，中裹羊肉一脔，遂愈。又祝氏儿患痘，遍身血迸无罅。守元捣药涂其身，掺药铺裀褥上，卷起倒竖床前，合家骇啼。叱曰："若辈勿啼。此名蛇壳痘，气必用逆，乃得脱。"已而，皮肤解裂如蛇蜕然，遂愈。新带顾氏男痘，后目瞽。守元曰："惜我见之晚，当先开一目，三年俱复明。"果验。《医鉴》《医林绳墨》《后金镜录》，皆其手辑。(《中国医籍考·唐守元医鉴》)

【译文】《平湖县志》载：唐守元，号吾春，是浙江嘉兴平湖璜溪人。入赘到陆家做上门女婿，因而继承岳父从医的家业。一个妇女偶尔吃羊肉，听别人喊她，来不及吞咽就答应，过了一个月就生病了，病情迁延两年不愈。守元说："这必然是胸口有未下咽的食物。"她家人说："两年都不思饮食了。"唐守元说："请服用我的药试试。"一会儿就吐出一团痰液，中间裹着一块羊肉，病即刻就好了。还有一个姓祝人家的儿子患了痘疹，全身痘疹迸裂流血。守元把中药捣烂涂抹在他的身上，又把药膏涂抹掺渗在被褥上，再用被褥把他卷捆倒立在床前，这家人吓得大哭。他呵斥说："不要哭。这病是蛇壳痘，药的气味与气血必须倒行逆施，才能脱落。"不一会儿，皮肤松解裂开好像蛇蜕的样子，病立即就好了。新带（地名）姓顾的男人出痘，后来眼睛瞎了。守元说："可惜相见恨晚，应该先治好一只眼睛，三年内两只眼睛就全会复明的。"果然如期应验。《医鉴》《医林绳墨》《后金镜录》，都是他亲手编撰的。

绝妙岐黄手，高迈古贤风

【原文】《九江府志》曰：华自达，号乔石，德化文学也。当道闻其名召之，绝不应，曰："我为老诸生数十年，村户息口（晓），奈何以方伎饰面目向人耶。"然贫苦无告者，不召辄往治之。病已，且数数以廪肉馈。东门有孤贫麻姆，患痏痛楚，饮食复不继。自达闻之往诊，曰："高年正气虚，邪气实，不攻邪，正气无以自存。"遂进败毒散五剂，痏得消，日送饮食，兼服补剂而愈。业履岑乐休者，患头痛体弱病久，百药无灵。自达诊之曰："脉微数，实火也。误以质弱，早投补剂，故留而不去耳。"急进凉膈散，一服而瘳。有丐者患肿胀，自达召至，与以饮食，煎茵陈五苓散饮之，半晌小腹胀痛不可忍，横出怨言。复强饮温水酒一壶，溺如涌泉，卧具尽湿，肿立消。调以启脾丸，半月而瘳。其医皆类此，详载《尊经集》后医案中。顺治初，医学乏人，萧国柱举以自代，周太守璜敦请之，不就。晚得剧疾，仓卒易箦，附身之具一未备。勉留数日，从容问曰："事毕否？"草率略具，即起索笔砚，咸谓当有遗言，乃伸纸疾书曰："生平无所得，惟此两三壶，一朝带不去，撒手随大虚。"掷笔而逝。（《中国医籍考·华自达尊经集》）

【译文】《九江府志》载：华自达，号乔石，九江德化的才子。执政者听闻他的名声而召用他，他坚决不答应，说："我作为老儒生几十年，乡亲都知道，怎么能够靠着医术装点门面而侍奉权贵呢。"然而无依无靠的穷人，不请他也前往诊治。病治好了，还多次馈赠些肉和粮食。城东门有个姓麻的穷寡妇，患痏疮特别痛苦，也没有吃的。华自达听说后就前往诊断说："年龄大了，正气虚，邪气实，不攻邪气，正气就难以自存。"于是就给她服用五剂败毒散，痏疮消退了，每天还给她送些吃的，并服了两副补药就好了。一个叫岑乐休卖草鞋的，患头痛体弱很久了，吃了很多药都不见效。华自达诊断说："脉搏跳动快但微弱，是实火症状。先前的医生误以为体质虚弱，过早服用补药，故使实火停滞没有祛除。"赶紧让他服用凉膈散，一副药就瘳愈了。有个乞丐患肿胀病，华自达把他叫来，给他饭吃，煎茵陈五苓散服用，半晌后小肚子疼痛难忍，颇多怨言。华自达强迫他喝了一壶温水酒，小便好像涌泉，被褥都弄湿了，肿胀也很快消退了。并调制启脾丸让他服用，半个月就瘳愈了。他的医案大多类似这样神奇，详细记载于《尊经集》后面的医案里。清朝顺治（1644—1661）初年，清廷缺乏医学人才，萧国柱举荐他代替自己，周璜太守敦请，他也不就职。晚年得了急病，临死更换床第，葬具都没有准备。又苟延了几天，他从容不迫地问："后事准备好了吗？"葬具基本就绪后，他起来索要笔砚，大家都说他要写遗言，他铺开纸张奋笔疾书说："生平无所得，惟此两三壶，一朝带不去，撒手随太虚。"甩掉毛笔就去世了。

疯病可痊，垂死可挽

【原文】赵林临序曰：予友何君西池，年三十八始成进士。其成晚，故得博通诸艺。能医，尤其笃嗜而专精者也。辽阳民王洪，病风年余，狂易多力，投人秫火中，焦烂无完肤，敷以药，数日愈。于是西池坐厅事，呼伍伯缚王洪庭柱间，洪且骂且歌，州人聚观如堵。西池先威以刑令怖摄，旋予汤液，两人持耳灌之，有顷，暴吐下，其病遽失。人咸惊为神。嗣是，西池之医遂稍稍著矣。庚午夏，予内子病，两月不少间，诸医皆束手，已治木矣。适西池请告归里，亟延诊。先后处大承气、白虎、小柴胡数十剂，效在桴鼓。赐进士出身截选知县年眷同学第赵林临序。（《中国医籍考·何梦瑶医砭》）

【译文】赵林临序何梦瑶所著的《医砭》说：我的好友何梦瑶，号西池，三十八岁才考中进士，大器晚成，因此精通很多技艺，会看病，非常喜爱且专心致志。辽阳有个人叫王洪，患风搐一年多了，力大狂暴，把一个人扔进高粱秆的火堆中，皮肤完全烧焦了，他敷了些膏药，几天就好了。于是他坐在议事厅，让五个壮汉把王洪绑在柱子间，王洪一边谩骂一边唱歌，州里看热闹的人像一堵墙。他先用刑法政令吓唬威慑，接着让两个人揪住耳朵给他灌汤药，过了会儿，王洪呕吐很厉害，病也好了。人们都惊叹他神奇的医术。从那以后，他慢慢出名了。庚午年（1750）夏天，我的妻子生病，两个月都不见好，医生们束手无策，已经准备棺材了。恰好碰到他请假回家，赶紧请他诊治。他先后用大承气汤、白虎汤、小柴胡汤几十副药，效果就像鼓槌落下鼓声响起一样准确无误。三甲进士候选知县赵林临弟序。

玉尺量脉，鱼际为准

【原文】自序曰：尺者，划分寸，量短长，取其准也。尺而以玉为之，分寸所划，坚久不磨，尤准之准也。余窃思短长之数，必取准于尺，于物然，于病亦然，于妇女之病更无不然。何则？妇女深居闺房则情不畅，妇女见地拘局则识不开，妇女以身事人则性多躁，妇女以色悦人则心偏妒，稍有不遂，即为忧思，忧思之至，激为怨怒。不知忧则气结，思则气郁，怨则气沮，怒则气上，血随气行，故气逆而血亦逆，血气乖争，百疾于是乎作。及其疾作，又苦不自知，即或知之，而幽私隐曲又不肯自达，且多掩蔽，于是其家委之医。医一凭之脉，而此翕翕跳动之脉，欲藉以测妇女幽私，达妇女隐曲，毫厘千里，贻祸不少，岂非妄意揣度而未知用玉尺以量之，且用玉尺以求得其准乎？昔者仓公诊女子，知其欲男子不得，脉出鱼际一寸，是以玉尺量准者也。

（《中国医籍考·沈金鳌妇科玉尺》）

【译文】沈金鳌序自著的《妇科玉尺》说：尺子是刻度分寸、度量长短而取准的工具。用玉石作尺子，分寸的刻度，坚韧经久难于磨损，尤其准确无误。我暗自思量长短数量，必须用玉尺来度量，对于物体是这样，对于疾病仍然是这样，对于妇女尤其是这样。为什么？妇女居住在深闺之中情意就不畅达，受制于居处的局限见识就不开阔，妇女以身事人就性情多烦躁，以姿色取悦于人心理就偏狭嫉妒，稍不遂意，就会变成忧思，忧思至极，积聚为怨气和愤怒。她还不知道忧思气血就会结滞，忧思就气郁，怨恨就气沮，愤怒就气向上，血跟随气运行，所以气逆行则血亦逆行，血与气相争斗，百病就因此而生。等到疾病发生，又苦于自己不知道，即使知道，而因为隐私又不愿意表达，还多方掩饰，于是家人就请医生看病。医生仅凭把脉，而脉搏翕翕跳动有节，就凭此脉而测探妇女的隐私，知晓妇女的苦衷，差之毫厘，失之千里，造成的误诊不少，这岂不是只知妄意揣度而不知用玉尺度量吗？若使用玉尺度量脉出鱼际多少就能准确诊断病情。过去仓公淳于意给女子诊病，用玉尺量她的脉出鱼际一寸，诊知她想男人而不得。

泪染桃花千尺水，梦缠玉笈九神丹

【原文】傅王露序曰：汪子春圃为名诸生，而尤精于医，为余姻娅清怡之从子。往者清怡之兄盾夫偶患腹痛而呕，会余往视，医者毕集，佥谓微疾无大患。顷之。春圃至，惶然曰："六脉沉伏，幸未厥汗，亟宜投以参附。"一时闻者咸笑其妄。自辰及午，果厥而汗。复属诊之，则曰："寒邪直伏三阴，弗可药已。"春圃幼与盾夫同砚席，尤笃契，其挽诗有云"泪染桃花千尺水，梦缠玉笈九神丹"，情溢于词，盖由其意之真，故言之切至如此。乃春圃久困棘闱，自愤不得以文售于时，益肆其力以攻医，术益神。癸丑夏，疫疠时行，春圃所至，沉疴辄起，遇贫不能具药饵者，畀其资，予以汤剂，

全活无算。颂德者遍里间。(《中国医籍考·汪纯粹孝慈备览伤寒编》)

【译文】傅王露序《汪纯粹孝慈备览伤寒编》说：王春圃是名考取秀才已入学的生员，他尤其精通医学，是姻亲余清怡的侄子。以前余清怡的哥哥余盾夫偶然腹痛呕吐，恰好我去探望，医生们都到了，都说小病无大碍。过了一会儿，王春圃来了，惊恐地说："六脉沉浮，幸亏没有四肢厥冷，大汗淋漓，应该马上服用参附汤。"医生们都讥笑他乱说，从早饭到午饭时，果然四肢厥冷，大汗淋漓。又请王春圃诊治，他说："寒邪已经潜伏到三阴经，无药可治了。"王春圃幼年时同余盾夫同窗读书，感情很深，他挽诗写道"我哭您的血泪已经染红了春天的千尺碧水，梦里始终萦绕着玉饰书箱中起死回生的《黄帝九鼎神丹经》"，深情溢于言表，是因为情谊真切，故写出这样真挚的诗句。王春圃多次参加科举而不中，痛恨自己的文章不被时人赏识，就更加努力地学习医学，诊疗技术非常神奇。雍正癸丑年（1733）瘟疫流行，王春圃所到之处，危重患者都治好了，遇到贫穷无钱买药的就资助，给患者服用汤剂，救活的人不计其数。乡里的人都称颂他道德高尚。

人谋能夺造化工，万历年间种牛痘

【原文】自序曰：余今乃泄人之所未泄，传人之所不传。书不云新，亦何云乎？或云，痘为最险之证，当天行疠疫，人皆惶恐，方思远避之不暇，况集婴孩小子，无影无端，取而种之，是举无疾之人，凭空而授之以病也。仁者将安忍乎？余曰：不然。痘乃先天之毒，方阴阳交感之际，早已植根于胎元，一遇五运变迁，时行疫气之感，从未有不发者。若俟其既发而始图之，则疫气流行，证多不顺。又或付之庸手，表里虚实之莫辨，温凉和解之不明，既不能起死以回生，反归咎于天灾之作孽。此余所以痛心疾首，不能不致叹于消患未萌，保安未危者，其功为甚巨也。惟于无事之日，以佳苗而引胎毒，斯毒不横，而证自顺。敢曰人谋能夺造化之柄哉，亦趋吉免凶，保安无危，仁人慈幼之善术耳。余祖承聂久吾先生之教，种痘箕裘，已经数代。余读父书，遍临痘证，及几万人。用数十年艰苦之思，日忧勤于治痘之法，师古而不泥于古，读书而不尽信其书。辨证发药，因病制方，重可使轻，逆可使顺，危可使安，虽遇不治之症，亦或为之治矣。但年暮力疲，无复四方之志，爰将平生学力，悉笔于书，非敢曰创千古未有之奇也。特以独得而心裁者，公之于世，以补慈幼之术，而新岐黄之耳目云尔。顾题之曰《种痘新书》。乾隆六年辛酉岁次仲春穀旦，三江汀郡宁阳张琰逊玉题。(《中国医籍考·张琰种痘新书》)

【译文】张琰序自著的《种痘新书》说：我今天要宣扬人们所没有宣扬的，传播人们所不愿传播的。书籍不阐发新的观点和理论，还算作什么新书呢？有人说，痘疹是最凶险的病证，当天时流行温疫时，人们都非常恐慌，都想远远地躲避还来不及，何况把婴孩集中在一起，没有影子没有头绪，取来接种，是拿没有疾病的人，凭空而让他生病啊。医者仁也，怎么忍心这样呢？我说：不是这样的。痘疹是先天的毒，当男女交媾时，早已经根植于胚胎，一旦遇到五行的运动变化，又逢传染性极强的外邪侵染，从来就没有不发作的。如果等到痘疹发出时再治疗，则传染流行，症状是很难治愈的。有的可能让庸医来看，表里虚实都分不清楚，温凉和解的方法都弄不明白，既不能起死回生，反而归咎于天在作孽降灾。这就是我痛心疾首，不能不致力于消除隐患于未萌之际，保证安全于危险之前的原因，这样的功绩是巨大的。我就在空闲时，用好的疫苗来引发胎毒，这种毒就不凶险，症状较轻。敢说人的智谋能够夺取造化生杀的权柄，使趋向于吉祥而避免于凶险，保证安全而没有危险，这是医者仁人爱护幼儿的好办法。我的祖先接受聂久吾老先生的传授，种痘的祖传医术，已经好几代人了。我读父亲的书籍，救治过很多的痘疹患者，将近一万人了。我几十年苦思冥想，日夜专注于治疗痘疹的方法，学习古人但不拘泥于古人，读书但不照搬其书。根据病证来配药，根据病情来处方，重病可变轻证，可使逆转，病危的可使脱离危险，即使遇到不治之症，也或许能够治愈的。但我已届暮年，精力不如从前，再没有远大的四方志向了，于是就将平生所学，全部付诸笔端，全部注入书中，不敢说是开创了千古未有的奇迹啊。特以我独到的见解和内心的谋划，公之于世，以弥补爱护幼小的医术，而给岐黄增添新的光彩。故书名是《种痘新书》。乾隆六年（1741）辛酉年二月吉日良辰，山东宁阳县张琰字逊玉。

附子温中，人参救逆

【原文】李斗曰：李钧，字振声。精仲景法。方伯族人患伤寒，见阳明证，时医治以寒剂，延月余，殆甚。方伯延钧诊之。曰："此寒证也，宜温中。"用附子一两，服则病益剧欲绝。钧曰："剂轻。"故加附子至二两，与人参二两同服。众医难之。钧曰："吾自见及，试坐此待之如何？"力迫之服。及明日，霍然矣。谓诸医曰："病之寒热，辨脉之往来，此脉来动而去滞，知其中寒而外热。仲景所已言，诸君未见及耳。"所著有《金匮要略注》，多发前人所未发。（《中国医籍考·李钧金匮要略注》）

【译文】李斗针对李钧所著的《金匮要略注》说：李钧，字振声。精通张仲景治疗伤寒的医术。地方长官的族人患伤寒，表现为阳明的症状，医生用凉药寒剂，拖延了一个多月，病情更加严重了。长官请李钧前来诊视。李钧说："这是寒证，应该温中。"煎服附子一两服用后，则病情更加严重且濒临死亡。李钧说："剂量轻了。"因此增加附子到二两，与二两人参一同服用。很多医生都诘难他。李钧说："我有把握，请坐下来看看如何？"强迫病人服用。到了第二天，病人霍然痊愈了。他对众医生说："分辨病的寒热，要诊断脉搏的往来，该患者的脉搏来时迅速而去时凝滞，表明是内寒而外热。张仲景先生已经叙述过，各位老先生没有看见罢了。"他著有《金匮要略注》，很多观点都是前人没有阐发的。

平生艺杏林，顷刻两回春

【原文】《松江府志》曰：沈惠，字民济，华亭人。幼得异传，为小儿医，能起死者。尝从浦南归，闻岸上哭声甚悲。问知某氏，仅一子，自塾中归暴绝。惠走视，其胸次尚温，作汤剂灌之，遂苏。有富家子，患痘危剧，已治木矣，药之而愈，取其棺以施贫儿。惠以小儿医多秘其书不传，乃覃思博考，著书九种行世，详见《艺文志》，学者以为津梁。（《中国医籍考·沈惠扁鹊游秦》）

【译文】《松江府志》载：沈惠，字济民，上海松江人。幼儿时得到神人的启示，后为小孩子治病，可以起死回生。有一次他从黄浦江回来，听见江岸边的哭声很悲伤。询问便知一个独生子，从私塾回来后就暴病身亡。沈惠跑去诊视，孩子的胸口还是热的，煎了一副汤药喂下，接着就苏醒了。有一个富人家的孩子，患痘疹病危，已经给孩子准备棺木了，服药后就好了，沈惠把这口棺材拿去施舍给穷人家的孩子。沈惠因为有些儿科医生的处方秘不示人，于是苦思冥想、博考广察，写成了九种医学著作给世人阅览，这个善举详细地记录在《艺文志》中，后来的学者应作为医学入门的必读书籍。

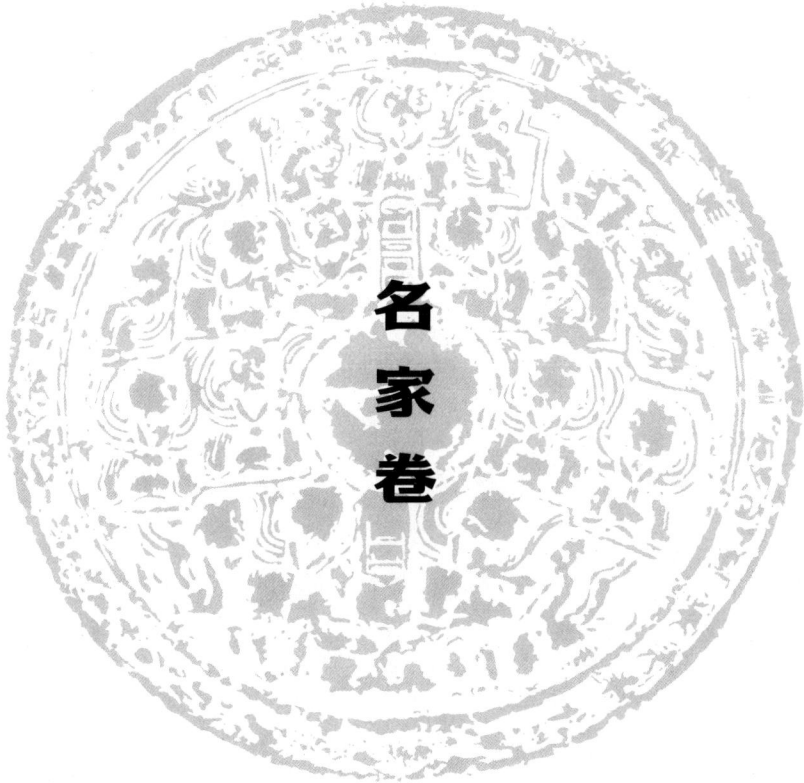

名家卷

导　言

　　天地以生成为德，人身以安乐为本。回望历史，多少医家学人，或因父母痼疾迁延不愈而振作，或因子女殒殇痛心而奋起，或因苍生遭疫阖门卧病而伤痛，或因黎民求医无门羸弱而怜悯，毅然以许身岐黄为抉择，慨然以元元福祉为己任，果然以苍生康健为担当，奋然以时代兴盛为使命。或耕耘药圃，疏瀹橘井；或肘后系囊，悬壶济世；或奔走遐荒，不舍朝夕；或坐堂把脉，不厌寒暑；或药食共养，救死扶伤。启迪众工，"形不盈仞而心侔造化"；御气阴阳，假藉百草而拯济生民。平生慷慨，杏林壮举！圣矣哉，医；神矣哉，药；精矣哉，技！

　　马克思说："在科学上没有平坦的大道，只有不畏艰险沿着陡峭山路攀登的人，才有希望达到光辉的顶点。"朱震亨盘桓歧路而名医尽拜，跋涉山水而百草尽尝，穷冬烈风而侯门拜谒，孜孜不倦而苦学经年，锲而不舍而终成名医。刘难经读《难经》出神入化，目无全牛，胸有成竹。吕复读遍世上书，医得天下病。贾黄中幼聪夙颖，大器早成；名家俊彦，高门翘楚；奉医自雄，著述颇丰。张璐自尝百草辨药性，自施砭针明经脉。徐大椿一门关尽天下事，两耳不闻窗外风；专心致志事岐黄，跻民寿域万年长。他们或著述富瞻而令时人扼腕叹息，或处世超然而令后学顶礼膜拜，或杏林独树一帜，或药圃独发异响。锲而不舍、孜孜不倦、专注执着的精神，坚韧不拔的意志，心无旁骛的态度，天生我材的自信，为岐黄青史留下了段段传奇，卷卷雄文。采尽百花蜜方成，吹尽黄沙始到金。沧海浩瀚者必有江河之流远，天地明亮者必有日月之高悬，杏林叶茂者必有岐黄之根深，橘井香泉者必有大医之忠诚。万全三世郎中，袁黄四世行医，许兆祯唐尧元明青史过，悬壶炉火依旧红。自唐尧时的许由以来，其家族高举岐黄薪火，约四千年而一脉相承，接近中华民族历史的总跨度。孤独守得岁月久，药圃本草分外香。钱乙是吴越王钱镠的后裔，家教尤严，家风清廉、家学源远。"古之立大事者，不惟有超世之才，亦必有坚韧不拔之志。"沈士逸唯其盛德方能涵泳贤才，格物致医。许国祯唯其无欲方能壁立千仞，高瞻远瞩。许身岐黄不为官，悬壶济世为民安；常学红日当空照，总把温暖洒人间。孙思邈受周宣帝、隋文帝、唐太宗、唐高宗四朝皇帝聘请而不去就任，盛世潜心治学，乱世苏世独立，被后世称为"药王"。至今陕西铜川的药王山，英灵犹在，香火不断，令多少鸿儒硕士俯首称颂，令多少岐黄后学扼腕感叹，令多少患者泪洒青衫。唐慎微救治士人不索报酬而求名方。葛乾孙倜傥而温雅，慈爱而好施。邵达学医有道，先博后精，不但在继承的道路上独辟蹊径，而且在创新的道路上独树一帜。朱日辉儒道释一炉共铸，兵法医一壶同饮，诸子百家兼收并蓄，三教九流包容并举。徐枢、徐彪父子，为医者谨慎，为人者旷达，对人者慷慨，对己者俭约。宝默遭逢金末乱世，同刑三十八人被杀而他独存，医家王翁以女妻之。跟师傅学习不忘其恩，教徒弟行医而卓有成效。张果人前光辉背后汗水，医者患者谁解其中味。朱春海"老吾老以及人之老，幼吾幼以及人之幼"，家国忧戚是情怀，天下康健为己任。文彦博学冠天人之际，道穷性情之本，跻斯民于寿康，召和气于穷壤，医相双杰，四朝老臣。被武则天叹为"斯人一去，朝堂为空"的狄仁杰，断案是神探，治病是神医。

他们或以天下苍生福祉为念，或以家国兴盛为怀，或以岐黄薪火为任，或以百草葳蕤为责。正心诚意，以民为本；人才辈出，俊彦群秀。或天赋异禀，天启神灵；或灵犀自通，聪颖凤成。有磊落个性，有苍生情怀。或数世为医，贵而不骄；或孤寒奋起，慷慨悲歌；或敢于担当，勇于为民。高拔于儒林之上，挺秀于医林之颖，忠诚动大地，丹心映青天，仁人垂竹帛，医术炳史卷。求名当求天下名，谋利当谋苍生利。扁鹊答魏文王问，道出了岐黄家的心声：医家以天下人无病为功，而不以治天下病为功。但愿世间人无病，何愁户外履常空，真正领会了医家的宗旨和根本，拯黎元于仁寿，济赢弱于获安。保天和于未病，救人命于垂危。仁心满神州，赤城感天地；功业铸丰碑，功名垂青史。

当然，同世界上任何事情一样，有淡泊功名者必有汲汲名利者，有刚正不阿者必有趋炎附势者，有大公无私者必有挟技谋利者。典型例子如本书医德卷所载南宋医官王继先"恃宠席势，威福自己……竟黜福州以卒"。

回溯历史是为了看清未来。本卷选择 37 个素材，内容发人深省，事迹令人触动，情节令人振奋，榜样催人奋勇。彰显了五千年岐黄医家的博大情怀，展现了其整体风貌，勾勒了其总体轮廓，树立了其精神风采。他们像一座座丰碑，激励和鼓舞着岐黄后学守正创新，继往开来；像一座座灯塔，照耀和昭示着岐黄后学砥砺奋进，超迈前贤。

文帝仁怀悯缇萦，西汉是年废酷刑

【原文】《史记·太仓公传》曰：太仓公者，齐太仓长，临淄人也。姓淳于，名意，少而喜医方术。高后八年，更受师同郡元里公乘阳庆。庆年七十余，无子，使意尽去其故方，更悉以禁方予之，传黄帝、扁鹊之脉书，五色诊病，知人死生，决嫌疑，定可否，及药论甚精。受之三年，为人治病，决死生多验。然左右行游诸侯，不以家为家，或不为人治病，病家多怨之者。文帝四年，人上书言意，以刑罪当传西之长安。意有五女，随而泣。意怒，骂曰："生子不生男，缓急无可使者。"于是少女缇萦伤父之言，乃随父西，上书曰："妾父为吏，齐中称其廉平，今坐法当刑。妾切痛死者不可复生，而刑者不可复续，虽欲改过自新，其道莫由，终不可得。妾愿入身为官婢，以赎父刑罪，使得改过自新也。"书闻，上悲其意。此岁中亦除肉刑法。（《中国医籍考·仓公决生死秘要》）

【译文】《史记·太仓公传》载：太仓公，是齐国国家粮库太仓库的主管，山东临淄人。复姓淳于，名意，少年时就喜欢医方医术。高后八年（前180）拜师同郡元里（地名）姓名阳庆爵名公乘的门下。阳庆七十多岁了，没有子女，便把他珍藏的老药方和禁方全部交给了淳于意，并向他传授黄帝、扁鹊诊脉的医书，五色诊病，知人生死，判断嫌疑，决定可否，以及医药方论等。学了三年，淳于意给人治病，判断生死多半应验。然东游西逛地拜谒诸侯，不以行医为务，有时也不给人看病，患者大多怨恨他。汉文帝四年（前176）有人上书告他，根据罪行应当捆缚到长安。淳于意有五个女儿，跟在后面哭泣。淳于意愤怒地骂道："生女儿不生男孩，有了紧急情况没有可以使唤的人！"小女儿缇萦为父亲的话感到悲伤，就跟随着父亲向西去。她上奏书说："我的父亲为官，齐地的人都称赞他廉洁公正，如今犯了法，判了肉刑。我深切地悲伤处死的人不能复生，受肉刑的人不能接上肢体，即使想要改过自新，又怎么来得及呢。我愿意做官府的奴婢，用来赎父亲的肉刑之罪，使他能够改变品行，重新做人。"汉文帝刘恒看了，非常哀悯她幼小心灵的纯洁真诚。这一年就废除了肉刑的法律。

涪翁垂钓涪水滨，常施砭针救蜀民

【原文】《后汉书·郭玉传》曰：有老父，不知何出，常渔钓于涪水，因号涪翁。乞食人间，见有疾者，时下针石，辄应时而效。乃著《针经》《诊脉法》传于世。（《中

国医籍考·涪翁针经》）

【译文】《后汉书·郭玉传》载：有一个老人，不知道是哪里的，经常在涪江边钓鱼，故人们称他涪翁。他在绵阳涪城区一带讨饭吃，见到病人，就扎针治疗，立刻就有疗效。他著有《针经》《脉诊法》等流传于世。

针药并施愈太后，赏赐累加何风流

【原文】《北魏书》本传曰：李修，字思祖，本阳平馆陶人。父亮，少学医术。兄元孙，随毕众敬赴平城。亦遵父业而不及。以功赐爵义平子，拜奉朝请。修略与兄同。晚入代京，历位中散令，以功赐爵下蔡子，迁给事中。太和中，当在禁内，高祖文明太后时有不豫，修侍针药，治多有效。赏赐累加，车服第宅，号为鲜丽。集诸学士及工书者百余人，在东宫撰药方百余卷，皆行于世。先是，咸阳公高允虽年且百岁，而气力尚康，高祖文明太后时令修诊视之。一旦，奏言允脉竭气微，大命无远。未几果亡。迁洛，为前军将军，领太医令。后数年卒。赠威远将军、青州刺史。子大授袭汶阳令，医术又不逮父。（《中国医籍考·李修药方》）

【译文】《北魏书》本传载：李修，字思祖，原是邯郸馆陶县人。父亲李亮，少年学习医术。哥哥李元孙跟随南北朝时毕众敬将军到达山西大同。也继承父业行医但水平不及父亲。因功勋赐义平四等爵位，拜有资格参加春秋皇室朝会的官职。李修跟哥哥差不多。也来到代京（山西大同），进入皇宫任协助保卫皇帝的中散曹长官，因功勋赐下蔡四等爵位，提拔为侍从皇帝左右、备顾问应对、参议政事的给事中。北魏孝文帝拓跋宏太和年间（477—499），他当值皇宫禁中，孝文帝的嫡祖母文明冯太后身体不好，李修诊断并侍奉针灸药物，常有显著疗效。多次受到重赏，车马服饰高门宅第，非常光鲜。他召集学士和善于写书的一百多人，在太子东宫编撰药方一百多卷，流行于当时。先前咸阳公高允大人虽年近百岁，但气力康健，冯太后经常让李修前去诊视。有天早晨，李修上奏高允大人脉搏衰竭、气息微弱，活不久了。没过几天就去世了。北魏迁都洛阳后，任命李修为前军将军，掌管国家医药最高官职的太医令。过了几年他去世了。北魏追授他为威远将军、青州刺史的称号。儿子李大承袭了父亲汶阳县令的职务，但医术却不及他。

一脉联姻三皇家，一剂遽升两品官

【原文】《南齐书》本传曰：褚澄，字彦道。初，湛之尚始安公主，薨，纳侧室郭氏，生渊。后尚吴郡公主，生澄。渊事公主孝谨，主爱之。湛之亡，主表渊为嫡。澄尚宋文帝女卢江公主，拜驸马都尉，历官清显，善医术。建元中，为吴郡太守。豫章王感疾，太祖召澄为治，立愈。寻迁左民尚书。渊薨，澄以钱万十千，就招提寺赎太祖所赐渊白貂坐褥，坏作裘及缨，又赎渊介帻犀导及渊常所乘黄牛。永明元年，为御史中丞袁彖所奏，免官禁锢，见原，迁侍中，领右军将军，以勤谨见知。其年卒。澄女为东昏皇后。永元元年，追赠金紫光禄大夫。（《中国医籍考·褚澄杂药方》）

【译文】《南齐书》本传载：褚澄，字彦道。先前他父亲褚湛之娶南朝宋武帝刘裕第七女始安公主为妻，公主去世后，他又娶郭氏填房，生褚渊。后又娶宋武帝第五女吴郡公主为妻，生褚澄。褚渊侍奉吴郡公主孝顺周到，公主爱褚渊。褚湛之去世后，公主上表朝廷让褚渊做继承人。褚澄娶宋文帝刘义隆的女儿卢江公主为妻，被拜为随从皇帝出行的副车都尉，他居官清要显达，擅长医药医术。建元年（479—482）中，担任吴郡（今苏州）太守。豫章王刘子尚感染疾病，南朝宋孝武帝刘骏请褚澄诊治，立刻痊愈。不久就升迁为执掌户籍记账等事的二品民部长官。哥哥褚渊去世后，褚澄用了很多钱，到招提寺赎回太祖刘义隆赐给褚渊的白貂裘褥子，改作裘衣和围脖，又赎回褚渊进贤冠、犀牛角梳子和经常拉车的黄牛。永明元年（483），褚澄被御史中丞袁彖检举弹劾，免去官职被管制，后被原谅，又出任禁中奏事、应对皇帝顾问的侍中，掌管护卫皇帝宫廷的右军将军，他以勤勉谦谨被器重。这一年他去世了。褚澄的女儿是南齐第六位皇帝萧宝卷、被废后封为东昏侯的皇后。永元元年（499）朝廷为褒奖褚澄的功绩，加金章紫绶，追授金紫光禄大夫。

不居朝堂理冗事，为尝百草隐终南

【原文】《旧唐书》本传曰：孙思邈，京兆华原人也。七岁就学，日讲千余言。弱冠善谈庄、老及百家之说，兼好释典。洛州总管独孤信见而叹曰："此圣童也，但恨其器大，适小难为用也。"周宣帝时，思邈以王室多故，乃隐居太白山。隋文帝辅政，征为国子博士，称疾不起。尝谓所亲曰："过五十年，当有圣人出，吾力助之以济人。"及太宗即位，召诣京师，嗟其容色甚少，谓曰："故知有道者诚可尊重，羡门、广成，岂虚言哉？"将授以爵位，固辞不受。显庆四年，高宗召见，拜谏议大夫，又固辞不受。上元元年，辞疾请归，特赐良马，及鄱阳公主邑司以居焉。当时知名之士宋令文、孟诜、卢照邻等，执师资之礼以事焉。思邈尝从事九成宫，照邻留在其宅。时庭前有病梨树，照邻为赋，其序曰："癸酉之岁，余卧疾长安光德坊之官舍。父老云是鄱阳公主邑司，昔公主未嫁而卒，故其邑废，时有孙思邈处士居之。邈道合古今，学殚数术。高谈正一，则古之蒙庄子；深入不二，则今之维摩诘耳。其推步甲乙，度量乾坤，则洛下闳、安期先生之俦也。"（《中国医籍考·孙思邈千金方》）

【译文】《旧唐书》本传载：孙思邈，陕西铜川耀州人。七岁入学，每天会读一千多个字。二十岁时善于谈论庄子、老子和百家学说，同时爱好佛经。西魏大臣独孤信任洛阳总管时见到他感叹地说："这是个神童，可惜志向远大，非其大任而不愿为用。"周宣帝宇文赟时孙思邈因朝廷多事，就隐居太白山。隋文帝杨坚辅佐周宣帝，征召他为教授国子学生，兼备政治咨询和参与祭典的国子博士，他借故有病不赴任。他曾经对亲近说："再过五十年，就有圣人出现，我竭力辅佐他抚恤黎民。"等到唐太宗李世民即位，召他到长安，惊叹他容貌年少说："从您身上才知晓得道的人是值得敬重的，古代的神仙羡门、崆峒山的广成子，都不是虚妄的传言。"将授给他爵位，他坚辞不受。唐高宗李治显庆四年（659），高宗召见他，拜他为正五品上掌议论的谏议大夫，他又坚辞不受。唐高宗上元元年（674），他借故有病要回乡，高宗赐给他良马和鄱阳公主的旧宅居住。当时的知名人士如宋令文、孟诜、卢照邻等，都以老师的礼节跟他学习。孙思邈曾在陕西麟游县的九成宫任职，其间卢照邻居住在他那里。庭院中有棵病梨树，卢照邻为此作赋，序说："癸酉年（673），我卧病长安光德坊的官舍。老人说这原来是鄱阳公主的旧宅，公主未出嫁就去世了，所以她的旧宅荒废，是皇帝赐给孙思邈的。孙思邈医道契古合今，涉猎博精。高谈阔论'以正治邪，一以统道'，就像战国时宋国蒙人庄子；能够认识世界的本质和事物的关键，就像现在的大乘佛教的菩萨维摩诘。他考量皇甫谧的《甲乙经》，度量宇宙乾坤，就像制作圆球形浑天仪的洛下闳，方仙道的创始人安期生一样。"

女皇器重张文仲，善断生死终有凭

【原文】《旧唐书》本传曰：张文仲，洛州洛阳人也。少与乡人李虔纵、京兆人韦慈藏并以医术知名。文仲，则天初为侍御医。时特进苏良嗣于殿庭，因拜跪便绝倒，则天令文仲、慈藏随至宅候之。文仲曰："此因忧愤邪气激也，若痛冲胁则剧难救。"

自朝候之，未及食时，即苦冲胁绞痛。文仲曰："若入心，不可疗。"俄顷心痛，不复下药，日旰而卒。文仲尤善疗风疾，其后则天令文仲集当时名医，共撰疗风气诸方，仍令麟台监王方庆监其修撰。文仲久视年终于尚药奉御。撰《随身备急方》三卷，行于代。(《中国医籍考·张文仲随身备急方》)

【译文】《旧唐书》本传载：张文仲，河南洛阳人。少年时与同乡李虔纵、京都人韦慈藏都以医术闻名。文仲，武则天执政初年为御医，当时位次三公，且有特殊地位的散官苏良嗣上早朝，因跪拜倒地，武则天让张文仲、韦慈藏跟随苏良嗣到他家中诊候。张文仲说："这是因为忧愤的邪气冲激，若胸胁疼痛则很难救治。"从黎明侍候到早饭前，苏良嗣腋下肋骨就剧烈地疼痛。张文仲说："如果痛到心，就不可救了。"不一会儿就心痛，药也不能服下，傍晚就去世了。张文仲尤其擅长治疗中风，后来武则天让他集中当时的名医，共同编撰治疗中风的药方，还让执掌解释编撰文字的麟台监（秘书省长官）王方庆负责监督。久视元年（700）他在负责合和御药及诊候方脉的尚药局长官任上去世。撰有《随身备急方》三卷，流传于世。

童蒙早教，必有大成

【原文】《宋史》本传略曰：贾黄中，字娲民，沧州南皮人，唐相耽四世孙。父玭，字仲宝，晋天福三年进士解褐，宋初为刑部郎中，终水部员外郎，知浚仪县，年七十卒。黄中幼聪悟，方五岁，玭每旦令正立，展书卷比之，谓之等身书，课其诵读。六岁举童子科，七岁能属文，触类赋咏。父常令蔬食，曰："俟业成，乃得食肉。"十五举进士，授校书郎、集贤校理，迁著作佐郎、直史馆。王应麟曰：太平兴国六年十月丙戌，诏贾黄中等于崇文院编录医书。雍熙三年十月，纂成千卷，目录十卷，名《神医普救方》。御制序。至道初，遘疾，诏令归阙，特拜礼部侍郎，代至，兼秘书监。黄中素嗜文籍，既居内阁，甚以为慰。二年以疾卒，年五十六。(《中国医籍考·贾黄中神医普救方》)

【译文】《宋史》本传略载：贾黄中，字娲民，河北沧州南皮人，中唐宰相贾耽的八世孙。父亲贾玭，字仲宝，后晋高祖石敬瑭天福三年（938）举进士，脱去粗布衣衫，着官服，于北宋初年为掌管司法、审理案件的司法部门副官，后暂供职朝廷水利部门，终职于河南开封知县，七十岁去世。贾黄中幼年聪明颖悟，刚五岁时，父亲每天早晨让他站立端正，把书卷摞起来和他比身高，称作"等身书"，督促背诵阅读。六岁时，通过了认识九千字以上的童子科应试，七岁就能写文章，兼及赋、咏等文体。

父亲常常给他吃粗茶淡饭，说："等你学业有成，才能吃肉。"十五岁时参加进士科考试，朝廷授予他校对典籍、订正讹误的校书郎，在集贤殿书院任文职散官，又提拔为掌管撰写碑志、祝文、祭文的著作郎，后任职史馆。王应麟说：太平兴国六年（981）十月丙戌，宋仁宗赵光义诏令贾黄中等人于崇文院编录医书。雍熙三年（986）十月，他们编撰成《神医普救方》千卷，目录十卷。宋太宗御制作序。北宋太宗至道初年（995），他生病，朝廷下诏让他回京，特意拜为主管外交、教育、祭祀等部门的副长官，等到达时，又兼任编修国史、修纂历书的秘书监。他一向爱好典籍文学，既然身居内阁，也非常欣慰。至道二年（996）去世，享年五十六岁。

医相双杰，四朝老臣

【原文】 自序曰：余尝以近世医工，虽处方有据，而用药不精，以至疗疾寡效。盖古医药，率多自采，故桐君著《采药录》，备花叶形色，别其是非真假，用之决无乖误，服之咸得痊愈，而又择郡国地产之良，及春秋秀实之候。今则不然，药肆不能尽识，但凭采送之人；医工鲜通《本草》，莫辨良苦之难。加之赝伪，遂以合和，以兹疗治，宜其寡效。唐室之盛，置药园生、《本草图》，欲悉知其形色气味，用药之精，其慎如此。嘉祐初，余在政府，建言重定《本草图经》，凡数年而成，例蒙赐本。然药品繁多，尽形绘事，卷帙颇多，披阅匪易，因录其常用切要者若干种，别为图策，以便披检。简则易辨，人得有之，按图而验误真，用之于医，所益多矣。潞国公宽夫记。
（《中国医籍考·文彦博节要本草图》）

【译文】 文彦博序自著的《节要本草图》说：我曾经有感于现在的医家，虽然处方有据，但用药不精，以至于疗效很差。古代的药材，大多数是医家自己采集，所以桐君写作《采药录》，绘有药材的花朵、叶片、形状、颜色，以区别优劣和真伪，用这样的药就不会出差错，服用就会痊愈，既要选择根茎类药材的产地，又要选择花果类药材的时令。现在却不同，抓药匠把药认不全，仅凭卖药的人送货；医家也很少精通《本草》，不能辨别药的良莠。加上赝品伪劣，掺合炮制，用来治病，当然没有效果。唐朝盛世，有药物园、《本草图》，就是尽可能地知道药物的形状、颜色、气味等，其用药之精，谨慎到这种程度。北宋仁宗嘉祐初年（1056），我在朝廷，建议重新修订《本草图经》，经过几年才告完成，按照成规，宋仁宗嘉祐八年（1063）赐令刻板印刷。然而药品种类繁多，图形绘画、卷册也很多，翻阅研读不方便，我就节录常用关键的若干种，另外绘画图册，便于翻阅检索。简单就容易辨认，学习就有收获，按照药物的绘图而检验真伪，确定用药，好处是很多的。潞国公文彦博字宽夫。

吴越王孙是名医，应对神宗更神奇

【原文】《宋史》本传曰：钱乙，字仲阳，本吴越王俶支属，祖从北迁，遂为郓州人。父颢善医，然嗜酒喜游，一旦，东之海上不反。乙方三岁，母前死，姑嫁吕氏，哀而收养之。长诲之医，乃告以家世。即泣，请往迹寻，凡八九反，积数岁，遂迎父以归，时已三十矣。乡人感慨，赋诗咏之。其事吕如事父，吕没无嗣，为收葬行服。乙始以《颅囟方》著名。至京师，视长公主女疾，授翰林医学。皇子病瘈疭，乙进黄土汤而愈。神宗召问黄土所以愈疾状。对曰："以土胜水，水得其平，则风自止。"帝悦，擢太医丞，赐金紫。乙本有羸疾，每自以意治之，而后甚，叹曰："此所谓周痹也，入脏者死，吾其已夫。"既而曰："吾能移之使在末。"因自制药，日夜饮之，左手足忽挛不能用。喜曰："可矣！"末年变痹寝剧，知不可为，召亲戚诀别，易衣待尽，遂卒，八十二。（《中国医籍考·钱乙伤寒指微论》）

【译文】《宋史》本传载：钱乙，字仲阳，是吴越王钱镠宗属钱俶的后裔，跟随祖先迁徙到北方，于是就成为山东菏泽郓城人。他父亲钱颢善于治病，但喜欢喝酒周游，有一天，到海边就再没回来。钱乙这时才三岁，母亲之前就去世了，他姑姑嫁给姓吕的人家，可怜而收养他。长大就教他学医，且告诉他的身世。钱乙伤心哭泣，请姑姑同意他去寻父，总共八九次好几年，终于找回了父亲，这年他已经三十岁了。村民感慨，写诗赞扬。他服侍姑父如同父亲，姑父没有后代，他就行孝料理后事。钱乙开始以《颅囟方》而出名。到京都开封给宋神宗姐姐的女儿看病，被授予九品医官。皇子患惊风而手足痉挛，钱乙让服用黄土汤就好了。宋神宗召见询问黄土怎么能治病。钱乙答："黄土能胜水，水平静后风就自止。"宋神宗很高兴，提拔他为从七品太医局附属医官，赐给他金印紫绶。钱乙本来身体羸弱，经常自己给自己治病，越治越重，感慨地说："这就是所谓的'周痹'病，进入到脏器人就完了。"接着说："我能把它转移到肢体的末端。"就自制药物，日夜服用，忽然，左手左脚痉挛不听使唤，他高兴地说："好了！"晚年周痹逐渐加重，他知不可再为，便召亲戚诀别，换好老衣等死，接着就去世了，享年八十二岁。

蓉城名医唐慎微，尽索名方抵酬金

【原文】宇文虚中跋曰：唐慎微，字审元，成都华阳人。貌寝陋，举措言语朴讷，而中极明敏。其治病百不失一，一语证候，不过数言，再问之，辄怒不应。其于人不以贵贱，有所召必往，寒暑雨雪不避也。其为士人疗病，不取一钱，但以名方秘录为请。以此士人尤喜之，每于经史诸书中得一药名，一方论，必录以告，遂集为此书。尚书左丞蒲公传正，欲以执政恩例奏与一官，拒而不受。其二子五十一、五十四（偶忘其名），及婿张宗说，字岩老，皆传其艺，为成都名医。元祐间，虚中为儿童时，先人感风毒之病，审元疗之如神。又手缄一书，约曰"某年月日即启封"。至期，旧恙复作，取所封开视之，则所录三方：第一疗风毒再作；第二疗风毒攻注作疮疡；第三疗风毒上攻，气促欲作喘嗽。如其言以次第饵之，半月良愈，其神妙若此。皇统三年九月望，成都宇文虚中书。（《中国医籍考·重修政和经史证类备用本草》）

【译文】宇文虚中在跋《大观经史证类备用本草》中说：唐慎微，字审元，成都华阳人。容貌丑陋，举止朴实不善言辞，但内心极其明敏。他诊治疾病百不误一，一句话就能概括病证，不说多余的话，再问他，就恼怒而不应答。对于患者不分贵贱，有所请必有所到，寒暑雨雪也不推辞。他为士大夫治病不取分文，但要求他们提供或搜集著名的处方和秘笈。士大夫都很喜欢这样，每次从经史书籍中得到一种药名，一个方论，必然记录在案而交给他，于是他编撰了这本书。尚书左丞蒲传正大人，想让执政者特别恩准授予他个官职，他拒而不受。两个儿子，一个年龄五十一，一个四十五（我偶然忘记了他们的姓名），女婿叫张宗说，字岩老，都传承了他的医术，成为成都的名医。北宋哲宗元祐年间（1086—1093），我还是儿童时，我父亲感受风寒毒邪而生病，他疗效若神。又手封一书函，相约说"哪年哪月哪日就打开"。到了这天，我父亲旧病复发，打开书函，里面记录了三个处方：第一个治疗风毒复发；第二个治疗风毒痈肿成疮疡；第三个治疗风毒上攻，气短喘息咳嗽。按照书函处方的顺序服药，半个月就痊愈了，他的神机妙算大都如此。金皇统三年（1143）九月十五，成都人宇文虚中。

韩信独用背水阵，一书仆继四世人

【原文】罗颀序曰：医之伐病，犹将之伐敌也。夫决机战攻之地以取胜用兵者，固皆有是心，及一旦为背水阵，则观者愕然矣。非有淮阴为之辨析，则孰知其出于兵法，是兵之不可以无说也。兵不可以无说，医其可以无说乎？里中张杲季明，自其伯祖子充，以医显京洛间，受知于范忠宣。其祖子发，盖学于伯祖而有得者也。于是其父彦仁，继子发而术更妙于充。深微所衍，固三世之医也。季明则欲博览远观，弘畅其道，凡书之有及于医者必记之，名之曰《医说》。始见则曰："已得几事矣。"再见则曰："近又得几事矣。"其意欲满千事，则以传于人。予念医家之书，本之以《素问》《灵枢》，广之以《难经》《脉诀》，而药之君臣佐使，咸萃于《本草》，世固不外是而为医也。今有出一奇以起人之死，则众必相与惊异，以为昔人所未到，自明观之，其不有似背水阵乎？乙酉岁十月六日，朝奉大夫权发遣郢州罗颀序。（《中国医籍考·张杲医说》）

【译文】罗颀序张杲所著的《医说》曰：医生治病，犹如将军伐敌。决断时机、攻克敌阵而取得胜利的将军，都是有心理预期和准备的，一旦面临背水阵，则旁观者就感到非常疑惑。如果没有韩信对形势的分析判断，谁知道是出于兵法呢？用兵布阵不可以没有理论根据，行医就可以没有理论根据吗？我的同乡张杲，字季明，他的伯祖父张扩，就以医术声闻于京师洛水间，被北宋宰相范纯仁所器重。他的祖父张挥，是跟随伯祖父张扩学医且有成就的。因而他的父亲张彦仁继承了爷爷张挥的医术，比他伯祖张扩的医术更高明。深入到医理的幽微之处并有所推衍和发挥，这是三世行医的结果。张杲有志于博览高瞻，弘扬祖父的医道，凡是书籍涉及医学的他都记录学习，汇集成《医说》一书。开始见到他时，他说已经有些感悟和收获了。再次见到他时，他又说最近又有些感悟和收获了。他的意思是感悟和收获达到一千条时，就可以传授给他人了。我思量医家的书籍，理论基础是《素问》《灵枢》，应用理论是《难经》《脉诀》，而草药的君臣佐使，都集中在《本草》一书，世上没有不熟读上列书籍而能为医家的。现在有个医家用神奇的医术起死回生，那么众人就相互惊讶赞叹，认为过去的医家是不行的，在张杲看来，这不就是背水阵嘛。乙酉年（1189）十月六日，宋代管制正五品文学散官湖北荆门钟祥罗颀。

出神入化读《难经》，如掌枢机任转圜

【原文】王洙曰：昔东郡有一医者，姓刘，其术甚异，通《黄帝八十一难经》，病注者失其旨，乃自为解，献于阙下，仍为人讲说，自号"刘难经"。其治病察脉，无隐不知。肘后有二药奁，止药末数品而已，每视人病，旋取诸末和合加减，分为剂料，日不尽其数。病未愈，他日再至，曰："此药服不如数耳，所余当有几。"人不能欺。

后以老终。(《中国医籍考·刘氏阙名难经解》)

【译文】王洙说：过去山东兖州有名医生，姓刘，医术很神奇，精通《黄帝八十一难经》，他不满注解《难经》者失去《难经》原本的旨意，于是就自己注解《难经》，不但献给朝廷，还对人讲解，自号"刘难经"。他治病诊脉，什么隐情都能明察秋毫。肘后带有两个药匣子，仅有几味粉状药末，每次诊治，就取出几味药粉和合加减，按一定分量和比例调和，每天诊治和配药很多。有患者病没好，再来看病，他说："你没有如数服药，还剩下几副。"人们不能蒙蔽他。后来因年迈去世。

死可生，生可亡。孝且忠，穷何伤

【原文】程文海《自观先生王君墓碣》曰：唐之季，太原王该奉母黄避地江南，至卢陵家焉。好善急义，世称"长者王家"。幼孙，字季稚，是为自观先生，性笃孝。母刘疾苦痰，医莫之治。一日梦读《南阳活人书》，或指甘桔汤良，觉如梦，立愈。宝祐丙辰，赴阙上书，言国事万余言，不报，归教授于乡。宋之亡，其友文丞相兵败执以归，过卢陵，谒于驿舍，为文祭之，期以必死，辞气慷慨，左右呜咽，莫能仰视。自是日与宾客过从，守经执礼，浩然以终也。数诣府陈救荒弭盗之术，民赖焉。有妖僧惑众自利，日就祷以千数，白于邑，屏之。其与乡人处，谆谆然，且教且谏。有斗者，辄自解曰："独不愧王先生乎？"尝宿友人胡斗南菜羹亭，食有羹，曰："古人食必祭。"即唱四句曰："惟神生也何神，逝也何处，飘然乘风，尚或余愿。"食已危坐，至旦曰："予逝矣，予逝矣。"未几卒于家，年七十六。延祐改元闰三月。其子真以状来京师，乞铭。真又贤，宜铭。铭曰："死可生，生可亡。孝且忠，穷何伤。螺之山，下有江。江洋洋，王氏昌。"(《中国医籍考·王幼孙简便方》)

【译文】元朝名臣、文学家程文海在《自观先生王君墓碣》中记叙：唐朝末年，太原人王该护同他的母亲黄氏到江南避乱，安家卢陵。他好行善有义气，世人称他为"长者王家"。王自观是王该的后裔，名幼孙，字季稚，他非常孝顺，母亲刘氏苦于痰湿，医生治不好。有一天他梦读《南阳活人书》，有人指示"柑橘汤"很好，醒来后他就照办，母亲的病立即就好了。南宋理宗赵昀宝祐丙辰年（1256），他到朝廷上书，论述如何治理国家的奏章就有一万多字，朝廷不采纳，他就回乡教书。南宋灭亡后，他的朋友文天祥兵败，被金人俘虏押解北方，路过卢陵，他前去驿站探望，并写文章祭文天祥，约定同为国捐躯，辞气慷慨、文风激烈，身边的人哭泣呜咽，不敢正眼看他。此后他对待朋友宾客，遵照儒家礼仪，一直浩然坦荡。还多次到官府陈述救济灾荒和消灭盗贼的办法，人们都很信赖他。有个歪和尚为了谋利而欺骗群众，每天有几千人向他祷告，他上报县令，驱散了。他与村民相处，一边教育一边劝诚，反复叮咛。有打架斗殴的，就劝解说："难道不有愧于我的祖先王该老人家吗？"有一次他在友人胡斗南的菜羹亭夜宿，晚餐时有羹，他说："古人吃饭时也要祭祀。"随即口唱四句歌诀："神生神灵，逝去何处，飘然乘风，亦我心愿。"吃完晚饭，端正地坐着，至天亮时说："我要死了，我要死了。"没过多久就死了，享年七十六岁。元文宗延祐元年（1314）闰三月，他的儿子王真拿着他的生平事迹来京城，让我写墓志铭。王真很优秀，我也应该写。铭文说："有的人死了精神长存，有的人活着行尸走肉。对父母孝敬对朝廷忠诚，穷困潦倒又何妨。螺山下，有大江。江水日夜汪洋洋，庐陵王氏代代昌。"

学儒辅佐忽必烈，治世治病样样杰

【原文】《元史》曰：许国祯，曲沃人。博通经史，尤精医术，金末避兵嵩州永宁县。河南平，归寓太原。元世祖在潜邸，以医征至瀚海留守，掌医药。庄圣太后有疾，国祯治之，刻期而愈，乃张晏赐坐，太后时年五十三，遂以百金铤如年数赐之。伯撒王妃病目，治者针误损其明，世祖怒，欲坐以死罪。国祯从容谏曰："罪固当死，然原其情，乃恐怖失次所致，即诛之，后谁敢复进？"世祖意解，且奖之曰："国祯之直，可做谏官。"世祖即位，授荣禄大夫，提点太医院事，赐金符。至元三年，改授金虎符。十二年，迁礼部尚书。尝上疏言节财赋，禁服色，明法律，严武备，设谏官，均卫兵，建学校，立朝仪，事多施行。凡所荐引，皆知名士。世祖嘉之，遂拜集贤大学士，进阶光禄大夫。卒年七十六，特赠金紫光禄大夫，谥忠宪，后追封蓟国公。（《中国医籍考·许国祯御药院方》）（《中国医籍考·许国祯至元增修本草》）

【译文】《元史》载：许国祯，山西临汾曲沃人。学识渊博，贯通经史，尤其精于医疗技术，金国末年在河南登封永宁县躲避战乱。河南平息后，回到山西太原居住。元世祖忽必烈在东宫时，因他医术精湛征召到元大都驻守，负责医药等事宜。大蒙古国监国拖雷的妻子、元世祖忽必烈的生母、"四汗之母"的庄太后克烈·唆鲁禾帖尼有病，许国祯按时治愈，于是太后设宴款待，按照自己的岁数赐赏给许国祯五十三根白金。伯撒王妃眼睛有病，医家误针而伤害视力，世祖愤怒，想判以死罪。许国祯不慌不忙地劝说："罪固当死，医家因紧张而失手，情有可原，如果现在就杀了他，以后谁还敢再给黄金家族看病呢？"元世祖怒气渐消，且褒奖许国祯正直，可以做谏官。忽必烈即位后，授予他从一品文散官荣禄大夫，掌管太医院事务，赐给他金符信物。至元三年（1266）又授给他可以调兵遣将的金虎符。至元十二年（1275）他升迁为礼部尚书。他曾经上疏奏事要开源节流、规定服饰等级、严明法律、加强武备、设立谏官、周密防戍、建立学校、设立朝廷礼仪等，他的建议大多被采纳。凡是他引荐的人才，都是知名人士。元世祖很赞赏他，就拜他为管理朝廷重要文诰和典册的集贤院大学士，进阶从一品秩比两千石的光禄大夫。享年七十六岁，特赠加金章紫绶的光禄大夫，谥号忠宪，后追封为蓟国公。

杏林名师出高徒，妙手重注共风流

【原文】《元史类编》曰：窦默，字子声。初名杰，字汉卿，广平肥水乡人。幼嗜书。金末遭兵乱被俘，同时三十人皆见杀，惟默得脱归。其家破母亡，遂南走渡河，遇医者王翁，妻以女，使业医。后仕元世祖，官至昭文馆大学士，卒时年八十余，追封魏国公，谥文正。（《中国医籍考·宝杰针经指南》）

《金华府志》曰：王镜泽，名开，字启元，兰溪人。家贫好读书，不遇于时，遂肆力医道。游大都窦太师汉卿之门二十余年，悉传其术以归，窦公嘱之曰："传吾术以济人，使人无病，即君之报我也。"遇人有疾，辄施针砭，无不立愈。至元初，领扬州教授，以母老辞。所著有《重注标幽赋》，传于世。子国瑞，孙廷玉，曾孙完泽，皆克世其业云。（《中国医籍考·王开重注标幽赋》）

【译文】《元史类编》载：窦默，字子声。开始叫窦杰，字汉卿，河北邯郸广平县肥水乡人。幼年就酷爱读书。金国末年遭遇乱兵被俘，同时被俘的三十人都被杀害了，唯有他得以逃脱。回去时家庭已经破败，母亲也已去世，于是南渡过黄河，遇见医家王翁把女儿嫁给他为妻，又教他学医。后来在元世祖忽必烈朝做官，任昭文馆大学士，去世时八十多岁，元朝追封他为魏国公，谥号文正。

《金华府志》载：王镜泽，名开，字启元，浙江兰溪人。家庭贫穷但酷爱读书，时运不济，于是致力学医。前往元大都北京跟随窦默研习二十多年，尽得其医术，学成回家。窦默嘱咐他说："传承我的医术是为了治病救人，使人民健康，这就是你对我的报答。"遇到病人，他就扎针，无不立竿见影。到了至元年（1264—1294）初，他担任扬州教授，因母亲年迈而还乡。著有《重注标幽赋》，流传于世上。他的儿子王国瑞，孙子王廷玉，曾孙王完泽，都能继承家业，弘扬医道。

文臣之首写序文,《格致余论》贯古今

【原文】宋濂题辞曰:初,君之未从太无也,手抄陈师文、裴宗元所定大观二百九十有七方,昼夜而习焉,既而悟曰:"故方新病,安有能相值者,泥是且杀人。"乃尽弃去,渡浙河,走吴中,寻师而求其说,久之不能得。复走宛陵,走南徐,走建业,皆无。吴中时累累道途,闻方不能所适。忽有以太无为告者,遂还杭拜之,凡十往返不得通。君乃立其门,终日不动。太无怜其志,为敷畅三家之旨,而一析以经。越数年,悉受其学以归,乡之群医,方泥裴、陈之学,闻君言皆大惊,已而又皆大服,翕然共尊事之。君年既高,所见益粹精,其自得者类多前人所未发,乃徇门人张翼等请,著为书若干篇,名之曰《格致余论》,持以示金华宋濂。濂窃受而读之,见其立言深,察证详,未尝不叹君用志之勤也。盖当大观之方盛行,世之人乌知有所谓《内经》之学?君独能崎岖数十百里,必欲求师而受其说,虽险阻艰难,更婴迭挫,曾不为之少动,所以卒能成其学。向使君之志稍变焉,乌有今日哉?至正七年冬十一月日南至,金华宋濂书于浦阳东明山中。(《中国医籍考·朱震亨格致余论》)

【译文】明朝开国文臣之首宋濂、对朱震亨巨著《格致余论》题辞说:初开始,他没有跟随名医罗知悌(号太无)学习,亲自抄写陈师文、裴宗元所拟定的大观处方二百九十七首,夜以继日地研习,继而感悟说:"老处方治疗新病证,哪能一一相吻合,拘泥于用老处方治疗新疾病相当于杀人。"于是就丢弃所有的旧处方,渡过浙江,来到苏州,寻找名师而求教,很久都没有找到。又过安徽宣城,江苏镇江、南京,也没有找到。从南京到苏州吴中,路途艰辛,不知该去哪里寻找。忽然有人告诉他名医罗知悌所在,他随即返回杭州拜谒,去了十次都被门人阻拦。他站立门前,整天一动不动。罗知悌被他的志向所打动,向他尽情传授刘河间、戴元礼、李东垣的医学宗旨,解析医经,寻找根据,探索本源。过了几年,他全部掌握了罗知悌的学问回到故乡,家乡的医生们仍拘泥于裴宗元、陈师文的古方,听到他的理论大加惊叹,进而又心悦诚服,恭敬地尊他为师并一起行医。他年龄大了,见解更加精辟深刻,所领悟的道理多是前人未曾阐发过的,于是他听从门生张翼等人的建议,写成医书若干篇,书名是《格致余论》。他拿着书给我看,我恭敬接受并虚心拜读,觉得立意深刻,察证翔实,不断感叹他用心苦用志勤。当二百九十七首"大观方"盛行时,世人哪里知道有什么《内经》医学?只有他不畏崎岖,独行数千里,决心拜名师而求学问,虽然艰难险阻备历,冷遇挫折相接,他都不为所动,所以才最终学有所成。如果他的意志稍不坚定,哪有今日呢？元顺帝至正七年（1347）冬十一月冬至日，金华宋濂于浦阳东明山。

儒医兵法精，斯人一世雄

【原文】徐显《葛乾孙传》曰：葛乾孙，字可久，平江人也。生而负奇气，仪状伟特，膂力绝伦，未冠，好为击刺之术，战陈之教，百家众技，靡不精究。及长遂吏，折节读书，应进士举所业，出语惊人。主司方按图索骥，不能识跅弛士，把玩不忍舍，置君亚撰。君曰："此不足为也，吾宁龊龊从谀，离析经旨，以媚有司意乎！"遂不复应试，犹时时指授弟子，皆有可观。金华黄公潜尤奇其文，劝之仕。不应。世传药书方论，而君之工巧独自天得，治疾多奇验，自丞相以下诸贵人得奇疾，他医所不能治者，咸以谒君，无不随愈。有士人患伤寒，疾不得汗，比君往视，则发狂循河而走。君就捽置水中，使禁不得出，良久出之，裹以重茧，得汗解。其治他疾多类此。当是时，可久之名，重于南北，吴人有之四方者，必以可久为问。四方大夫士过吴中，亦必造可久之居而请焉。其为人倜傥而温雅，慈爱而好施，故人无贤不肖，皆爱敬之。至正壬辰，徽寇转掠江浙，吴人震恐。浙西廉访佥事李公仲善请君与图，君劝城之，因守以讨贼，仍请身任其事。李公壮其言，然其计，卒城之，而民赖以安。明年癸巳春正月，与予游开元佛舍，私与予言："吾闻中原豪杰方兴，而吾不及预命也。夫今兹六气淫厉，吾犯司地，殆将死矣，如斯必于秋。"予曰："何至是。"踰月果疾，予往视之，则犹谈笑无他苦。秋七月，沐浴竟，遂偃然而逝，年四十有九。其诗未及诠次，藏于家。其行于世者，有《医学启蒙》，又《经络十二论》。君既没而朝廷聘君之命适至，已无及矣。（《中国医籍考·葛乾孙医学启蒙》）

【译文】徐显在《葛乾孙传》中说：葛乾孙，字可久，江苏苏州人。天生就带有一股英豪之气，仪表堂堂、体型魁伟，臂力过人。二十岁前，喜欢击剑刺杀技术，战斗布阵指挥，各种技艺，无不精通。长大后为吏，一改之前志向而刻苦读书，参加进士考试，语出惊人。主考官墨守成规，不能识别狂放不羁的奇才，又舍不得放弃，就让他做协助著述的亚撰。他说："这种事不值得我去干，我难道宁可龊龊地阿谀，解析经典，去谄媚顶头上司吗？"于是就不再参加考试，但还时时指教他的门生，都很有成效。金华黄潜大人很看重他的文笔，劝他做官。他不答应。世上留传的医书方论，他的颖悟独自天授，治病都有神奇的效果，从丞相以下的达官贵人得了怪病，其他医生看不好的，都来请他，无不随治遂愈。有一个读书人得了伤寒，发不出汗，他前去诊视，患者发狂沿着河岸奔跑。他就揪住他的头淹在水中，很久才让出来，裹了几层被褥，就发汗了。治疗其他怪病的方法也大都像这样。这时候，他的名声传闻大江南北，苏州一带有志四方者，都要向他请教。各个地方的士大夫凡是路过苏州的，也都登门拜谒。他为人风流倜傥且温文尔雅，慈祥友爱又喜欢施舍，所以贤能的和不肖的，都热爱尊敬他。元顺帝至正壬辰年（1352），安徽的盗贼掠夺江浙一带，苏州姑苏士民很害怕。浙西肃政廉访使兼军事副官的李仲善大人请他商量，他劝固守城池，依靠城守来讨伐盗贼，并亲任指挥。李大人敬仰他的豪言壮语，按照他的谋划，城得以固守，民得以保全。第二年癸巳年（1353）春天正月，他与我游览开元佛寺，私下对我说："我听说中原的豪杰将要起事，我是参与不成了。今年风寒暑热燥火六气为害，我也触犯了土地神，大概要死了，如果死必在今年秋天。"我说："不至于吧。"过了一个月他果然得病，我前往探视，他犹谈笑自若，毫无痛楚。秋七月，他沐浴完毕，竟安详地去世了。享年四十九岁。他的诗稿来不及编辑整理，藏在家中。在世上流行的是他所著的《医学启蒙》和《经络十二论》。他刚去世时，朝廷任命他的文书也刚刚到达，已经来不及了。

敢把岐黄全读遍，杏林拔萃续名篇

【原文】《明史稿》曰：吕复，字元膺，鄞人。少孤贫，从师受经，习词赋。后以母患求医，遇名医衢人郑礼之于逆旅，遂谨事之，因得其古先禁方及色脉、药论诸书。讨求一年，试辄有验，自以为未精，尽购古今医书，晓夜研究，务穷其闻奥。自是出而行世，取效若神。其于医门群经，若《内经素问》《灵枢》《本草》《难经》《伤寒论》《脉经》《脉诀》《病源论》《太始天元玉册》《元诰》《六微旨》《五常政》《玄珠密语》《中藏经》《圣济经》等书，皆有辨论。前代名医如扁鹊、仓公、华佗、张仲景、孙思邈、庞安常、钱仲阳、陈无择、许叔微、张易水、刘河间、张子和、李东垣、严子礼、王德肤、张公度诸家，皆有评骘。所著有《内经或问》《灵枢经脉笺》《五色诊奇胲》《切脉枢要》《运气图说》《养生杂言》《脉绪》《脉系图》《难经附说》《四时燮理方》《长沙伤寒十释》《松风斋杂著》诸书。浦江戴良采其治效最著者数十事为医案。晚年自号沧洲翁，历举仙居、临海教谕，台州教授，皆不授。（《中国医籍考·吕复内经或问》）

【译文】《明史稿》载：吕复，字元膺，浙江鄞县人。少年时失去父亲，家里很穷，跟随老师学习儒家经典，练习诗词歌赋。后来因为母亲生病而求访医生，在旅馆里遇见浙江衢州名医郑礼之，于是就谦虚谨慎地跟随学习，因而得到了他的古代禁方及色脉、药论等书籍。学习了一年，诊断看病都有效果，但自己认为对医术还不够精通，购买了很多的古今医书，昼夜研究，务必弄清楚医学的奥妙所在。从此出外行医，都有神奇的疗效。他对于医学的"经""论""方"，如《内经素问》《灵枢》《本草》《难经》《伤寒论》《脉经》《脉诀》《病源论》《太始天元玉册》《元诰》《六微旨》《五常政》《玄珠密语》《中藏经》《圣济经》等十五种书，都有自己的见解。前代名医如扁鹊、仓公、华佗、张仲景、孙思邈、庞安常、钱仲阳、陈无择、许叔微、张易水、刘河间、张子和、李东垣、严子礼、王德肤、张公度等十六名医学大家，都有评价。自著有《内经或问》《灵枢经脉笺》《五色诊奇赅》《切脉枢要》《运气图说》《养生杂言》《脉绪》《脉系图》《难经附说》《四时燮理方》《长沙伤寒十释》《松风斋杂著》等十二种医书。浙江金华浦江医家戴良采集吕复书中几十条确有疗效的处方作为经典医案使用。晚年他号称沧洲翁，时人羡慕他的学识才能，几次举荐他到浙江台州仙居县、临海县担任主管文庙祭祀、教诲生员的正八品县学学官，到台州负责教育医学生员的教授，他都没有赴任。

宣宗赋诗送徐枢，受恩皇家何荣誉

【原文】《松江府志》曰：徐枢，字叔拱，华亭人，元医学教授复子也。枢少传父业，兼学诗于会稽杨维桢。会天下乱，晦迹田里。洪武二十八年，年四十余。始以荐为秦府良医正，出丞枣强，召为太医院御医，累奏奇效，历迁院使。告归展墓，宣宗亲赋诗送之，遣中官二官人一护还。年八十致仕，赐金带，又七年卒。有《足菴集》行世。子彪。（《中国医籍考·徐枢订定王叔和脉诀》）

【译文】《松江府志》载：徐枢，字叔拱，上海华亭人，是元朝医学家徐复的儿子。小时他就子承父业，同时在苏州跟随杨维桢学习写诗。当元末明初天下大乱时，他隐居乡间。明洪武二十八年（1395），才被举荐为受封于今西安的朱元璋次子秦王朱樉府邸掌管医疗事务、正八品的良医正。后又出任河北衡水枣强县辅佐县令的县丞，又被征召为朝廷太医院的御医，每次治病都有神奇的效果，升任为正五品主管太医院事务的院使。他回家扫墓，明宣宗朱瞻基亲自赋诗送行，并派遣朝廷两名官员和一名宫女护送。八十岁时他告老还乡，朝廷赐给他金饰腰带，又过了七年去世了。著《足菴集》流传于世上。儿子叫徐彪。

治国治病道相同，药性犹能通人性

【原文】《松江府志》曰：徐彪，字文蔚，太医院使枢之子。正统十年，以能医荐入太医院。时代王久病肿，又昌平侯杨洪在边疾笃，受诏往视，皆不旬日而瘳，遂留御药房。十三年，擢御医。景泰二年，迁院判，常侍禁中，每以医谏。景帝问药性迟速，对曰："药性犹人性也，善者千日而不足，恶者一日而有余。"问摄生，以固元气对。其因事纳忠类此。六年，预修中秘书录。子瓒，为国子生。彪质直洞达，善谈议，少从父入秦，其邸舍，元许文正衡遗址也。秦王以鲁菴题之，秦中称为鲁菴。及归老，以诗画适情，自号希古。所著《本草证治辨明》十卷，《论咳嗽条》《伤寒纂例》各二卷。（《中国医籍考·徐彪本草证治辨明》）

【译文】《松江府志》载：徐彪，字文蔚，是徐枢的儿子。明正统十年（1445），徐彪因为懂医学而被推荐到太医院。这时朱元璋第十三子代王朱桂病肿很久了，且昌平侯杨洪在边关病重，他受诏诊治，不到十天全都好了，于是就留在御药房。正统十三年（1448），被提拔为御医。景泰二年（1451）升任为正六品太医院院使的副官，协助院使掌管医疗事务，侍奉皇帝，每次用医药术语规谏。明景帝朱祁钰问药性的快慢，他回答说："药性如同人性，品德好的人相处千日犹感不足，品德不好的人相处一天都是多余。"问养生，用固元气的方法回答。他就像这样因医进谏。景泰六年（1455），他准备编纂宫廷藏书目录。儿子徐瓒，是国子监的大学生。徐彪耿介豁达，善于言谈议论，小时候跟随父亲徐枢到秦川，居住的房屋是元朝理学家许衡谥文正的老宅。朱元璋次子朱樉用鲁菴命名许衡的遗址，陕西关中人也就称为鲁菴。等到他年迈回乡，以诗画陶冶性情，反"古稀"而号之为希古。著有《本草证治辨明》十卷，《论咳嗽条》《伤寒纂例》各二卷。

鱼龙江海梦，雀鼠稻粱谋

【原文】《吴江县志》曰：盛寅，字启东，以字行。逮之子，工诗善医。永乐中治内侍蛊奇验，闻于上，召对称旨，授太医院御医。太子妃孕而疾动，命寅诊之。曰："此血疾也，当用利药。"诸医皆骇沮，妃令言利药者进治，明日疾大已，乃锡金币直钱千缗。寅在上前，持论梗梗，上甚重之，扈从北征，寻掌太医院事。宣德元年，赐敕褒嘉，日待上命。视亲王疾有效，特赐白金良马。尝应制赋《瑞雪诗》。又尝与同官韩叔旸弈于御药房，驾卒至，不及屏，二人叩头待罪，上命终局，因御制《醉太平》词一阕以赐，仍命作诗。其宠遇如此。正统元年，丁父艰归，周文襄公忱素善寅，饷米百石。寅却之，贻以诗，有"鱼龙江海梦，雀鼠稻粱谋"，忱叹服焉。服阕将赴都，忽遘疾，自诊脉曰："吾不起矣。"临终作诗三首，年六十七。弟宏，子僎，从子伦，孙恺，俱以医世其家。僎性耿介，尝使家童输粮于官，多取一筹以归。僎怒，置米屋后，以饷鸟雀。初，寅医得之王高士宾，宾得之戴原礼，原礼得之丹溪朱彦修，故其术特精。时又有刘敏、李思勉者，俱传寅术。寅所著《流光集》。(《中国医籍考·盛寅六经辨证》)

【译文】《吴江县志》载：盛寅，字启东，人们只敬称他的字而不直呼其名。他是盛逮的儿子，工于辞赋，擅长医药。明成祖朱棣永乐年间（1403—1424），治疗内侍宦官由虫毒结聚，络脉瘀滞而致胀满、积块的疾病有神奇的效果，朱棣知道后就召他讲论，很合心思，便任命他为太医院御医。皇太子妃怀孕后胎动剧烈，盛寅诊视后说："这是血病，应当服用利下的药物。"其他御医既惊恐又担心，妃子令服用盛寅的利下药，第二天病情就大有好转。于是就赐给他价值一百缗钱的金币。盛寅在永乐皇帝面前，谈论事理非常剀切耿直，皇帝很敬重他，他扈从朱棣北伐，不久就主管太医院的事务。明宣宗朱瞻基宣德元年（1426），宣宗敕令褒奖嘉惠，天天侍从宣宗接受诏命。诊视亲王的疾病有效，又特别赐给他白金和骏马。他曾经根据宣宗的旨意赋《瑞雪诗》一首。他曾同御医韩叔旸在御药房里下棋，宣宗突然到来，他们来不及躲避，两个人就磕头请罪，皇帝让他们继续把棋下完，还亲自填《醉太平》词一阕赠予他们，又让盛寅作诗。他的恩宠和知遇竟是这般优渥。明英宗朱祁镇正统元年（1436），盛寅遭逢父亲丧事，文襄公周忱一向对他很好，就赠送他一百石大米。盛寅谢绝了，以诗回赠："鱼龙江海梦，雀鼠稻粱谋。"周忱大为敬佩。盛寅为父亲守丧期满将要赶回明都北京，忽然染病，自己诊脉说："我活不成了。"临终时写了三首诗，享年七十六岁。他的弟弟盛宏，儿子盛僎，侄子盛伦，孙子盛恺，都继承了他的医业。盛僎生性耿介，曾使家童给官府缴纳公粮，家童又拿回一壶。盛僎很生气，就把米放在屋后喂鸟雀。盛寅开始跟随吴门医派最早的创始人、人称高士的王宾学医，王宾先前又拜戴原礼为师，戴原礼宗祖于朱震亨，所以他的医术很高明。当时又有医家刘敏、李思勉等，都继承发扬盛寅的医术。他所著医书有《流光集》。

鲜衣怒马常不羁，儒林超群才出奇

【原文】《明史稿》曰：李濂，字川父，祥符人。举正德八年乡试第一，明年成进士，授沔阳知州。稍迁宁波同知，擢山西佥事。嘉靖五年，以大计免归。年才三十有八。濂少负俊才，时从侠少年联骑出城，搏兽射雉，酒酣悲歌慷然。慕信陵君、侯生之为人，一日作《理情赋》，友人左国玑持以示李梦阳，梦阳大嗟赏，访之吹台，濂自此声驰河洛间。既罢归，益肆力于学，遂以古文名于时。初受知梦阳，后不屑附和。里居四十余年，著述甚富。

《四库全书提要》曰：《医史》十卷，明李濂撰。是编采录古来名医，自《左传》医和以下迄元李杲，见于史传者五十五人；又采诸家文集所载，自宋张扩以下迄于张养正，凡十人。其张机、王叔和、王冰、王履、戴原礼、葛应雷六人，则濂为之补传。每传之后，濂亦各附论断。（《中国医籍考·李濂医史》）

【译文】《明史稿》载：李濂，字川父，河南开封人。正德八年（1513）参加八月州府举行的考试获得第一名，第二年考中进士，朝廷授予他为负责沔阳军政事务的知州。又升迁为宁波负责地方盐、粮、捕盗等事务的正五品知府副职，再次提拔为山西巡抚属下的助理。明世宗朱厚熜嘉靖五年（1526），因为三年一次的政绩考核而免职回乡。这时他才三十八岁。李濂少年时期就凭借自己杰出的才能，常同侠义轻狂的少年骑马出城，搏击野兽射猎野鸡，酒酣耳热就抒发壮士的慷慨悲歌。他羡慕魏无忌信陵君、开封监门小吏侯赢窃符救赵的忠义仁人，一日挥笔作《理情赋》，他的朋友左国玑将这篇赋拿给明代中期文学家、复古派领袖人物之一的李梦阳看，李梦阳大加嗟叹赞赏，就去相传为春秋时师旷吹乐之台，今开封市东南禹王台公园拜访他，李濂的名声因此在黄河和洛河流域之间广泛传扬。他被罢官回归故里之后，更加努力地治学，于是就以文章名闻当时。李濂开始受知遇之恩于李梦阳，后来就不屑与他共事。在故里居住了四十多年，编撰了很多著作。

《四库全书提要》载：《医史》十卷是李濂编撰的。这部书采集收录古往今来的名家，自《左传》春秋时期的医和直到"金元四大家"的李杲，见于经史传记的五十五人；又收录刊载下列名家的文集，自宋代名医张扩直到明初名医张养正共十人。其中张机、王叔和、王冰、王履、戴原礼、葛应雷六人，李濂为他们补充传记。每个传记之后，他也各做了评论。

三世行医传薪火，《育婴家秘》何卓荦

【原文】自序曰：粤自先祖杏坡翁，豫章人，以幼科鸣，第一世，早卒。先考菊轩翁孤，继其志而述之。成化庚子客于罗，娶先妣陈氏，生不肖，乃家焉。其术大行，远近闻而诵之万氏小儿科云，为二世。罗有巨儒张玉泉、胡柳溪，讲明律历史纲之学，翁知全可教，命从游于夫子之门而学焉，颇得其传。翁卒矣，顾其幼科之不明不行也。前无作者，虽美弗彰；后无述者，虽盛弗传，不肖之责也。故予暇日，自求家世相传之绪，散失者集之，缺略者补之，繁芜者删之，错误者订之。书成，名《育婴家秘》，以遗子孙，为三世。惜乎有子十人，未有能而行之者。其书已流传于荆襄闽洛吴越之间，莫不曰此万氏家传小儿科也。余切念之。治病者法也，主治者意也。择法而不精，徒法也；语意而不详，徒意也。法愈烦而意无补于世，不如无书。又著《幼科发挥》以明之者，发明《育婴家秘》之遗意也。吾不明，后世君子必有明之者。不与诸子，恐其不能明，不能行，万氏之泽，未及四世而斩矣。与门人者，苟能如尹公他得庾公之斯而教之，则授受得人，夫子之道弗坠。若陈相虽周孔之道，亦失其传也。诸贤勖之哉。万历己卯夏至日自书。(《中国医籍考·幼科发挥》)

【译文】万全序自著的《幼科发挥》说：我爷爷杏坡翁是江西南昌人，以儿科出名，这是第一代，他不幸英年早逝。父亲菊轩翁是个孤儿，继承了爷爷的遗志而传承家业。明宪宗朱见深成化年间（1465—1487）他客居于湖北罗田，娶母亲陈氏，生下我，于是就定居下来。我父亲远近闻名，大家都颂扬我家的儿科医术高明，这是第二代。罗田有鸿儒张玉泉、胡柳溪，他们精通天文律历、历史纲目等学问，父亲知道我可以读书，就让我跟他们学习，我颇得张、胡二位老师的真传。父亲去世时，顾念祖传医术不能发扬光大。如果祖、父不写医书，医术再高超也不能弘扬；如果没有后继者，医术再高明也不能传承，这都是我的责任。所以我闲暇时自觉地承担祖、父的遗业，散失的收集起来，缺失的补充完整，删繁就简，勘定谬误。书写成后命名《育婴家秘》，用以留传给子孙，我是第三代。遗憾啊！我有十个子女，没有能继承医业的。这本书在鄂、闽、浙、苏及洛阳一带广泛流传，人们都说这是万家的儿科医书。我静静地思索，治病的依据是医学原理，但看病都依靠意念诊断。医学原理不正确，那就是徒劳的原理；表达意思不详细，那就是徒劳的表达。原理复杂且意思混乱的，不如没有书籍。所以我又写作《幼科发挥》，用于阐释补充《育婴家秘》的不足。我不懂的，后来的学者必然会懂。我不传授给我的子女，是担心他们不能理解，不能施行，老万家行医济世的恩泽，不到四代就中断了。对于后来的学者，如果能够像卫国尹公之他得到庾公之斯而教导他，那么，教授和传承就都恰逢其人，我祖、父的医道也就不会中断。如果像战国时人陈相先跟随陈良学习，后跟随孟子学习，我祖、父的医术也就不会失传。各位后学者努力吧。明神宗朱翊钧万历己卯年（1579）夏至日。

耕耘杏林百草香，平章风雅意飞扬

【原文】张倬曰：晨窗雪霁，光射四壁。张子被褐方起，诵雪峤"熟煮春风劈烂椽"之句，客有量履过我而进《苦雪篇》者，中有"冻馁相继倒"一语，怃然久之。因呼从事炉头，相与平章风雅，杯斝内论及医道之难，而伤寒为最难，伤寒而挟杂病者尤难，是以亘古绝无兼该之例，后世不能兼善其术也。余曰："安有滔滔江汉，不通潮汐者乎？苟能纯一其道，则圆机在我，活法随人，何虑兼证之不克哉？"客举手称善。（《中国医籍考·张倬伤寒兼证析义》）

【译文】张倬说：晨倚南窗，望飞雪乍停。看红日照临，光芒四射，满屋流银洒辉。我披衣而起，借景乘兴，诵雪峤诗人句："熟煮春风劈烂椽。"有客羡慕我高古雅怀，拜谒而进《苦雪篇》"冻馁相继倒"之名句，我心情激愤，怅然良久。便呼门生烧炉，煮茶温酒，高谈风雅，切磋医道。医道难，伤寒惟艰，伤寒兼夹杂病者尤艰。故亘古而今，无如仲景精伤寒而兼杂证者，后学者亦难企及。我畅怀舒啸："哪有滔滔汉水、滚滚长江而不起波澜，不涌潮汐哉？如果能精通医道，执纲举目，抟圆转圈，对证下药，怎么会诸科不通，百病不治呢？"客拱手称赞。

袁氏行医四代人，《痘疹丛书》耀古今

【原文】袁黄序曰：余祖世受宋恩，戒子孙不得仕元。入国朝，以法峻刑重，犹逡巡未敢出，故曾祖菊泉先生生当永乐时，资禀颖异，学问渊深而自托于医。吾祖怡杏，吾父蓑坡，皆英敏博洽而不习举子业。吾父始教吾兄弟，为时文应拭，而余遂登丙戌进士。入仕以来，遇缙绅诸公，尝慨治痘无奇方而婴儿横夭。予思菊泉翁因徐氏故业□（著）《痘疹全书》，怡杏重为增辑，而蓑坡复从而删订之，是皆出其绪余，以广济人之术。而其著论阐幽，绘图立法，真能发前贤所未发而开千古之迷，遂命工绣梓以传。此书出，而治痘者有准绳矣。婴儿之命，十可全六七矣。我祖宗之遗惠不浅矣。呜呼！东方朔之智，不尽于恢谐也。而传《汉书》者，遂以恢谐概其名。王羲之之学，不尽于笔札也。而慕右军者，竟以笔札掩其大节。我祖宗之心术行谊，不尽于是也。而后之读是编者，或指是以称袁之盛则误矣。余谓欲知菊泉者，当观其所著《周易绪言》《春秋别传》。欲知怡杏者，当观《春秋或问》《革除编年》《忠臣自靖录》《智士顺天录》。欲知葭坡者，当观《大易法》《毛诗或问》《尚书砭蔡编》《春秋针胡编》及《一螺集》等书，庶足以知其概耳。虽然，遗编种种，皆粗迹也。心之精华，口不能宣，而况形之副墨之迹乎。然则，未足以知吾祖考也。善学者，由粗致精焉可矣。由粗致精，即《痘疹》一编，亦足玩也。是不可不传矣。赵田逸农袁黄拜手书。(《中国医籍考·袁仁痘疹丛书》)

【译文】袁黄序其父袁仁所著的《痘疹丛书》说：我的祖先世代受宋朝的恩惠，告诫子孙不得在元朝做官。进入明朝以来，因为法律严峻刑罚惨烈，仍然徘徊不前不敢出来仕宦，已故的我父亲的爷爷菊泉老先生生于明成祖朱棣永乐年间（1403—1424），天资禀赋异常聪颖，学问深厚而以医为生。我爷爷怡杏，我父亲袁仁，字葭坡，都材识英敏、博洽广闻而不参加科举考试。我父亲教育我们兄弟，按照当时流行的规范程式写文章而我就考中了丙戌年（1583）进士。当官任职以来，遇到各位朝堂同仁，都感慨治疗痘疹没有神奇的处方而婴儿横遭夭亡。我回忆菊泉老先生根据徐氏的医疗经验所著的《痘疹全书》，怡杏重新为这本书增加辑录，而葭坡接着又删改订正它，都是我祖先的医疗心血和思想精华，可广泛地用来治病救人的医术。书中的论点浅显明了，插图有致，立法有则，突破了前人的理论框架，富于创新而拨开千古的治痘迷雾，于是我就指派工匠非常精美地雕版印刷，用于传习。这本书出版后治疗痘疹就有了准绳和标准。患痘疹的婴儿就可十愈六七，我祖宗的阴德也是很深厚的。哎！西汉东方朔的智慧，不仅仅是诙谐，但写《汉书》的却仅仅用诙谐以偏概全。王羲之的学问，不仅仅是书法，但仰慕王羲之的，竟然仅仅以书法掩蔽了他的大节。我祖宗的智慧和作为，也不仅仅是这些。而后来读这本书的人，可能误认为他们的成就仅仅就是这些。我说想了解菊泉先生的，应当读他所著的《周易绪言》《春秋别传》。想了解怡杏先生的，就读他所著的《春秋或问》《革除编年》《忠臣自靖录》《智士顺天录》。想了解葭坡先生的，就读他所著的《大易法》《毛诗或问》《尚书砭蔡编》《春秋针胡编》及《一螺集》等书，或许可以了解他们个大概。即使如此，遗编林林总总，都是初步的学术成果。内心精妙的思想，口头难于表达，何况付诸笔墨纸砚呢！然而，这还不足以了解我祖先的全部。善于学习的人，由粗略达到精微。由粗致精，就是《痘诊丛书》这一本，完全可以耐心体察琢磨。这本书应该是可以流传后世的。浙江嘉兴嘉善县隐居农夫袁黄。

铁心救慈母，奋志改蹇命

【原文】 钱琦序曰：贺君岳少业儒，以母病风，遍求医，医莫能治，乃奋志曰："母病弗瘳，儿奚儒为？"于是尽购医家书读之，逾年曰："吾知所以疗吾母矣。"卒奉以周旋，母享高寿。又得苏医王氏惟雍之传，而业益精，里闾病辄就君治，治辄效，其门至暮拥而且集。自是邑若郡，自侯以下，咸召君无虚日。藩臬问医，必以君对。缙绅游历郡下，亦必迎君以往，由是君所及弥广矣。君间阅古方书，久之欣然意会，衰成帙，题曰《明医会要》。邑侯魏公，精于医者也，心好之，未及锓辄擢去。会旧邑侯夏公备兵海上，乃授指挥李元律梓行，属余序。（《中国医籍考·贺岳明医会要》）

【译文】 钱琦序贺岳所著的《明医会要》说：贺岳小时候学习儒家经典，因母亲患风痹病，到处求医，都没能治好。他奋志激昂地说："母亲的病治不好，儿子还学儒干什么？"于是就尽量购买医学书籍来阅读，过了一年说："我知道怎样治疗我母亲的病了。"就精心医治照顾，母亲得以高寿。又获得苏州医家王惟雍的真传，医术就更加精湛了。乡间的百姓凡有病者都请他治，凡治就都有疗效，他的门前直到傍晚还等候很多就医的人。从这以后从县到郡，侯王以下，都聘请他去看病，没有一日的空闲。布政使和按察使咨询医学问题，也必须由他来回答。在任和致仕的官员到嘉兴郡视察或游历，也必须接他前往相叙，因此他所到达的地方更加广大了。他查阅古代医方，久而久之便心领神会，编撰成《明医会要》。魏县令对医学也很精通，心里很珍爱，还没有等到刻板就拿去了。恰逢老县令夏公率领军队驻扎海边，于是就命令军官李元律刻板印刷，请我作序。

江湖郎中称国老，《窦氏疮疡》更神妙

【原文】 申时行序曰：宋有窦汉卿者，以疡医行于庆历、祥符之间。诏治太子疾，召入仁智殿下讯之，未几太子病愈，辄嘉劳之，封为太师，以国老称。遂命制诸方，以宏济寰海外内。一时神其术者，咸知有窦氏疡医矣。然其书之传于世者，分析种种，绘图定方，具有法度，信利人之妙术，济世之弘轨也。我朝以来，家有传焉，其方多验。裔孙楠续授太医院医士，其子梦麟术业益工，声称藉甚。乃缉遗书，重增经验诸方，梓以行世。盖溯汉卿为合肥人，尝游江湖，遇一至人，而其术益神，则医业之精，信非偶然者矣。梦麟号仲泉，今家常之无锡，与华太学复阳游。复阳为秋官补庵公之

子，比来京师，备能道之。(《中国医籍考·窦杰疮疡经验全书》)

【译文】申时行序窦杰所著的《疮疡经验全书》说：北宋有个叫窦汉卿的人，以治疗疮疡溃烂而闻名于宋真宗赵恒大中祥符年间（1008—1016）和宋仁宗庆历年间（1041—1048）。他奉诏治疗太子疾病，召入仁智殿询问，不久太子的病就痊愈了，皇家就嘉奖慰劳他，封为六卿之首、掌邦治的太师，以德高望重而称为国老。于是就让他研制各种药方，以浩荡的皇恩拯济海内外的黎民。当时人们认为他的医术非常神奇，都知道窦氏最擅长治疮疡。他的书流传于世的，条分缕析，插图精美，立方配伍都有根据和出处，确实是治疡救患的奇妙医书，济助世人的大道法规。明朝以来，家家都有传习，处方大多疗效显著。他的嫡孙窦楠又被朝廷授为太医院医士，窦楠的儿子窦梦麟医术更加精湛，声名远播，广为人知。于是编辑他父亲和他父亲爷爷的遗书，重新增加了一些验方，刻板印刷发行。追溯窦汉卿是合肥人，曾在江湖间游观，遇到一个超凡脱俗，物我两忘的至人，他的医术从此就更加神奇了，神奇的医术确实都不是偶然的。窦梦麟号仲泉，家常住无锡，与太学生华复阳一起共事，华复阳为刑部替补官员庵公的儿子，最近来到京师，详细地叙述了这些。

圣人传道不沽名，神人无功治未病

【原文】自序曰：昔秦越人入咸阳，闻咸阳人爱小儿，即为小儿医，咸阳人无不称善。顾其自言曰："圣人豫知微，得早从事，则疾可已。"又其对文侯曰："长兄于病视神，未有形而除之，故名不出于家。中兄治病，其在毫毛，故名不出于闾。若越人者，镵血脉，投毒药，副肌肤间，而名出闻于诸侯。夫医者理也，理者意也，意者发也；药者瀹也，瀹者养也。圣人无死地，非能长视区宇，驰无穷之路，饮不竭之泉，如佺羡然。独其防之者豫，莫得而死也，不待其发而后意以药之，瀹而养之也。故曰：发乎不意，则全胜而无害。医如越人，犹不得于其长兄并者，越人治形，长兄治其未形。病未形而治之，即圣人之所谓豫也。故曰：至人之不病也，以其不病，是以无病。病而曰吾有古方书，晚矣。"时万历丁丑孟秋既望，默逸拙者青螺郭子章书。(《中国医籍考·郭子章博集稀痘方论》)

【译文】兵部尚书郭子章序自著的《博集稀痘方论》说：过去扁鹊到陕西咸阳，听闻咸阳人疼爱小孩，就成为小儿医生，咸阳人都称赞他医术高明。但他对自己说："圣人能预知事物发生的细小几微，一定要早点预防和治疗，那么病就不再发展了。"他又对魏文侯说："我大哥看病是看神色，病还没有现形就遏制了，所以他的名声只局限在家里。我二哥看病，治的是皮肤和毛发，所以名声局限于邻里之间。像我这样的人，刺血脉，投峻猛的药，剖开肌肤，所以就名闻诸侯。医学就是理念，理念就是意念，意念就是判断；药就是疏通，疏通就是调养。圣人是不会自置于死地，不是他能看到天地的深处，跑完世上所有的道路，喝完长生不老的泉水，像偓佺这位神仙和活了七百六十七岁的篯铿老寿星的样子。而是能够防范、能够预知几微，不等到疾病发生就诊断服药，疏通调养，所以就不会病死。我大哥治病于未形之时。病没有形成就预防治疗，就是圣人所说的'预'的意思。所以说：至人不得病，因为知道预防疾病，所以就不会生病。已经患病的人说我有古代的珍秘处方，晚了。"明神宗朱翊钧万历丁丑年（1577）七月十六日，别号默逸拙者号青螺郭子章。

痘疹恶疾人俱惮，治愈尚有解毒丸

【原文】徐维楫序曰：余亲家春海朱君，乃江西宪副朱平野公之长子。自幼颖异，攻举子业，补京庠子弟员籍，有文名。屡屈场屋。后因母氏遘疾，侍汤药者十年，遂刻意医学。自轩岐《素》《难》诸书而下，迄守真、子和、仲景、东垣诸家著述，悉考究精详。至于痘疹一科，尤注意焉。凡钱仲阳之《药证直诀》，陈文中之《痘疹方》，闻人规之《痘疹论》，魏直氏之《博爱心鉴》等书，更与名医参考研究，殆二十余年。撮此易简切要者，直指以示人，俾一展卷，而方证了然于心目，取效易如反掌。又访制蜡丸三种，以备危急：治痘初出者，名"稀痘丸"；五六日用者，为"快斑丸"；十日后者，为"解毒丸"。俱应效如神，真治痘疹始终之圣药也。倘远方下邑，医药所不及者，预蓄此丸，临时服之，即可保全婴幼，免求医药矣。故名其书曰《不求人》。呜呼！公之用心仁矣哉。使此书行之一方，则一方之婴幼全矣；行之天下，则天下之婴幼全矣。其与良相博施济众之功用，岂有二乎哉？君又刻《延寿易简周天诀》，即能健脾祛病，其谓延年可知。且明农于天津静海，已舍药几三十年，无非欲人并跻寿域意也。故余乐为序云。春海讳栋隆，字子吉，号瓶城子，锦衣籍，镇江府丹阳县人。时万历二十三年岁在乙未夏六月望日，渤海徐维楫拜书。（《中国医籍考·朱栋隆痘疹不求人》）

【译文】徐维楫序朱春海所著的《不求人》说：我的亲戚朱春海，是江西掌管司法的副按察使朱平野的长子。他从小就非常聪明，攻读科举考试科目，替补京都学校官宦学子的名额，有一定的文学声望。但参加科举考试却都名落孙山。后来因为母亲患病，他熬药煮汤侍候十年，于是就用心学医。从《素问》《难经》以下的各种医学典籍，到河间医家刘完素（字守真）、金代四大医家张从正（字子和）、东汉末年长沙太守伤寒集大成者张机（字仲景）、金代名医李杲（号东垣老人）等大家的著作论述，全都深刻思考。对于痘疹，特别侧重关注。凡是钱乙字仲阳的《药证直诀》、宋代医家陈文中的《痘疹方》、宋代儿科医家闻人规的《痘疹论》、明朝名医魏直先生的《博爱心鉴》等书，全都认真阅读，更与医家名流探讨研究，大约二十多年。编撰成简易扼要且切中要害的方书，供世人传习，使一开书卷，处方病证便了然明白于心中眼前，获得疗效易如反掌。又仿制三种蜡封药丸，以备急用：治初出痘的叫"稀痘丸"；治出痘五六天的叫"快斑丸"；治十天以后的叫"解毒丸"。效果都非常神奇，确实是治疗痘疹全程的圣药。如果偏远的穷乡僻壤，医生和药物不能及时得到，提前预备这些药丸，临时服用，就可以保证婴幼儿的生命安全，免得奔波求医和寻药了。故书名是《不求人》。唉！先生的用心可谓至仁了。使这本书流传一方，那么这一方的婴幼儿就能得以保全；流传于天下，天下的婴幼儿就得以保全。他与朝廷贤良的宰相给予人民的恩惠和救济的功绩，难道有两样吗？他又刊刻《延寿易简周天诀》，可以健脾祛病延年益寿。又劝勉农桑于天津静海一带，施舍药丸将近三十年，无非是使人们一起健康而安享天年。所以我非常乐意为他作序。朱春海讳栋隆，字子吉，号瓶城子，官宦家庭出身，江苏镇江丹阳人。明朝万历二十三年（1595）六月十五，河北沧州人徐维楫。

慷慨解囊治奇恙，橘井流清何曾央

【原文】石震小传曰：师毗陵人，胡姓，本儒家子，生而敏慧，稚年寄育僧舍，长寻剃发，法名住想，字慎柔。师自是归里，治病辄应，履日盈户外。然性好施，虽日入不下数金，而贫如昔。岁庚午，吴江宰熊鱼山先生夫人，抱奇恙六七年矣，延师至，以六剂奏效，一时荐绅士大夫咸服其神明。因往来吴会间，里居之日少。岁壬申，予时习岐黄家十余年，雅慕师，每相过从谈论，辄达曙忘倦。师每忾生平所学，嗣者寥寥，言之愧然。然窃谓师貌古神暗，当得永年。亡何，丙子仲夏忽示疾，以手札招予，授生平所著书，凡虚损一，痨瘵一，所札记师训一，治病历例一，医案一。又数日竟脱然去，年六十五。距今又十年矣，予将以其书寿之于梓，因为之传。（《中国医籍考·释氏住想慎柔五书》）

【译文】《石震小传》说：我恩师是江苏常州人，姓胡，本是书香子弟，幼儿时寄养在寺庙，长大后便削发为僧，法名住想，字慎柔。恩师回到家乡后，治病都很有疗效，前来就诊的人每天都挤满屋子。然而他生性好施，虽然每天都有几两金子的收入，但还同过去一样贫穷。明穆宗隆庆四年庚午（1570），苏州吴江县县长熊鱼山的夫人，得怪病六七年了，请恩师去治，服了六副药就好了。一时间达官贵人都佩服他神奇的医术。此后他就往来于苏州和绍兴间，在家里的日子很少。明崇祯五年壬申（1632），我学医已经十多年了，非常仰慕他，每次相见交谈，彻夜不倦。恩师常惋惜自己的学问少有继承者，语气悲伤哀惋。我私下认为他容貌和神情都具有古圣先贤气度，应当长寿。不久，明崇祯九年丙子（1636）仲夏他忽然生病，以亲笔信召我，把平生所著的书籍交给我，共有虚损一卷，痨瘵一卷，所札记师训一卷，治病历例一卷，医案一卷。过了几天他竟然去世了，享年六十五岁。至今十年了，我把这些书籍刻板印刷以图长久流传，因此写了这篇小传。

汉唐元明十朝去，悬壶炉火未曾熄

【原文】吴秀序略曰：尝观许氏鸣医，自巢由而下，汉有许定，晋有许逊，隋有许智藏，唐有许孝崇、许胤宗，宋有许叔微、许洪，皆能深造医闻而著书立言，师表万世者也。许君培元，学跻董、贾，文偪司、韩，而所以求益者，毋论江之左右，虽薄海内外，未始不为之屈一指也。余尝器其才，而劝之应试，乃有感而曰："富贵有命，不可强也。与其登庸于仕籍而危，见忌于同朝，孰若绍承医术，以跻斯人于仁寿之域哉。"遂取家传的本，及历代以来方书，细研潜玩，三为裘葛而工其术。故上自王侯大臣，下至里井间衖，凡有患者，沾其匕剂，经其疗理，焕然如赫日之消冻，洒然如执热之濯清。颛以慈仁为念，未尝要谢，故泽被生灵，名惊昭代，而亘古医流所罕睹焉者也。（《中国医籍考·许兆祯医镜》）

【译文】吴秀序许兆祯所著的《医镜》说：曾经观察许氏祖传医业名满天下，自从远古唐尧时代的巢父和许由以来，汉朝有许定，东晋有长于道术、善于养生的许逊，隋朝有医官兼优的许智藏，唐朝有任尚药奉御的许孝崇和善治骨蒸证的许胤宗，南宋有经方派创始人之一的翰林学士，著有《伤寒九十论》等十部医书的许叔微，有太医助教、参与校订《太平惠民合剂方》、著有《药石炮制总论》的许洪，他们都能洞悉医学的本质而著书立说，成为万世的师长和楷模。明代医家徐培元，字兆祯，他的思想水平达到了董仲舒和贾谊的理论高度，文思敏捷直逼司马迁和韩愈的才华风采，他更加精益求精，不论大江南北，沧海内外，未尝不为屈指啧啧称赞。我曾经器重他的才学，劝他参加科举考试，他有感而发："富贵有命，不可强求。与其为官被同朝嫉妒而面临危险，何如继承祖传医业，使黎民享受天赋的寿命。"于是拿出祖传的真本，以及历代的方剂医书，细心研讨，潜心琢磨，经三秋寒暑孜孜不倦而医术工。故上自王侯大臣，下至贩夫走卒，凡是患病的，只要服用他一羹勺汤剂，经过疗理，其病痛就像春日温暖而融冰，秋水清凉而消暑。他常怀仁慈之心，不以报偿为念，所以恩泽被庶民、英名动圣上、功业惊当代，在亘古以来的医家中也是极其罕见的。

祖孙儒医学养厚，踵事增华续春秋

【原文】自记曰：余大父釜山先生笃志艺林，驰誉江左，及门问业者，多所显贵，而再入棘闱弗利，竟以逢掖老。吾父幼敏慧，大父奇爱之，希其早就。不虞大父忽遘一疾，治不能瘥，遗命吾父曰："汝不为良相，且为良医。"无何，吾父兼失所恃，阻试有司，遂改业医，自号念山。五十载以来，颇以是术名于世，吴城内外，老幼男女，病伤寒痘疹者，得吾父即全活，难以数计。生不肖，体弱而多疾，力不能终举子业，吾父即命弃去，训读岐黄诸书。如是者几易寒暑，稍有所得，则出云洲翁所著《明医指掌》示不肖曰："向尔所习仲景伤寒，东垣内伤，河间热病，丹溪杂病，此学之博者也，约而精则有是书尔，其宗之。"予敬授命，朝研夕考，始喻其旨，真所谓抉秘钩玄，远绍诸家之说。分标治本，阐明运气之宜，善矣！所微憾者，拘于图而局于论，显于证而晦于脉，详于方而略于法，翻检尚有纡回。乃不揣原其所载，目则分之以门，方则聚之以类，而附列歌注，各以己意参入，俾学人因脉辨证，缘证施治，弹指顷便度津梁，而余亦藉是多所解悟。盖余不幸，不生先生之世，犹幸去先生之世未远，可以私淑门墙也。当世钜公，愿共鉴之。天启二年九月吉旦。长洲后学邵达行甫谨述。

《江南通志》曰：邵达，苏州人，北虞之后人也。喜读司马迁书，手不释卷。精于伤寒，手到病立起。有邻人以乏食病，濒死，达以药囊中裹金饷之，遂霍然。人号为仁山先生。（《中国医籍考·邵达订补明医指掌》）

【译文】邵达自记其所著的《订补明医指掌》说：我爷爷釜山老人立志学问，名誉远播江东，亲自登门求教的，大多是显赫的达官贵人，他再次到贡院参加科举考试没有考中，竟以儒生而终老其身。我的父亲小时候很聪明，爷爷非常疼爱他，希望他早有成就。不料爷爷忽然患病，没能治愈，临终对我父亲说："你不为良相，就为良医。"不久，我父亲不但失去爷爷的庇护，又被主考官从中作梗，就改科举为学医，自号念山。五十年以来，以医术闻名于世，苏州城里城外，男女老少，患有伤寒和痘疹的，让我父亲医治全部无虞，救活的人难于计数。生下不成器的我，身体孱弱且多病，不能苦读儒学参加科举，我父亲就让我放弃儒学，攻读医学书籍。经过几个寒暑，稍稍有些心得，他就拿出云州老先生所著的《明医指掌》对我说："以前你所学习东汉末年医家张仲景的伤寒，金代医家李杲的内伤，宋金时期医家刘完素的热病，元代医家朱震亨的杂病，他们的学问博大宏阔，但简约精深却都在这本书里，要以这本书为主。"我恭敬地接受父命，早晨研究、傍晚思考，才明白了书中的旨意，真所谓探取精微，搜罗奥秘，继承远古的各家学说。分析标治愈本，阐明"五运六气"的意义，非常好。但美中不足的是：拘泥于经而局限于论，鲜明于证而隐晦于脉，详细于处方而疏略于疗法，翻阅查看也不方便。于是我不受《明医指掌》的局限，以门别目，以类聚方，附有歌注，阐述我的观点。使后学者切脉辨证，据病施治，弹指间越过津梁，到达彼岸，而我也因此多有体会和感悟。我不幸未与云州翁同代而生，我有幸距云州翁时代不远，因此可以自学成为其弟子。当代各位医家名流，愿同各位共同鉴赏。明熹宗朱由校天启二年（1622）九月初一，苏州晚辈邵达字行甫。

《江南通志》载：邵达是苏州人，是虞国姬姓虞仲的后裔，喜欢读司马迁的《史记》，手不释卷。精通伤寒，手到病除。有个邻居因饥饿而濒临死亡，他在药囊里包裹着金子予以救济，邻居霍然病愈。人们称他为仁山先生。

岐黄立身荷大任，医林拔萃冠古今

【原文】《婺源县志》曰：朱日辉，字充美，东源人。天性温粹，笃志嗜学，于书无不读，长于强记。后弃举子业，专治岐黄家言，按脉审方，一以儒理为权衡，所值多全活。邑令周天建重其名，时加币聘，辉屡晋谒无私请，周益礼之。尤勇于义，保先茔，继绝祀，殡遗骸，置祭田，毅然举行，堪为末流针砭，不独以刀圭擅誉也。与中翰余垣称莫逆，垣尝为文美之，龙眠方中发亦赋诗贻赠，一时知名群和焉。所集有《医学元要》《加减十三方》《试奇方》《闻见录》《大家文翰》等书，授子莹，莹得其学，亦以医名世。（《中国医籍考·朱日辉医学元要》）

【译文】《婺源县志》载：朱日辉，字充美，东源人。天性温和纯真，立志学有所成，是书皆读，记忆力非常好。后来放弃科举考试，专心研究岐黄学说，切脉处方都参照儒家中庸理论，救活了很多人。县令周天建很器重他，经常以厚礼相邀，朱日辉多次拜见县令只谈公事、无有私请，周县令更加礼遇。他尤其勇于仗义，保护先祖的坟墓，使断绝的祭祀得以延续，殡葬无人收瘗的遗骸，购置用于抚恤祭祀的公田，所有这些他都毅然决然地举办，特别能针砭时弊，他诚心行医，岂仅仅是以医术而闻名当世。他与皇宫收藏图书文籍的余垣大人为莫逆之交，余垣写文章赞扬他，隐士方中发先生也赋诗相赠，一时扬名遐迩。著有《医学元要》《加减十三方》《试奇方》《闻见录》《大家文翰》等。他把这些医书传授给儿子朱莹，儿子继承了他的医业，也以医术精湛而闻名于世。

慷慨赴疆场，潇洒事岐黄

【原文】《浙江通志》曰：沈士逸，字逸真，仁和人，善医知名。少时尝献书，经略邢公奇之，置为裨将，令督兵海上，以功为游洋将军。已，父祖相继没，母孀弟幼，遂绝意疆场，奉母滫瀡，而产日落。乃发箧读禁方，尽得要秘，数年名大起，日造请者数十百家，全活不可胜数。既老，构园池，多树竹木，种菱芡，日抱琴书，坐卧其中。贤士大夫轩车致门，多不时出，而以疾来者则率尔命驾，无间近远。年六十有六，病疟卒。所著《海外记闻》《翌世元机》《清乘简圆集》若干卷。（《中国医籍考·沈士逸翌世元机》）

【译文】《浙江通志》载：沈士逸，字逸真，浙江余杭临平镇人，因医术高明而声名远播。少年时曾经给掌管浙江军政事务的邢公上书，邢公很欣赏他的才能，就将他提拔为副将，让他在海上带兵，他因军功卓著而封为福建莆田仙游这个地方的游洋将军。后来，他的爷爷和父亲相继去世，母亲寡居，弟弟幼小，于是他决意告别疆场，给母亲烹调柔软滑爽的食物，家道却一天天地衰落了。于是他打开书箱研读珍秘的药方和配方，全部掌握了其中的要领，几年时间就声名鹊起，每天拜谒和请他前去看病的有数十百家，救活的人也不计其数。年老以后，建造园圃池塘，种了很多竹木、菱角和芡实，天天抱着古琴和书籍，在园圃中或坐或卧。有名的士大夫乘着有帷幕的车子来到他的门前，同他交谈很久都不愿离去。如果是前来求医的他就急忙驾车，不管患者穷达和道路远近都前去诊视。享年六十六岁，因患疟疾而去世。著有《海外记闻》《翌世元机》《清乘简圆集》等多卷。

许身岐黄著医卷，一片丹心为伤寒

【原文】自序曰：余自幼迄今，遍读伤寒书，见诸家之多歧而不一也，往往掩卷叹曰："仲景书不可以不释，不释则世久而失传；尤不可以多释，多释则辞繁而易乱。"用是精研密谛，绵历岁时，暑雨祁寒，不敢暇逸，盖三十年来，靡刻不以此为萦萦焉。后得《尚论》《条辩》内外诸篇，又复广求秘本，反复详玩，初犹捍格难通，久之忽有燎悟，始觉向之所谓多歧者，渐归一贯。又久之而触手触目，与仲景之法，了无凝滞。夫然后又窃叹世之见其糟粕而不见其精微者，当不止一人，安得有人焉！晰其条贯，开其晦蒙，如拨云见日，岂非吾侪一大愉快哉！康熙丁未旦月，石顽张璐识。(《中国医籍考·张璐伤寒缵论》)

【译文】张璐序自著的《伤寒缵论》说：我从小时候到现在，读遍了有关伤寒的书籍，看见各家多有歧异而不相统一，往往合上书卷叹息说："张仲景的书不可不注释，不注释年代久了就会失传；尤不可以多注释，多了就容易言辞繁冗而混乱。"因此我专心致志地研究珍藏罕见的秘本，经历了许多年，三伏三九，暴雨大寒，不敢有稍微的闲暇和散漫，三十年以来，无时无刻不为注释伤寒论而苦心萦怀。后来得到《尚论》《条辩》内外各篇，又反复广泛地寻求秘本，详细揣摩，潜心玩味，开始时艰涩难懂，互相抵触，久而久之便触类旁通，先前觉得有歧异的地方，也渐渐地连贯统一起来。又久而久之手写目睹，与张仲景的治法方术融会贯通。然后才私下感叹世上见糟粕而不见精微者何止一人，如果有人能条分缕析，开人蒙昧，像拨云见日，难道不是我辈的一大快事！清朝康熙丁未年（1667）七月，张璐晚号石顽。

志在青云贫如洗，情满岐黄救世急

【原文】自序曰：余年十二，先母周夫人见背，先君子君辅公杜门读书，道义自许，口不道阿堵字，以故家贫甚，尝寄食子佩舅氏家。舅氏抚教有加焉，于时明发有怀，固思生戚，往往大病，每于诵读之暇，间览方书。先君子遂谓小子曰："汝有意于此乎？古人不得为良相，每愿良医，盖良相良医，其功正相等耳。果能精之，则可以自疗，并可以疗人，亦内典所自利利他之道也。"予拜训之下，深谢不敏。长而遭沧桑之变，寄迹于穹窿之阳，人有疾者，按方加减与之，所投辄效，因而叩户求方者，殆无虚晷。窃思古人陈案，虽各臻其妙，然论多方杂，未易窥测，不免杨朱之叹。故于晨窗夕几，究心《灵》《素》，博涉群书，斟酌尽善，成《山居述》四卷，有论有方，有经有变，颇备苦心，但力绵不克就梓，久置庋阁。今年春，偶公逊叔过斋头，见而阅之，谓曰："汝有此，而不与人共之，不亦同于怀宝迷邦者乎。且汝先子之言具在，顾其忘诸。"予益唯唯谢不敏。长夏无事，因于《山居述》中，简其要者为主方，随证加减，一证一方，以见其常，加减附论，以通其变，编为俚句，名曰《说约》。庶几学岐黄者，得会归之源，去烦苦之失耳。若曰从此活人，功与调元者等，则予岂敢。康熙二年夏四月，古吴自了汉蒋士吉仲芳氏识。(《中国医籍考·蒋士吉医宗说约》)

【译文】蒋士吉序自著的《医宗说约》说：我十二岁时，母亲周夫人就去世了，先父辅公在世时闭门读书，以道义自许，羞于谈论金钱，因此家里非常贫穷。我曾经寄居在我舅舅的家里。舅父对我照顾指教有加，这时我思念父母，忧伤感怀，往往患有重病，每当我诵读儒家书籍之余，也浏览医学书籍。先父生前曾对我说："你对此感兴趣吧。古时候的人如果不能成为良相，就要成为良医，才能卓著的宰相和医术高明的郎中，对于国家和人民的功绩是相等的。如果真能精通医术，不但可以给自己治病，也可以给他人治病，用医道修身，亦用医道济世。"我拜谢先父的庭训，深感自己不够聪明。长大以后遭受父母先后去世的巨大变故，常常徘徊于父母的坟头而思念缅怀，有人患病，就按照处方增加或者减少几味药，所服用者即刻就有效果，因此前来登门就医的，没个空闲。我思忖古人的老处方，虽然都很奇妙，然而论证烦多，处方繁杂，不容易看明白，精妙的见解沉溺于虚词烦说之中。所以我早晚都沉浸于书桌，潜心研究《灵枢》《素问》，博览涉猎各种书籍，仔细斟酌使之尽善尽美，编撰成了《山居述》四卷，有论据有处方，有规律有变化，用尽了苦心，但由于我力量有限不能刻板印刷，长久以来只好束之高阁。今年春天，我的公叔蒋埴偶然经过我的书房，看见并阅读《山居述》后对我说："你有这本书稿，而不同大家共同分享，不就等于有才华而不造福于民众吗？况且你父亲的遗言句句在耳，你不会忘记吧。"我恭敬地道歉我的不足。夏秋之间无事，就选择《山居述》中关键的处方，根据病证或增或减，一种病证一个处方，说明一般的情况；在增减处附注论述，以适应变化的需要，编辑采用通俗易懂的语言，改《山居述》为《医宗说约》。但愿后来的医家同仁，有共同遵循的准则，而无头绪纷繁的痛苦罢了。如果说从此能够拯救众生，功劳就同燮理阴阳的宰相一样，则我不敢居功自傲。清康熙二年（1663）夏季四月，江苏吴县蒋士吉字仲芳号自了汉。

满山芳草仙人药，一径清风处士坟

【原文】徐燨曰：先府君既作自序，方期顶祝圣恩，闭户著书，以终余年。忽一日叹曰："吾自审脉象，恐不逾今岁矣。惟觉心中有未了事，亦不自解其因。"至十月二十五日，奉旨复召入都。恍然曰："向觉有未了者，此耶。"时方卧痾，强起入都。大中丞暨诸大宪亲诣舟次，府君感沐圣恩，力疾登程。燨随侍中途，疾亦渐已，精神转旺，餐饭有加。腊月初一日抵都，精力复衰。越三日，府君从容议论阴阳生死出入之理，并自作墓前对联，有"满山芳草仙人药，一径清风处士坟"之句。至夜，谈笑而逝。额驸尚书福公入奏，是日上赏白金一百两，赠儒林郎，并传旨谕燨护丧以归。明春，扶榇旋里，葬越来溪之牒字圩新阡。伏念府君以诸生达九重，两膺征召，生前知遇，身后宠荣，遭逢盛世，千载一时。燨虽自愧无文，谨就府君自序所未竟者，附缀数行，以志不朽云。（《中国医籍考·徐大椿难经经释》）

【译文】徐燨说：我父亲徐大椿已经对他所著的《难经经释》作了序，也已顶礼祝颂乾隆皇帝的恩德恩宠，于是就闭门写书，以终余年。忽然有一天感叹说："我自己审察脉象，恐怕活不过今年了。但总觉得心中有件事还没有了结，却不知道究竟是什么事。"到了十月二十五日，乾隆皇帝再次征召他入京。才恍然大悟说："原来是这件事啊。"这时他已经因病卧床，勉强起来奉诏入都。巡抚和官府各位大人亲自到码头送行，我父亲倍感沐浴圣恩，勉强支撑病躯踏上征程。我一路服侍，他的病情减轻了，精神恢复了，饭量也增加了。腊月初一到达北京，精力又不行了。过了三天，先父从容不迫地谈论阴阳生死之理，并自撰墓联："满山芳草仙人药，一径清风处士坟。"到了晚上，说着就去世了。清宗室驸马、尚书福大人上奏乾隆皇帝，当天皇帝赏赐一百两白金，封赠儒林郎荣誉称号，并传旨让我护送父亲灵柩回归故里。第二年春天，到达故乡，安葬在越来溪的牒字圩新阡。我暗自思量先父以儒医拜谒九重宫阙，两度获得乾隆皇帝召见，生前的知遇之恩，身后的荣耀声闻，又欣逢康乾盛世，也算作千年一遇啊。我深愧我无文采，仅就先父自序没有叙述的这件事情，附缀以上文字，以纪念这不朽的盛事。

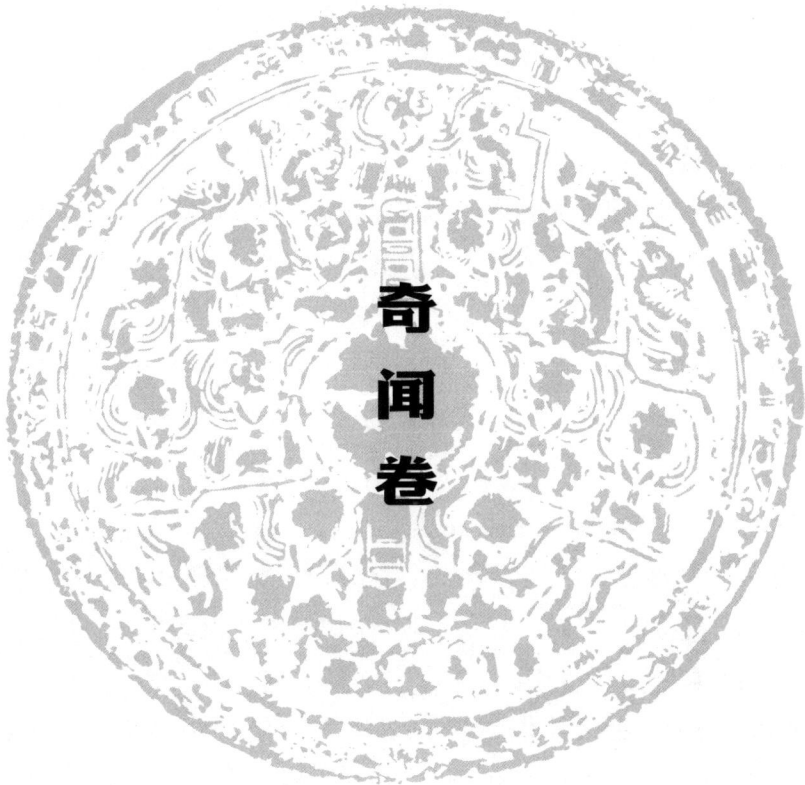

奇闻卷

导　言

　　本卷共选择 28 个素材。对于史书有明确记载、符合今天认知的，应坚信不疑。如扁鹊救治虢太子，北宋欧希范解剖罪犯、绘制《五脏图》，《褚氏遗书》重见天日，曾世荣楼栋藏书失火等。对于医书原有的处方和疗法，应触类旁通、学习传承。如陶华、于法开用羊肉治病等。对于为了寄予美好理想、借喻某个道理而不符合今天认知的，应视作远古神话而借鉴。如猛虎为董奉守杏林，龙王献药方给孙思邈，道士赐美酒给刘完素，道士赐《镜经》给徐文伯，二老教诲陈士铎，橘井泉香，悬壶济世等。对于有些黑夜观物、隔墙听音，可能是直观错觉或记忆错误的，应该存疑。如张仲景见猿变人，郝允见大鸟变道士，日华子征鸿传书，许寂当初的"熟酪"后谐音为"蜀洛"等。对于梦境，应分析对待：梦中所见可能是虚妄荒诞的，但做梦却是客观存在的；日有所思夜有所梦，夜有所梦日有所惕。如冯应鳌梦张仲景所托，许叔微梦科举及第等。对于历史上确实存在、但已失传者，应探究恢复而不应轻易否定。如华佗的麻沸散，《抱朴子》所载"避蛇蝮，以干姜附子，带之肘后"等。中央电视台曾报道过陕西太白县一老农有伏蛇的药方，且记者亲自录像验证其效果。对于史书虽有记载，但难于理解者，应慎重甄别。如男女旱魃，《神异经》记载魃"两目顶上，行走如风"，是黄帝的女儿。眼睛怎么会生长在头顶上呢？但三星堆出土的纵目青铜人像，可是确凿的史实。对于波诡云谲的政治斗争，扭曲了人性，平时不可为并非特殊时期不可为，君子不可为并非小人不可为，应按照历史的观念看待。如郭霸、和士开尝粪。历史悬案，尤忌妄断。岁月流逝，不可再现；历史绵邈，难于分别。这类素材不可不信，亦不可全信。

医圣托梦冯秀才，仲景墓碣出世来

【原文】《南阳府志》载清张三翼《募建张医圣祠序》、桑芸《张仲景先生祠墓记》，称南阳郡东南阜处，父老相传，为先生墓与故宅存在。洪武初，有指挥郭云仆其碑，墓遂没。越二百六十余年为崇祯戊辰，有兰阳诸生冯应鳌者，感寒疾殆危，恍惚中，有神人抚体，百节通快。问之，曰："汉长沙太守南阳张仲景也，城东四里许有祠，祠后七十七步有墓，今将凿井其上，封之惟子。"后病愈，千里走南阳，访之不可得，因谒三皇庙，有仲景像，即纪石庙中而去。后数年，园丁掘井得石碣，题曰"汉长沙太守医圣张仲景墓"云。（《中国医籍考·南阳府志》）

【译文】《南阳府志》载：清张三翼对《募建张医圣祠序》、桑芸《张仲景先生祠墓记》都记述说：河南南阳东南有个土丘，父老相传是张仲景的墓地和老宅所在。明太祖朱元璋洪武初年（1368），有个南阳卫的军事指挥官将墓碑掀倒，坟墓也就消失了。过了二百六十多年，到了明思宗朱由检崇祯戊辰年（1628），兰考县经考试已经录取的大学生冯应鳌，感受风寒而病危，恍惚中，觉得有神人抚摸自己，所有的关节都舒坦畅快。问他，梦中人答："我是东汉末年长沙太守张仲景，在南阳城东四里许有我的祠庙，祠庙后七十七步处有我的坟墓，现在将在那里凿井，重新修筑坟墓只有靠你了。"冯应鳌病好以后，走了一千多里路来到南阳，没有找见祠庙，就拜谒三皇庙，有张仲景的画像，做了标记就离开了。过了几年，园丁掘井得到一块方形墓碑，上面写有"汉长沙太守医圣张仲景墓"等。

仲景尝见猿变人，万年古桐斫双琴

【原文】古琴疏曰：张机，字仲景，南阳人。受业于张伯祖，精于治疗。一日入桐柏山，觅药草，遇一病人求诊，仲景曰："子之腕有兽脉，何也？"其人以实具对，乃峄山穴中老猿也。仲景出囊中丸药遗之，一服辄愈。明日，其人肩一巨木至，曰："此万年桐也，聊以相报。"仲景斫为二琴，一曰古猿，一曰万年。（《中国医籍考·古琴疏》）

【译文】虞汝明序自著的《古琴疏》说：张机，字仲景，河南邓州市穰东镇张寨村人。跟随张伯祖学医，精通于治疗疾病。有一天进入豫鄂交界的桐柏山采药，遇见一个患者求诊，仲景说："你的手腕有野兽的脉络，为什么？"这人如实回答："我是峄山洞穴中的老猿猴。"张仲景拿出口袋中的药丸给他,一丸药服下病就好了。第二天,这个人扛来一根大木头说:"这是生长了一万年的桐树,暂且用它作为回报吧。"张仲景用桐木做了两把琴,一把叫古猿,一把叫万年。

悬壶济世救民疾,别有天地在葫里

【原文】《后汉书·费长房传》记曰:费长房者,汝南人,曾为市掾。市中有老翁卖药,悬一壶于肆头,及市罢,辄跳入壶中,市人莫之见,惟长房于楼上睹之,异焉。因往再拜,奉酒脯。翁知长房之意其神也,谓之曰:"子明日可更来。"长房旦日复诣翁,翁乃与俱入壶中。惟见玉堂严丽,旨酒甘肴盈衍其中。其饮毕而出。翁约不听与人言之,复乃就楼上候长房曰:"我神仙之人,以过见责,今事毕当去,子宁能相随乎?楼下有少酒,与卿为别。"长房遂欲求道,随从入深山,翁抚之曰:"子可教也。"遂可医疗众疾。

【译文】《后汉书·费长房传》载:费长房是河南上蔡人,曾是一位管理市场的小吏。街头有个卖药的老人,竹竿上挂着一个葫芦,市散后,就跳进葫芦里,其他人看不见,只有费长房在楼上能看见,感到很奇怪。他就带着酒和肉干去拜访。老人得知来意后说:"您明早再来。"费长房第二天一早就去拜访,老人同他一起钻进葫芦。只看见玉堂俨整华丽,美酒佳肴充满其间。两人酒足饭饱而出。老人让他不要告诉别人,就上楼对费长房说:"我是神仙,因我不谨而让您猜疑,现在你明白了,我也要走了,您能跟我同去吗?请在楼下少饮,聊以为别。"费长房想得道,就跟老人进入深山,老人抚摸他说:"你能受教。"于是费长房很快就能医治各种疾病了。

医家羽化白鹤翔,防疫橘井清泉香

【原文】晋·葛洪《神仙传》:苏仙公者,桂阳人也,汉文帝时得道。先生曾持一竹杖,时人谓曰:"苏生竹杖,固是龙也。"数岁之后,先生洒扫门庭,修饰墙宇。友人曰:"有何邀迎?"答曰:"仙侣当降。"俄顷之间,乃见天西北隅,紫云氤氲,有数十白鹤,飞翔其中,翩翩然降于苏氏之门,皆化为少年。仪形端美,如十八九岁人,怡然轻举。先生敛容逢迎。乃跪白母曰:"某受命当仙,被召有期。仪卫已至,当违色养,即便拜辞。"母子歔欷。母曰:"汝去之后,使我如何存活?"先生曰:"明年天下疾疫,庭中井水,檐边橘树,可以代养。井水一升,橘叶一枚,可疗一人。兼封一柜留之，有所缺乏，可以扣柜言之，所须当至，慎勿开也。"言毕即出门，踟蹰顾望，耸身入云。紫云捧足，群鹤翱翔，遂升云汉而去。来年，果有疾疫，远近悉求母疗之，皆以水及橘叶，无不愈者。有所阙乏，即扣柜，所须即至。三年之后，母心疑，因即开之，见双白鹤飞去，自后扣之，无复有应。母年百余岁，一旦无疾而终。

【译文】晋朝葛洪所著的《神仙传》载：苏仙公是桂阳人，西汉文帝刘恒时得道。他曾经挂一根竹杖，当时人们说："他的竹杖原本是条龙。"几年以后，他洒扫庭院，粉饰墙壁。朋友问："邀请何人？"他说："我的神仙同伴要来。"一会儿在天的西北方向，紫气飘逸，几十只白鹤飞翔其中，翩翩落在他的门前，都变成仪态端庄、步履轻盈的十八九岁的美少年。他恭敬地奉迎。接着跪下对母亲说："我受命成仙，期限已到，仪卫已至，我不能再奉养您了，即欲告辞。"他和母亲都很伤心。母亲说："你去了以后，让我怎么活呢？"他说："明年天下有疫情，庭院中的井水，屋檐边的橘树，就可以养活您。井水一升，橘叶一片，可以治疗一人。又留下一个密封的匣子，缺什么就敲匣子对着说，需要的马上就有了，千万不能打开匣子。"说完出了家门，回头顾盼，举身入云。紫色的彩云托着他的双脚，群鹤翱翔在他的身旁，于是上升到了天际。第二年，果有疫情，远近的乡民都前来就医，他母亲就用井水泡橘叶，全都治好了。缺什么，就敲着匣子说，需要的东西马上就到。过了三年，母亲很是疑惑，就打开匣子，看见两只白鹤飞走了，从此以后匣子就再也不灵验了。母亲活了一百多岁，一天清晨寿终正寝。

精气周流，羊肉治病

【原文】《绍兴府志》曰：于法开好仙释，后避支遁君剡，更学医，医术明解。尝旅行，暮投主人，其家妻临产，而儿积日不堕。法开曰："此易治耳。"杀一肥羊，食十余脔，而针之。须臾儿下，羊膋裹儿出。（《中国医籍考·于法开议论备预方》）

【译文】《绍兴府志》载：于法开爱好神仙佛教，后来为避免和支道林同行争名夺利而隐居剡县，改行学医，医术明达透彻。有次游观，夜借宿主人家，主妇临产，小孩子好几天生不下来。于法开说："这好治。"杀一只肥羊，让主妇吃了十几块羊肉，且扎针。不一会，孩子诞生了，是羊肠的脂肪裹着儿子出生的。

前世狐狸今世僧，猛犬偷尸棺椁空

【原文】刘敬叔曰：胡道洽者，自云广陵人。好音乐、医术之事。体有臊气，恒以名香自防，唯忌猛犬。自审死日，诫弟子曰："气绝便殡，勿令狗儿见我尸也。"死于山阳，殡毕，觉棺空，即开看，不见尸体。时人咸谓狐也。（《中国医籍考·胡洽百病方》）

【译文】刘敬叔说：胡洽道士，自己说是扬州人。爱好音乐和治病。身上有臊气，常用名贵的香料掩饰，唯独害怕恶狗。自己觉得要离开人世，便告诉弟子们说："我一断气就殡葬，千万不要让狗看见我的尸体。"他就在扬州宝应县山阳镇去世了，成殡完毕，人们觉得棺材是空的，就打开看，尸体不见了。当时人们都说他是狐狸。

若行仁义施滴水，当有回报得涌泉

【原文】《南史·张邵传》曰：徐文伯，字德秀，濮阳太守熙曾孙也。熙好黄老，隐于秦望山，有道士过求饮，留一葫芦与之曰："君子孙宜以道术救世，当得二千石。"熙开之，乃扁鹊《镜经》一卷，因精心学之，遂名震海内。（《中国医籍考·扁鹊镜经》）

【译文】《南史·张邵传》载：徐文伯，字德秀，是河南濮阳郡太守徐熙的曾孙。徐熙爱好黄老学说，隐居于秦望山，有个道士路过讨水喝，留下一个葫芦对他说："您的子孙应该用医学道术济世救民，能获得两千石的官秩。"他打开葫芦，原来是扁鹊的《扁鹊镜经》一卷，徐文伯潜心研习，进而名震海内。

遥望郡民生怪疾，腹中果然有雏鸡

【原文】丁介跋曰：其守吴郡也，民有李道念以公事至郡，澄遥见谓曰："汝有奇疾。"道念曰："某得冷疾五年矣。"澄诊其脉曰："非冷也。由多食鸡子所致，可煮苏一斗服之。"即吐物如升许，涎裹之动，抉涎出视，乃一鸡雏，翅距已具而能走。澄曰："未也。盍服其余药。"从之，凡吐十三枚，疾乃瘳。（《中国医籍考·褚氏遗书》）

【译文】丁介在《褚氏遗书》跋中说：褚澄任吴郡（今苏州）太守时，有一个叫李念道的乡民因公事前来郡府，褚澄远远地看见就说："你得了怪病。"李道念说："我因受冷而染疾五年了。"褚澄诊其脉说："不是冷病。由于鸡蛋吃多了导致的，可煮一斗紫苏煎服。"随即就呕吐了大约一升胃中物，其中包裹着一个东西还在蠕动，拨开来看，是一只小鸡，翅膀和爪子都已经长全了而且能走。褚澄说："还没有完。把剩余的药汤全部喝下。"李道念顺势又吐出十三枚鸡蛋，病就好了。

有孕梦日化苍龙，切脉遽知是男婴

【原文】《北魏书》本传曰：王显，字世荣，阳平乐平人，自言本东海郯人，王朗之后也。祖父延和中南奔，居于鲁郊，又居彭城。伯父安上，刘义隆时板行馆陶县。世祖南讨，安上弃县归命，与父母俱徙平城，例叙阳都子，除广宁太守。显父安道，少与李亮同师，俱学医业，粗究其术，而不及亮也。安上还家乐平，颇参士流。显少历本州从事，虽以医术自通，而明敏有决断才用。初文昭太后之怀世宗也，梦为日所逐，化而为龙绕后，后寤而惊悸，遂成心疾。文明太后敕召徐謇及显等为后诊脉。謇云："是微风入脏，宜进汤加针。"显云："按三部脉，非有心疾，将是怀孕生男之象。"果如显言。久之，召补侍御帅、尚书仪曹郎，号称干事。(《中国医籍考·王显药方》)

【译文】《北魏书》本传载：王显，字世荣，是山东莘县人，自言原是山东郯城人，是东汉末三国曹魏时期重臣、经学家王朗的后裔。爷爷辈在北魏太武帝拓跋焘延和年间（432—434）避难南奔，居住在山东曲阜的城郊，后来又迁居到江苏徐州。伯父王安上，被南北朝时的宋宜都郡王刘义隆聘任为馆陶县令。北魏世祖道武帝拓跋珪南征，王安上放弃县令归附北魏，与父母迁徙到山西大同，按照原职封为阳都四等爵位，任命为广宁郡（今涿鹿县）太守。父亲王安道，早年与李亮同门拜师学医，略通医术，学业不及李亮。王安上回到山东莘县的家里，经常与士族读书人交往。王显少年时被相州太守自行任命为从事，这虽是因他医术自通，更是因他聪明敏捷，有决断的才干。北魏孝文帝元宏的文昭皇后怀孕北魏世宗拓跋恪时，梦见太阳在追逐她，太阳又变成龙缠绕她，梦醒后心悸，非常恐惧，因而成了心病。孝文帝元宏的婆婆文明冯太后就诏敕医家徐謇和王显为文昭皇后诊脉。徐謇说："是有微风进入脏腑，应服汤药并针灸。"王显说："诊断三部脉，没有心病，是怀有男孩的脉象。"后来确如王显所言。过了段时间，朝廷就补选王显为侍奉皇帝的首领、尚书省掌管礼乐制度的侍郎，以办事干练著称。

奇遇奇闻奇耻，奇药奇事奇人

【原文】宁陵丞庐江郭霸以谄谀干太后，拜监察御史。中丞魏元忠病，霸往问之。因尝其粪，喜曰："大夫粪甘则可忧；今苦，无伤也。"元忠大恶之，遇人辄告之。（《资治通鉴》卷二零五）

士开威权日盛，朝士不知廉耻者，或为之假子，与富商大贾同在伯仲之列。尝有一人士参士开疾，值医云："王伤寒极重，应服黄龙汤。"士开有难色。人士曰："此物甚易服，王不须疑，请为王先尝之。"一举而尽，士开感其意，为之强服，遂得愈。（《资治通鉴》卷一七零）

【译文】河南商丘宁陵县丞以谄谀巴结武则天，被任命为掌管监察百官、巡视郡县、纠正刑狱、整肃朝仪的监察御史。御史台负责接受公卿奏事，代行御史职权的中丞魏元忠患病，郭霸前往问候，通过尝他的粪便，高兴地说："您的粪便如果甜就有问题；现在粪便苦，就没有什么妨碍。"魏元忠非常讨厌他，逢人就告诉这件事。

北齐中领军、尚书令爵淮阳郡王的和士开威势豪横、权力日增，朝廷有不知廉耻的官员，就做他的干儿子，与富商大贾称兄道弟。曾经有一个人士参加和士开的诊疗，恰逢医家对和士开说："您患伤寒很重，应当服用黄龙汤。"和士开面带难色。此人说；"这个很好喝，您不必恶心，我替您先品尝。"端起来一饮而尽。和士开有感于他的忠诚，很勉强地喝下了，伤寒病马上就好了。

仁心所至秋池涨，感动龙王献药方

【原文】段成式曰：孙思邈尝隐终南山，与宣律和尚相接，每往来互参宗旨。时大旱，西域僧请于昆明池，结坛祈雨，诏有司备香灯凡七日，缩水数尺。忽有老人夜诣宣律和尚求救曰："弟子昆明池龙也，无雨久，非由弟子。胡僧利弟子脑，将为药，欺天子言祈雨，命在旦夕，乞和尚法力加护。"宣公辞曰："贫道持律而已，可求孙先生。"老人因至思邈石室求救，孙谓曰："我知昆明龙宫，有仙方三千首，尔传与予，将救汝。"老人曰："此方上帝不许妄传，今急矣，固无所吝。"有顷，捧方而至。孙曰："尔特还，无虑胡僧也。"自是池水忽涨，数日溢岸。胡僧羞恚而死。孙复著《千金方》三十卷。每卷入一方，人不得晓。（《中国医籍考·孙思邈千金方》）

【译文】段成式说：孙思邈曾经隐居终南山，与宣律和尚交往，每次往来都讨论医学宗旨。时天下大旱，西域僧人请在长安的昆明池筑坛祈雨，皇帝让主管官员准备够七天用的香火，池水塌缩了几尺。忽然有位老人深夜到宣律和尚处求救说："我是昆明池的龙，天旱不是我造成的。西域和尚想利用我的脑髓制药以谋利，欺骗皇帝说是祈雨，我命危在旦夕，乞求和尚施法力保护。"宣律和尚谢绝说："我仅仅持戒而已，你可以向孙先生求救。"老人因而来到孙思邈的山洞，孙思邈说："我知道昆明龙宫，有神仙药方三十首，你传给我，就救你。"老人说："这些药方上帝不许乱传，今天事情紧急，也不吝惜了。"过了一会儿，就捧着药方前来。孙思邈说："你只管回去吧，不要怕西域和尚。"池水倏忽上涨，几天就溢出池岸。西域和尚因此羞愧恚恨而死。孙思邈又著《千金方》三十卷，每卷录入神仙药方一首，人们并不知道。

诊断杜淹旬后死，雄黄驱出腹中蛇

【原文】《旧唐书·甄权传》曰：权弟立言，武德中，累迁太常丞、御史大夫。杜淹患风毒发肿，太宗令立言视之。既而奏曰："从今十一日午时必死。"果如其言。时有尼明律，年六十余，患心腹鼓胀，身体羸瘦，已经二年。立言诊脉曰："其腹内有虫，当是误食发为之耳。"因令服雄黄，须臾吐出一蛇，如人手小指，唯无眼，烧之犹有发气，其疾乃愈。立言寻卒。撰《本草音义》七卷、《古今录验方》五十卷。（《中国医籍考·甄立言本草音义》）

【译文】《旧唐书·甄权传》载：甄权的弟弟甄立言，唐高祖李渊武德中（618—626），连续升迁到掌管皇家宗庙礼仪、位列诸卿之首的太常助理，负责监察百官、代朝廷起草诏命文书的御史大夫。宰相杜淹因风邪毒气而发肿，秦王李世民让甄立言诊视。诊后禀报说："十一天后上午十一点到下午一点之间必死。"届时果如其言。这时有个叫尼明律的，六十多岁了，肚子鼓胀，身体羸弱消瘦已经两年了。甄立言诊脉后说："你肚子里有虫，应该是误食了毛发吧。"因此给他服用雄黄，不一会竟然吐出一条蛇，像人的小拇指大，唯独没有眼睛，把它烧了后就有毛发焦臭的气味，尼明律的病就好了。不久甄立言也去世了。他著有《本草音义》七卷、《古今录验方》五十卷。

公主命贵也由天，懿宗何必杀医官

【原文】唐懿宗咸通十一年（870），秋，八月，乙未，同昌公主薨。上痛悼不已，杀翰林医官韩宗劭等二十余人，悉收捕其亲族三百余人系京兆狱。中书侍郎、同平章事刘瞻召谏官使言之，谏官莫敢言者，乃自上言，以为："修短之期，人之定分。昨公主有疾，深轸圣慈。宗劭等诊疗之时，惟求疾愈，备施方术，非不尽心，而祸福难移，竟成差跌，原其情状，亦可哀矜。而械系老幼三百余人，物议沸腾，道路嗟叹。奈何以达理知命之君，涉肆暴不明之谤！盖由安不虑危，忿不思难之故也。伏愿少回圣虑，宽释系者。"上览疏，不悦。瞻又与京兆尹温璋力谏于上前；大怒，叱出之。九月，丙辰，以刘瞻同平章事，充荆南节度使。贬温璋振州司马。璋叹曰："生不逢时，死何足惜！"是夕，仰药卒。(《资治通鉴》卷二五二)

【译文】唐懿宗咸通十一年（870）八月，唐懿宗长女同昌公主病故。唐懿宗伤心悲痛不已，便杀了翰林医官韩宗劭等二十多人，全部逮捕了他们的亲属三百多人，关押在长安的监狱。中书侍郎、宰相刘瞻召集谏官让唐懿宗赦免，谏官们都不敢说。刘瞻就自己上奏说："寿命长短，人有定分。昨天公主有病，让您很担心。御医韩宗劭等一心救治，想尽了办法，不是不尽心，然而，祸福难改，公主竟然去世了，详查原因，也情有可原。因此而关押老幼三百多人，议论纷纷，路人愤惋。这么圣明的皇帝，怎么让人们诽谤您是昏君呢！这是由于您安不顾危，愤不思难罢了。但愿您考虑一下，释放被扣押的人吧。"唐懿宗看了奏疏，不高兴。刘瞻又同长安长官温璋在唐懿宗面前力净，懿宗大怒，呵斥他们滚开。九月丙辰，就贬刘瞻为荆南节度使。贬温璋为振州（今三亚）司马。温璋愤怒地说："生不逢时，死不可惜！"傍晚就饮药自尽了。

石刻医经终不泯，《褚氏遗书》又现身

【原文】萧渊序曰：黄巢造变，从乱群盗发人冢墓，掘取金宝。遇大穴焉，方丈余，中环石十有八片，形制如樟，其盖六石，题曰："有齐褚澄所归。"启盖棺骨已蛇蚁所穴，环石内向，文字晓然。盗疑兵书，移置户外，视之弃去。先人偶见读彻，嘱邻乡慎护。明年具舟载归，欲送官以广其传。遭时兵革不息，先人亦不幸，遗命："异物终当化去，神书理难久藏。其以褚石为吾棺樟之石，褚石隐则骸骨全，褚石或兴，吾名以显。"渊募能者调墨，治刻百本散之，余遵遗诫。先人讳广，字叔常。清泰二年五月十九日，古阳萧渊序。

释义埏序曰：靖康初，金人犯顺，群盗乘间，在处有之。去扬城北二十五里陈源桥有萧家，世居其间，盖贫不能自振矣，守一冢甚勤。曰："吾十二世祖葬父于此，吾家冢凡数百，世世惟守此耳。"盗疑其起家者富而厚葬，日夕窥之。二家因语人曰："吾十二世祖葬其父明经广叔常，用石刻秘经为樟，从治遗命也。已而不忍其枢有将废之兆，遂敕子孙世守之耳。"窥者仍故，二家因会乡人启视之，漆棺如新，刻石十有九片，其一盖萧渊序也。乃移柩葬居侧，而举石于门外，有告萧得埋宝者，遂纳石于今。予时持钵将为南岳之游，遇萧门结葬缘，适见其事，谩录诸策，以俟能者。二年结制前五日，卫国释义堪书。（《中国医籍考·褚氏遗书》）

【译文】萧渊序发掘的《褚氏遗书》说：黄巢造反叛乱，一群乱兵发掘人家坟墓，盗取金银财宝。遇到一个大墓穴，长和宽都有一丈有多，墓中环嵌着十八片石板，形状如同套在棺外边的椁，顶盖有六片石板，书写有"南朝齐褚澄安眠于此"。打开棺材盖板尸骨周围已有蛇蚁盘踞聚居，周围石板的内侧，文字清清楚楚。盗贼怀疑是兵书，把石板移出墓穴，看了看就丢弃离开了。我的父亲偶然看见并认真读完，叮咛附近乡民谨慎保护。第二年用船运回家里，想送给官府用于广泛传承研习。这时战火不熄，父亲也不幸故去，临终对我说："这些石板最终会风化，所刻的医书也难长久保存。兴许用其为我的棺作椁，石板不被盗贼发掘，我的尸骨也得保全，若石板重见天日，我也借此扬名。"萧渊就招募善于誊写的人研磨，刊刻一百本散发，其余就遵照遗言。父亲名讳箫广，字叔常。五代后唐末帝李存珂清泰二年（935）五月十九日，扬州萧渊。

一百九十三年后，释义堪序《褚氏遗书》说：宋钦宗赵桓靖康初年（1126），金人侵犯北宋，盗贼乘机到处作乱。在距扬州城北二十五里处的陈源桥有姓萧的人家，世代居住在那里。大概因为家境贫寒不能中兴，看守一座坟墓却是非常殷勤。说："我们十二代祖宗把他的父亲埋在这里，我们家族总共有坟茔几百座，世代只守护这座罢了。"盗贼怀疑他们起初发家时很富有且陪葬很多，白天黑夜都在窥探。这两户萧家因此对人说："我们十二代祖宗的父亲箫广，字叔常，考取明习儒家经义的科第，用石板刻经文做椁，这是他的遗言。继而不忍心其父的灵柩有被盗掘的危险，才告诫子孙世代守护罢了。"盗墓者仍然日夜窥探，两家人就召集同乡挖开坟墓看个究竟，棺材上的漆就像新的一样，刻有文字的石板共十九片，其中一片就是萧渊的序言。于是就将灵柩挪到侧旁，把石板搬出墓外，有人告发萧家得到埋藏的石板，于是就将石板收存到现在。我这时拿着盂钵将要去南岳衡山周游，刚好看见这件事，因结葬缘，就随笔记录在册，以待后来贤能的学人。靖康二年（1127）农历四月十日，河南人释义堪。

君食熟酪，可施此药

【原文】工部尚书致仕许寂序曰：昭皇在御，余尝布衣奉诏，讲《易》禁殿，忤言惊俗。寻乞还山，茹芝采药，与羽人梁自然为山水师友，丹灶之外，博究经方，救世活人，岁千百数。春和秋爽，多历名山。一日，授余启元三章曰："君食熟酪，可施此药。"余虽敬受，莫测其所谓也。后辟兵入蜀，方悟"熟"为"蜀"。因施药治人，多获康愈，由是蜀人遂无夭枉。同光从王入朝，齿发已衰，旋乞致仕，卜林泉于洛。居岁余，又悟"酪"为"洛"。自洛人得药，起死者不可胜数。白牛师语，历验无差。食于蜀，食于洛。余神其事，乃书经之首，以传后世。（《中国医籍考·叶长文启玄子元和纪用经》）

【译文】后唐以工部尚书致仕的许寂对《启玄子元和纪用经》作序说：唐昭宗李晔在位时，我以布衣奉诏到宫殿内廷讲述《易经》，言论惊世骇俗，忤逆皇帝。不久我就要求返回四明山中，吃灵芝采草药，与梁自然道士为山水师友，炼丹之外，博览研究医经医方，救世活人，每年都有一千几百人。春天温暖，秋天凉爽，游历了很多名山。有一天，梁道士送给我《启玄子元和纪用经》三章说："君食熟酪，可施此药。"我虽然恭敬地接受，但不知道他说的含义。后来躲避兵祸来到四川，才醒悟到"熟"就是"蜀"的谐音。因而开药方救病人，大多痊愈，因此四川人没有因疾病而夭亡的。后唐庄宗李存勖同光年间（923—925），我与前蜀末代皇帝王衍进入后唐都城洛阳，牙齿松动、头发脱落，就要求告老还乡，占卜我隐居之地就是洛阳。过了一年多，又醒悟"酪"就是"洛"的谐音。自从洛阳人服用我的药，起死回生者不可胜数。大乘佛法的话，每次验证都不会有差错。食于蜀，食于洛。我感到此事很神奇，就写在医经的前面，以期流传后世。

征鸿遗书，眼科肇始

【原文】题言曰：昔有日华子，北齐雁门人也。幼年好游猎，忽一日同行数人，各执弓矢，出于雁门岭南。见征鸿数只飞过，坠于道傍。日华子又张弓而射之，群雁皆弃所舍庐。去书二卷，日华子收之，乃览其文，是昔时黄帝岐伯问答论眼证书，故曰《鸿飞集论》。（《中国医籍考·日华子鸿飞集论》）

【译文】无名氏题言日华子所著《鸿飞集论》说：过去有个叫日华子的人，是南北朝时北齐山西雁门人，幼年时期爱好游玩打猎，有一天一行几人，各人都拿着弓箭，出雁门关来到山南，看见几只远飞的大雁，落在道路的旁边。日华子搭弓射雁，雁群都舍弃所栖之庐飞走了。留下两本书，日华子收藏后，阅读书中章节，竟是过去黄帝和岐伯讨论眼科病证的方书，所以起名《鸿飞集论》。

道士赐美酒，医家成英名

【原文】程道济序略曰：守真先生者，本河间人也。姓刘，名完素，字守真。凤有聪慧，自幼年耽嗜医书，千经百论，往往过目无所取，皆谓非至道造化之用。因披玩《素问》一经，朝勤夕思，手不释卷，三五年间，废寝忘食，参详其理。至于意义深远，研精覃思，期以必通。一日，于静室中澄神晏坐，沈然毕虑，探索难解之义，神识杳冥。似瘤寐间，有二道士者自门而入，授先生美酒一小盏，若橡椀许，咽而复有，如此三十二次，咽不能尽。二道者笑曰："如厌饮，反吐于盏中。"复授道者，倒于小葫中。道者出。恍然一醒，觉面赤酒香，杳无所据，急于内外追之不见，而后因至心灵，大有开悟。此说几乎诞妄，默而不言，以仆为知言，先生故以诚告，与夫《史》称扁鹊遇长桑君饮药，以此视病，尽见五脏症结，特以诊脉为名，亦何异焉？（《中国医籍考·素问玄机原病式》）

【译文】程道济序刘完素所著的《素问玄机原病式》说：守真先生是河北河间人。姓刘名完素，字守真。很早就聪明颖悟，幼年时酷爱医书，千卷医经、百卷医论，往往看完之后觉得没有什么可取之处，都说不是最高深的学问和经世致用的方法。因此他研读《素问》，朝夕勤思，手不释卷，三五年间，废寝忘食，就参透其中的道理。至于深远的意义，他精心研究，深入思考，务必彻底弄懂弄通。有一天，他在一个安静的房间凝神静坐，陷入沉思，思考艰涩难懂的经义，神情恍惚缥缈。在似睡似醒之间，有两个道士从门外进来。给他一小盏美酒，酒盏像橡椀树果实般大小，饮咽了就又有了，一共喝了三十二次，还没有喝完。两个道士笑着说："如果不想喝了，就回吐于盏中。"于是他就将酒盏还给道士，道士把酒倒进一个小葫芦里。道士出去后，他恍然惊悟，觉得脸红酒香，但没有任何异样的事情发生。他急着在屋里屋外寻找道士，都没有找到，此后便灵犀乍有，天窗顿开。这种说法几乎是荒诞不经的，他默然不说，认为我是他的知心朋友，才诚恳地告诉了我。这与《史记》所载的长桑君让扁鹊用上池之水服用所赠之药，后来看病就能洞彻五脏症结，且以诊脉闻名，又有什么区别呢？

胆大凭侥幸，一针就出名

【原文】王明清曰：王况，字子亨。本士人，为南京宋毅叔婿。毅叔既以医名擅南北，况初传其学未精，薄游京师，甚凄然。会盐法忽变，有大贾睹揭示，失惊吐舌，遂不能复入，经旬食不下咽，尪羸日甚，国医不能疗。其家忧惧，榜于市曰："有治之者，当以千万为谢。"况利其所售之厚，姑往应其求，既见贾之状，忽发笑不能制，心以谓未易措手也。其家人怪而诘之，况谬为大言答之曰："所笑者，辇毂之大如此，乃无人治此小疾耳。"语主人家曰："试取《针经》来。"况谩检之，偶有穴与其疾似是者。况曰："尔家当勒状与我，万一不能活，则勿尤我，当为若针之，可立效。"主病者不得已，亦从之。急针舌之底，抽针之际，其人若委顿状，顷刻舌遂伸缩，如平时矣。其家大喜，谢之如约，又为之延誉。自是翕然名动京师。既小康，始得尽心《肘后》之书，卒有闻于世。事之偶然，有如此者。况后以医得幸，宣和中为朝请大夫。著《全生指迷论》一书，医者多用之。（《中国医籍考·王贶济世全生指迷方》）

【译文】 王明清针对王况所著的《济世全生指迷方》说：儒生王况，字子亨，是南京宋毅叔的女婿。宋毅叔已经是声闻大江南北的名医，王况继承岳父的医术还不精通，为了求官混饭吃而到京师游历，境况非常凄凉。恰逢朝廷改革盐业法，有个富商看了公告，惊讶地吐出舌头，却再也收不回去。十多天饭食不能下咽，身体一天比一天消瘦虚弱，京城的名医都不能治疗。家里人非常担心害怕，便在街市张榜说："有能治好的，以千万金钱酬谢。"王况贪图报酬丰厚，姑且揭榜应诊，而见到富商的症状，忽然大笑不止，心里暗想不容易治好。富商的家人觉得奇怪便质问他，王况就装着说大话："我所发笑的是，京城这么大，竟然无人能治此等小病。"对他们说："请拿《针经》来。"王况漫不经心地翻阅着，偶然看见有穴位与这病相似。他说："你家应当与我签订保证书，万一不能治好，请不要怪罪我，我就为你们下针，可以立马见效。"富商不得已，只好听从。王况迅速下针舌底，抽针之际，巨商疲困不堪，舌头立即就像平时一样伸缩自如。这家人大喜过望，按约付给报酬，又四处宣传他高超的医术。从此以后他名闻京师。生活有了保证，就精心研读《肘后》，最终声名远播。事情之偶然，竟然会是这样的。王况因为医术精湛得到皇帝的宠幸，宋徽宗赵佶宣和（1119—1125）中期提拔他为从六品的文职散官。著有《全生指迷录》，医家大多学习采用。

鬼蜮同人寰，生女不如男

【原文】 朱彧曰：世传妇人有产鬼形者，不能执而杀之，则飞去，夜复归就乳，多瘁其母，俗呼为旱魃，亦分男女，女魃窃其家物以出，儿魃窃外物以归。初虞世和甫名士善医，公卿争邀致，而性不可驯狎，往往尤忽权贵，每贵人求治病，必重诛求之，至于不可堪。其所得贿，旋以施贫者。最爱黄庭坚，常言"黄孝其亲，吾爱重之"，每得佳墨精楮奇玩必归。鲁直语朝士云："初和甫于余，正是一儿旱魃。"时坐中有厌苦和甫者，卒尔对曰："到吾家，便是女旱魃。"（《中国医籍考·初虞世古今录验养生必用方》）

【译文】朱彧说：世人传说有妇女产下一鬼胎，还没有捉住杀掉，就飞走了，晚上就回来吃奶，使它的母亲非常愁苦，这就是人们所说的旱魃。旱魃也有男女之分，女魃把家里的东西往外偷，男魃把外面的东西往家里偷。初虞世，字和甫，是知名人士且擅长治病，达官公卿争着请他，而他性情孤傲，尤其对达官贵人往往刁难，每当他们前来求医，都要很多钱，以至于不能承受。多索取的钱财，立即就施舍给贫苦人家。他最喜欢黄庭坚，经常说"黄庭坚很孝顺，我特别敬重他"，每次得到的佳墨好纸珍奇玩物就送给黄庭坚。黄庭坚，字鲁直，曾对朝廷官员说："初和甫对于我，就是个男旱魃。"这时同坐中有讨厌他的人紧跟着说："他若到我家，就是个女旱魃。"

杜杞解剖欧希范，医家绘制五脏图

【原文】郑景璧曰：世传欧希范《五脏图》，此庆历间杜杞待制治广南贼欧希范所作也。希范本书生，桀黠有智数，通晓文法，尝为摄推官。乘元昊叛，西方有兵时，度王师必不能及，乃与蒙干啸聚数十人，声摇湖南。朝廷遣杨畋讨之不得，乃以杞代。杞入境，即伪招降之说，与之通好。希范猖獗久，亦幸苟免，遂从之，与干挟其酋领数十人皆至。杞大为燕犒，醉之以酒，已乃执于坐上，翌日尽磔于市，且使皆剖腹，刳其肾肠，因使医与画人，一一探索，绘以为图。未几，若有所睹，一夕登圊，忽卧于圊中，家人急出之，口鼻皆流血，微言："欧希范以拳击我。"三日竟卒。（《中国医籍考·吴简欧希范五脏图》）

【译文】郑景璧说：世上流传的欧希范《五脏图》解剖画，是北宋仁宗庆历年间（1041—1048）皇帝的从四品文学侍从杜杞惩治叛乱头目欧希范时所绘制的。欧希范原是云南文山县的读书人，狡猾有智谋，通晓文学法律，曾经担任过代理官职。他乘西夏李元昊叛乱，西边有战争，估计北宋军队不能顾及，于是就与蒙干喧嚣聚集数十人，嚣张气焰威震湖南。朝廷派遣杨畋讨伐失败了，就以杜杞代替杨畋。杜杞进入湖南后，立即佯装招降他们，并保持友好关系。欧希范叛乱危害已久，也侥幸朝廷能够招安赦免，于是就相信了。他与蒙干带领叛匪数十人到来。杜杞隆重设宴犒劳，用酒灌醉他们，在宴席上就逮捕了。第二天在西市行刑，并且全部开胸剖腹，掏空肾脏和肠子，使医家和画家一一参照描摹，绘制成图册。没过多久，杜杞好像看见了什么，一天傍晚上厕所，突然跌倒，家人急忙扶他出来，口鼻都在流血，有气无力地说："欧希范用拳头打我。"三天后竟然死了。

子承父业薪传火，药山杏林漫求索

【原文】《宋史》本传曰：庞安时，字安常，蕲州蕲水人。儿时能读书，过目辄记。父世医也，授以脉诀。安时曰："是不足为也。"独取黄帝、扁鹊之脉书治之，未久已能通其说，时出新意，辩诘不可屈，父大惊，时年犹未冠。已而病聩，乃益读《灵枢》《太素》《甲乙》诸秘书，凡经传百家之涉其道者，靡不贯通。尝曰："世所谓医书，予皆见之，惟扁鹊言深矣。盖所谓《难经》者，扁鹊寓术于其书，而言之不详，意者使后人求之欤。予之术盖出于此，以之视浅深，决死生，若合符节。且察脉之要，莫急于人迎寸口，是二脉阴阳相应，如两引绳，阴阳均则绳之大小等，故定阴阳于喉手，配覆溢于尺寸，寓九候于浮沉，分四温于伤寒，此皆扁鹊略开其端。而予参以《内经》诸书，考究而得其说，审而用之，顺而治之，病不得逃矣。又欲以术告后世，故著《难经辨》数万言。"（《中国医籍考·庞安时难经解义》）

【译文】《宋史》本传载：庞安时，字安常，湖北浠水县人。小时候就善于读书，过目不忘。父亲一生行医，给他讲脉诀。他说："这有什么好学的。"他只研究黄帝、扁鹊的脉学医书，不久就能透彻理解，且能说出新观点，辩论诘难也难不倒他，父亲很惊讶，这时他不满二十岁。不久耳朵聋了，他更加勤奋地学习《灵枢》《太素》《针灸甲乙经》等，凡是经传典籍、百家学说，所涉及医学的，他没有不精通的。曾说："世上的医书我都读过，只有扁鹊的内容深刻。所谓《难经》，扁鹊的医术就涵泳其中，但阐述得不够详细，他的意思可能是让后学者继续深入钻研吧。我的医术就得益于此，用它来诊视病的轻重，判断生死，就像符节一样吻合。且诊脉的关键，莫过于人迎寸口，这里阴阳二脉相应，就像拉两根绳子，力量均衡，两个绳子就长短相等，所以在手腕内侧的喉穴确定阴阳，配合覆溢脉的尺寸，寄寓三部九候的沉浮，分辨四温对应伤寒的不同病证，这些扁鹊都记述了个大概。我参考《内经》等书，思考探究而形成自己的学说，审慎采用，按方治疗，就不会误诊。我想把这些医术告诉给后人，所以写作《难经辨》数万字。"

积阴德梦竟成真，考科举进士及第

【原文】洪迈曰：许叔微，字知可，真州人。家素贫，梦人告之曰："汝欲登科，须积阴德。"许度力不足，惟从事于医乃可，遂留意方书。久之，所活不可胜计。复梦前人持一诗来赠之，其词曰："药有阴功，陈楼间处。堂上呼卢，喝六作五。"既觉，姑记之于牍。绍兴壬子，第六人登科，用升甲恩数第五，得职官。其上陈祖言，其下楼材也，梦已先定矣。呼卢，谓卢传之义耳。(《中国医籍考·许知可注解伤寒百证歌》)

【译文】洪迈说：许叔微，字知可，是江苏仪征人。家庭一向贫穷，做梦有人告诉他说："你想要考试登科，必须积阴德。"许叔微知道自己家贫财力不足，只有治病救人才可以实现，于是就专心致志学医。行医多年，所救活的人不可胜数。又梦见前梦人拿一首诗赠送给他说："中药有济人的阴功，贮藏在药房的药橱里。药铺堂前赌博，吃五喝六。"醒来后，他姑且记在木板上。南宋绍兴壬子年（1132），只有六个人升甲恩特录进士，他是因有德行而皇帝开恩特招的第五名，从而得到了官职。诗的上句是陈述圣人积德有报的言论，诗的下句是用赌博"吃五喝六"暗喻特录六人、他为第五名的预言，许叔微的命运梦中早已注定。呼卢，就是传达皇帝诏令的意思。

烈焰腾空势冲天，池塘有灵护书板

【原文】杨仲叔序略曰：予曩职衡邑庠，识曾公于三十载前。兹宦游过石鼓，握手倾倒，既寿且康。蒙出示其书，曰《活幼心书》。诸老师序之甚详，予启诵而喜其用心之宏矣。越翌日，衡遭回禄，连甍巨栋，数千室俱煨烬。是书板寘诸阛阓中，逃难奔走不暇顾。劫灰未冷，亟视之，则遇好事者，纳诸方池中无恙。吁！金珠玉帛，人不能全，讵能顾此书乎？己力已不逮，尚安能期诸人乎？今是书之存，是不存诸人而存诸天地。以吾方示之天而证诸天心之天，予是以知□（人）心中之天矣。(《中国医籍考·曾世荣活幼心书》)

【译文】杨仲叔序曾世荣所著的《活幼心书》说：我过去任职于湖南衡阳县城学堂，三十年前结识了曾大人。求官出游路过衡阳石鼓，紧握住曾大人的手，真心佩服，并祝他身体康健，万寿无疆。蒙承他拿出《活幼心书》给我。各位老前辈作序已经很详细了，我开卷诵读非常钦佩他们思路的宏阔。过了两天，衡阳遭火灾，焚毁了好多栋大房子，一千多间房子烧成了灰烬。这本书的刻板就保存在临街的房间里，人们逃难奔走还来不及。灰烬未冷，我急忙寻找书板，遇到好心人，将它放置在方形水池中而没有受到损害。哎！金银玉珠丝绢，人都不能保全，谁还能顾及这本书板呢？我的力量都不能抢救书板，那还能期望谁呢？今天这书板能够保存下来，不是人保存的而是天地保存的。用这本方书的命运看天，就知道天理良心的天，就是人心中的天。

大鸟变道士，戍卒成神医

【原文】邵博曰：郝翁者，名允，博陵人。少代其兄长征河朔，不堪其役，遁去。月夜行山间惫甚，憩一树下。忽若大羽禽飞上其上，熟视之，一黄衣道士也。允拜手乞怜。道士曰："汝郝允乎？"因授以医术。晚迁郑圃，世以神医名之。翁读《黄帝内经》，患王冰之传多失义旨，间以朱墨笺其下，世尚未见。翁有子名怀质，能尽其学。怀质尝自诊其脉，语人曰："我当暴死。"不数年暴死。怀质死，翁书亦亡，独太医赵宗古得六元五运之法于翁，尝图以上朝廷。今行于世云。(《中国医籍考·郝允内经笺》)

【译文】邵博说：郝老头名允，河北定州人。少年时代替哥哥在黄河以北征战，不能忍受其苦，逃跑了。月夜跑到山里很是疲倦，就在一棵大树下歇息。忽然一只翅膀很大的鸟飞来落在树上，郝允认真地看了一会，是一个黄衣道士。他双手合十乞求同情。道士说："你是郝允吧？"就把医术传授给他。晚年他迁居到河南中牟西南，世人都称他为神医。郝允读《黄帝内经》，不满意王冰对《黄帝内经》所做的注释有多处失去了原著的意义和宗旨，就用红色的笔做注释注解，但世人未曾看到。郝允有个儿子叫郝怀质，全部继承父亲的学问。他自己诊脉对人说："我会暴死的。"没过几年确实暴死了。怀质死了，他父亲的书也就失传了，只有赵宗古太医学习郝允"五运六气"的方法，曾经绘图呈报给朝廷，现在还在世间流传。

明祖赐字书"种德"，诊脉知人有官运

【原文】《饶州府志》曰：杨文德，乐平万全乡人。攻医，精《内经》《太素脉》。明初征诣太医院，洪武戊寅乞归田里，明祖御书"种德"二字赐之。舟抵饶城，医者刘宗玉延之，文德为讲岐黄心法，以《太素》授之。紫极宫道士宋姓者疾，文德诊之，曰："不数剂愈。"宋以银饮器谢之，文德却不受。中途长啸，时宗玉子烈因问其啸之故。文德曰："明年春肝木旺，脾土受克。"至期果死。黄复昌疾，文德诊之曰："一剂即差，官贵脉旺，秋当入仕。"寻以荐授丹阳令。余皆类此。所著有《太素脉诀》一卷。（《中国医籍考·杨文德太素脉诀》）

【译文】《饶州府志》载：杨文德，江西乐平涌山镇人。攻读医学，精通《内经》《太素脉》。明朝初年征召到太医院，明太祖朱元璋洪武戊寅年（1398）告老还乡，朱元璋亲笔题写"种德"二字相赠。船到达饶州，医家刘宗玉请他，杨文德为他讲解岐黄心法，将自著的《太素脉诀》赠送给他。江西萍乡武功山紫极宫姓宋的道士有病，杨文德为他诊视，说："几副药就能治好。"宋道士用银质饮器酬谢，他谢绝不受。旅途中深自感叹，这时刘宗玉的儿子刘烈问他感叹什么。杨文德说："明年春天肝木旺盛，克制脾土。"宋道士到时果然死了。黄复昌患病，杨文德为他诊断说："一副药就能治好。官宦人物贵在脉搏旺盛，秋天你就要当官。"不久就被举荐为丹阳县令。其他诊断治病也大多类似这样。他写有《太素脉诀》一卷。

羊血可解毒，砒霜能治病

【原文】《杭州府志》曰：陶华，字尚文，余杭人，治病有奇效。一人患病，因食羊肉涉水，结于胸中。其门人请曰："此病下之不能，吐之不出，当用何法？"陶曰："宜食砒一钱。"门人未之信也，乃以他药试之，百计不效，卒依华言，一服而吐，遂愈。门人问之曰："砒性杀人，何能治病？"陶曰："羊血大能解砒毒，羊肉得砒而吐，而砒得羊肉，则不能杀人，是以知其可愈。"后来省郡治伤寒，一服即愈，神效莫测，名动一时。然非重赂莫能致，论者以是少之。所著六书，曰《琐言》，曰《家秘》，曰《杀车槌法》，曰《截江网》，曰《一提金》，曰《明理续论》。仲景以后一人而已。（《中国医籍考·陶华伤寒明理续论》）

【译文】《杭州府志》载：陶华，字尚文，浙江余杭人，治疗疾病有神奇的疗效。一个人因为吃羊肉涉水过河而患病，羊肉郁结在胸中。他的仆人请陶华看病说："主人吃的羊肉欲吐不出、欲拉不下，该怎么办呢？"陶华说：应该吃一钱砒霜。仆人不相信，就吃其他药尝试，百试不效，最终还是按照陶华的说法，服用一钱砒霜，羊肉吐出来病也好了。仆人问陶华说："砒霜能毒死人，怎么又能治病？"陶华说："羊血最能解砒霜毒性，羊肉遇到砒霜就会吐出来，砒霜遇见羊肉就失去毒性，怎么能毒死人呢？"所以我知道它能治好病。后他来到省城和郡县治伤寒，一副药就好了，效果神奇、难于想象，名声轰动一时。然而不付重金是请不到他的，议论他的人都鄙视这一点。他写了六本书《琐言》《家秘》《杀车槌法》《截江网》《一提金》《明理续论》。自从张仲景去世后，治疗伤寒他是第一流的水平。

二老不吝诲远公，《辨证录》成名亦成

【原文】自序曰：丁卯秋，余客燕市，黄菊初开，怀人自远，忽闻剥啄声，启扉迓之，见二老者，衣冠伟甚。余奇之，载拜问曰："先生何方来，得毋有奇闻晦铎乎？"二老者曰："闻君好医，特来辩难耳。"余谢不敏。二老者曰："君擅著作才，何不著书自雄？"顾呫呫时艺，窃耻之。余壮其言。乃尝论《灵》《素》诸书，辨脉辨证，多非世间语。余亦奇之。数共晨夕，遂尽闻绪论。阅五月别去，训铎曰："今而后君可出而著书矣。"铎退而记忆，合以所试方，日书数则，久乃成帙。客又笑曰："君辨理奇矣，已足显著作之才，奚必托仙以衔奇耶？"铎，尼山之弟子也，敢轻言著作乎？闻二先生教，亦述之而已矣，何必讳其非仙哉！仙不必讳。而必谓见书非述也，得毋欺世以衔奇乎？书非衔奇，而仍以奇闻名者，以铎闻二先生之教，不过五阅月耳，数十万言，尽记忆无忘，述之成帙。是则可奇者乎，岂矜世以衔奇哉。山阴陈士铎敬之甫，别号远公，又号朱华子，题于大雅堂。(《中国医籍考·辨证录》)

【译文】陈士铎序自著的《辨证录》说：丁卯年（1627）秋天，菊花乍开，思念亲人倍感遥远，忽然听到敲门声，开门迎接，看见二位老者，衣冠非常威严庄重。我很是惊奇，便拱手相问："先生您从何处而来，是不是有奇闻轶事教诲我啊？"二位老人说："听说你爱好医术，特地来辨析和诘难罢了。"我感激地说我医术浅薄。二位老人说："您具备著书立说的才能，为什么不出一本医书而扬名自雄呢？"我反而小声地好像白天说梦话，对我能著书感到惭愧和惶恐。但我还是感谢他们的鼓励。于是就讨论《灵枢》《素问》等，辨别脉象和病证，二老的见识是世人所不及的。我感到非常神奇。早晚一起相处，聆听二老所讲的主旨和实质。教导我五个月后临别时说："从今以后你就可以著书立说了。"我后来仔细回忆，用处方来契合验证，每天写几段，久而久之就形成这本书。有位客人笑着说："您对病理的见解已经很深刻了，完全可以显示您著述的才能，何必借二位仙人来假托神奇呢？"我，陈士铎，是儒家的门徒弟子，怎么敢轻言著述呢！听了二老的教诲，仅仅是记录他们的思想和言论罢了，又何必忌讳不是二位仙人的功绩呢！仙人是不必忌讳的。我只说写书而不说记述，是不是有点欺世盗名而自弄神奇呢？书不称奇，而仍然以我和二位仙人的奇闻轶事而神奇，我聆听二老的教诲，不过五个月罢了，几十万字，全部记忆没有遗忘，祖述而成书。这件事可称作神奇了吧，何必向世人夸耀和称奇呢？浙江绍兴陈士铎，字敬之，别号远公，又号朱华子于大雅堂。

甘肃提督秣皋兰，医垒元戎治伤寒

【原文】自序曰：余善病，且连年同诸将士以野为家，以幕为宇，其间风寒暑湿，加之饥饱劳役，何非病因也？则药所必需，岂敢以未达轻试，则《本草纲目》所必需，即以其中所附方酌而用之，颇获效。每惜散见，查检为难。适际休秣皋兰，病忽剧，其需方药为尤切，因念人之遇病也，皆犹是矣。寻差，遂命类而聚之，群而分之，始知《纲目》收方，味不多而为力专，直入之功也。康熙十六年重阳日，关中飞熊氏题。

余金曰：靖逆侯张勇，字飞熊。国初定鼎，即仗剑出关，求见英王。王大奇之，提督甘肃。知吴三桂将反，命子云翼间道入都，首发其奸。圣祖亲解御袍赐之，功成后谥襄壮。相传其封公梦夏侯惇而生，侯薨后，葬坟掘地，得夏侯碑碣，亦奇事也。
（《中国医籍考·张勇方以类聚》）

【译文】张勇序自著的《方以类聚》说：我经常生病，多年来同将士以野外为家，以军帐为庐，其中的风寒暑热潮湿，加上饥一顿饱一顿的劳累戍役，哪一样不是致病的因素呢？于是就必须备用药物，又不敢没有经过验证就随便使用，这显得《本草纲目》更加重要，就用其中所附的处方斟酌使用，还是很有效果的。但可惜处方零散地出现在各章中，翻检查阅较为困难。这时恰逢在甘肃兰州驻军休整，我的病情突然加重，急需处方和药物，由此联想他人生病，也都是这样。不久病好以后，就命令按照门类来收集药方、分群整理，才知道《本草纲目》收集的药方，性味不多而药力见效，单刀直入而对证下药。故编撰《方以类聚》。清朝康熙十六年（1677）农历九月九日。陕西关中人飞熊。

余金说：靖逆侯张勇，字飞熊。清朝建立后，他就仗剑出函谷关，拜谒清太祖努尔哈赤第十二子，多尔衮之胞兄，英王爱新觉罗·阿济格。英王很器重他，就任命他为甘肃提督。他知道吴三桂将要反叛，就让儿子张云翼从小道前往京师，第一个揭发了吴三桂的阴谋。清圣祖康熙亲手解下自己的御袍赐给他，平息吴三桂叛乱后，又加封他"襄壮"的谥号。传说他封靖逆侯时梦见曹魏的开国元勋夏侯惇出生，他去世时，人们给他挖掘坟墓，就得到了夏侯惇的方形墓碑，这确实是奇事一桩。

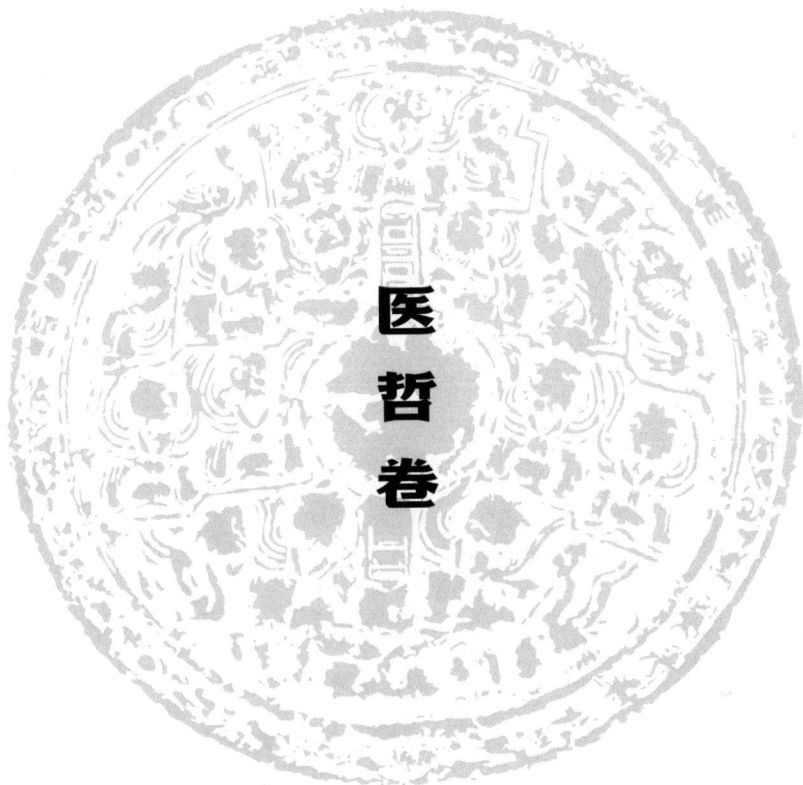

医哲卷

导　言

　　本卷共选择 24 篇短文。中医药是伴随着中华民族的诞生而诞生，发展而发展，壮大而壮大的。《黄帝内经》是中医药的基石，作为一本自然哲学书籍，其内容远远超过了医学的范畴，对人类思维和各个学科都有深刻的影响。"天人合一"是中华民族的扛鼎观念，天人相合合于道，天人相异异于器，形而上者谓之道，形而下者谓之器。天人合一的本质是支配天之道与支配人之道是相同的。天地塑造了我们，但不因我们而存在。相反，我们要因适应天地而存在。人与天合一，苗与地合一，草木与山川合一，本质都是生物体与环境的合一，是主观与客观存在的合一。岩层承受不住应力要地震，骨骼承受不住压力要折断；火山承受不住压力要喷发，血管承受不了血压要破裂。中医学认为气血同源而异名，西医学认为氧气主要靠血液中的血红蛋白来运输，科学家认定氧气分子是血红蛋白中的铁原子携带输送的。航天员在太空环境下，骨质很快流失；种子在太空环境下，性状就要改变。"冥冥之中，独见晓焉；无声之中，独闻和焉。"是道在其中自然而然地发挥着作用。物竞天择，适者生存。动物冬眠，树木落叶，都是与天合一的结果。"春夏生长，圣人象而为令；秋冬杀藏，圣人则而为法。"天有惊雷人有怒吼，天有雨露人有泪水，天有冬夏人有寒温。自然界一切有生命的东西、无生命的物质都是相互依存和影响的。孙思邈以自然变化比喻人体生理变化。月亮与月经等都是天人合一的结果。生命的存在是靠外界环境和物质交换来维持的，人体就是内外信息、质量能量交换的载体。改变外界的物质和环境，必然会改变生命的节律和质量，从而导致疾病的产生。

　　阴阳是岐黄家从宏观中抽象而出，在微观中得到验证，相比较而存在，相对立而转化，相统一而发展的，是道家和阴阳家开宗立派的依据，具有高度的概括和抽象能力。《素问·天元纪大论》曰："阴阳者，天地之道也，万物之纲纪，变化之父母，生杀之本始，神明之府也，可不通乎！"朱肱《伤寒百问》认为：诊治伤寒、痘诊贵在别阴阳，阴阳一错则全盘皆错。曹植《说疫论》认为建安二十二年（217）的温疫"此乃阴阳失位，寒暑错时，是故生疫"。据《宋史》本传载，钱乙诊视一幼儿病说："过午可无恙。"为什么过了中午就没有危险了呢？因为中午是阴阳的分界点。"良医之救人，不过辨此阴阳而已；庸医之杀人，不过错认此阴阳而已，"阴阳不但作用于疾病，而且作用于自然界的一切。贾谊在《鹏鸟赋》中说得很形象："且夫天地为炉兮，造化为工；阴阳为炭兮，万物为铜。"老子在《道德经》中说得更深刻："万物负阴而抱阳，冲气以为和。"

阴阳五行是中医学的重要概念。天有五行，地有五味，人有五脏，由此形成了一个庞大的"五系统"。我国古代医家试图用"五系统"的对应关系来归纳人与自然的统一；物理学家也试图用"四大力学"来归纳自然界力的统一；道家把世界发展演化的终极原因归纳凝练抽象为道，同样试图用道来统一。他们都在探求千变万化世界的统一性问题。"五脏"和"五行"具有相似的属性，肝属于木表现在春季，心属于火表现在夏季，脾属于土表现在长夏，肺属于金表现在秋季，肾属于水表现在冬季。"五志"和"五脏"相互关联，相互对应。《素问·阴阳应象大论》说："人有五脏化五气，以生喜怒悲忧恐。"心志为喜，肝志为怒，脾志为思，肺志为忧，肾志为恐。"行"的内容包括方位、季节、颜色、滋味、物质、能量等。关于"五行"与"五色"的关系，西汉就有明确记载，在新疆尼雅出土的"五星出东方利中国"的织锦护臂，就由白、赤、黄、绿、青搭配金、火、土、木、水。马克思主义认为世界是物质的，世界的统一性也必然统一于世界的物质性，且物质决定精神。这就是"五系统"对应的哲学依据。爱因斯坦提出质能互换 $E=MC^2$，认为物质和能量是客观存在的两种形式，对于理解阴阳、气血等中医学概念，有醍醐灌顶的作用，架起了传统中医和现代西医的理论桥梁。"五脏"是将物质转化为"五志"精神的器官，"五志"通过"五脏"发生双向互逆的影响和作用，人是宇宙间的物质精神共同体。怒发冲冠是情志作用于肝，吓得尿流是情志作用于肾。看圆月皎洁则心明神朗，看沧海洪波则心潮激荡，看昆仑巍峨则力量倍增。刘勰说："登山则情满于山，观海则意溢于海；我才之多少，将与风云而并驱矣。"辛弃疾说："我见青山多妩媚，料青山见我应如是。情与貌，略相似。"

象是事物的表现形式，类是事物的本质属性，数是事物的规定性，取象比类运数作为我国古代一种独特的思维方式，就是用类来划分象，用数来表示类，是整体论的宇宙观，是朴素唯物论的反映论和辩证法的认识论，是天人合一思想的必然结果。言其然不言其所以然是象，知其然亦知其所以然是理。知碱可以中和胃酸是西医学；知耳鸣治肾，眼盲治肝，实脾而腐秽自去是中医学。取象比类运数有其合理存在的客观依据。在取象比类运数思维的背后，道统辖着一切。寒带树木脱叶，热带树木生气生根，脱和生不同，保持树木适宜温度的机理是相同的。鸡内金是鸡的消化器官，入药可以帮助人的消化；秋蝉叫声嘹亮，蝉蜕入药可以治疗嗓音嘶哑；吃羊肝补人肝，吃红枣补气血；加拉帕戈斯陆鬣蜥在火山口产卵，母鸡用体温孵雏，形式异而本质同，都是能量的作用，如此种种。道是自然界和人类社会抽象认识的终极概括，自然和社会规律就隐藏其间。医学的目的就是要掌握和驾驭这个道，为人民的福祉和健康服务。

中医临床讲求辨证施治，处方讲求加减化裁，配伍讲求君臣佐使。钱曾评价罗知悌说："集六散三丸十六汤，以总持万病。"方剂之妙，"多在一两味间，见神妙变化之巧。"气万变病亦万变，病万变药亦万变，药万变方亦万变。同病异治，异病同治。这才是中医学的神妙之处。五脏六腑、经脉腧穴、营卫气血的矛盾更为复杂，要有系统的认识论和长链条的因果律。寒热不执成见，攻补无所偏施。知巴豆、大黄伤人，也要知参桂亦伤人。要防止益此脏而伤彼脏，除一害而生一害。

论病以及国，原诊以知政

【原文】林亿等序曰：臣闻通天地人曰儒，通天地不通人曰技。斯医者，虽曰方技，其实儒者之事乎。班固序《艺文志》称：儒者，"助人君，顺阴阳，明教化"。此亦通天地人之理也。又云："方技者，论病以及国，原诊以知政。非能通三才之奥，安能及国之政哉？"晋皇甫谧博综典籍百家之言，沉静寡欲，有高尚之志。得风痹，因而学医，习览经方，遂臻至妙。取黄帝《素问》《针经》《明堂》三部之书，撰为《针灸经》十二卷，历古儒者之不能及也。或曰："《素问》《针经》《明堂》三部之书，非黄帝书，似出于战国。"曰："人生天地之间，八尺之躯，脏之坚脆，府之大小，谷之多少，脉之长短，血之清浊，十二经之血气大数，皮肤包络其外，可剖而视之乎？非大圣上智，孰能知之？战国之人何与焉。大哉！"（《中国医籍考·皇甫谧黄帝甲乙经》）

【译文】林亿等序皇甫谧所著的《黄帝甲乙经》说：我听说能通晓天文、地理、人事的就是儒道，仅通晓天文、地理而不通晓人事的就是技艺。医术虽然是形而下的方技，但医理却是形而上的儒道。班固序《艺文志》称："儒家，辅佐皇帝，理顺阴阳，明喻教化"。这也是通晓天文、地理、人事的道理。又说："方术技艺者，讨论治病的理论可以推及治国的理论，探究诊脉的方法可以推及行政的方法。如果不能通晓天地人三才的奥秘，岂能通晓治国的奥秘呢？"皇甫谧博览综核经史典籍及百家之言，沉静而寡欲恬淡，但有崇高志向。他患有风湿性关节炎，因而学医，研习阅览医经医方达到奇妙的境界。根据《素问》《针经》《明堂》三部医书，编撰《针灸经》十二卷，古代的儒家也是不能达到的。有人怀疑："《素问》《针经》《明堂》这三部医书，不是黄帝的医书，好像是战国时期的。"我说："人生于天地之间，八尺身躯的高矮，五脏六腑的坚韧脆弱、或大或小，穴位的多少，脉络的长短，血液的清浊，手足三阴三阳共十二经的气血大致，皮肤包裹在身体的外面，能解剖观察它们吗？不是圣人的智慧，谁能知道呢？与战国时期的医家有什么关系呢。伟大啊！"

高阳生剽窃王叔和，流毒贻害六百年

【原文】《四库全书提要》曰：《濒湖脉学》一卷，明李时珍撰。宋人剽窃王叔和《脉经》，改为《脉诀》，其书之鄙谬人人知之，然未能一一驳正也。至元戴启宗作《刊误》，字剖句析，与之辨难，而后其伪妄始明。启宗书之精核，亦人人知之，然但斥赝本之非，尚未能详立一法，明其何以是也。时珍乃撮举其父言闻《四诊发明》，著为此书，以正《脉诀》之失。自是以来，《脉诀》遂废，其廓清医学之功，亦不在戴启宗下也。（《中国医籍考·李时珍濒湖脉学》）

【译文】《四库全书提要》载：《濒湖脉学》一卷，是明朝李时珍编撰的。宋朝人剽窃西晋王叔和的《脉经》，篡改成《脉诀》，这本书浅薄荒谬人人都明白，但都没能一一地批驳纠正。到了元朝医家戴启宗写作《刊误》时，才逐字逐句进行剖析，与之辩论诘难，尔后《脉诀》假冒伪劣才被世人知晓。戴启宗《刊误》的精彩论述，亦被人们知晓，然而他斥责假冒伪劣，并没有确立一个正确的原则和标准，说明《脉诀》为什么是假冒伪劣且荒谬的。李时珍于是集中列举他父亲李言闻《四诊发明》，撰《濒湖脉学》，以纠正《脉诀》的谬误，从此以后，高阳生的《脉诀》才被摈弃，他澄清医学迷雾的功绩，也不在戴启宗之下。

俯首任物秉尘事，莫忘头顶有青天

【原文】元好问《卢太医墓志》曰：卢尚药讳昶，世家霸州文安，今为大名人，以方伎名河朔。方技之外，复达治心养性之妙。如云人生天地中，一动一息，皆合阴阳自然之数，即非漠然无关涉者，所为善恶，宜有神明照察之。又曰："人为阳善，人自报之；人为阴善，鬼神知之。人为阳恶，人自治之；人为阴恶，鬼神治之。"又曰："养气莫若息心，养身莫若戒慎。"又曰："冥心一观，胜负俱捐。"此虽前贤所已道，至于表而出之，既已治己，又以及人，非仁者之用心乎？其康宁寿考，五福具备，非偶然。昶与予有姻戚之旧，因其子孙归葬，书以贻之，欲其乡人知此家出予门久之，而予亦知其人之深也。（《中国医籍考·卢昶伤寒片玉集》）

【译文】元好问在铭《卢太医墓志》中说：卢昶负责皇家的医疗事务，世代居住在河北廊坊文安县，后迁移到河北邯郸大名县，以医术名闻黄河以北地区。除医术之外，更修炼心性、陶冶性情。他说："人生长在天地之间，一举一动、一呼一吸，都契合阴阳自然的节律，并不是毫无关系的，自己所做的好事和坏事，都有神明的上天照临察看的。"又说："人公开做好事，受恩惠者会主动报答；人偷着做好事，鬼神会知道的。人公开做坏事，受害者自会报复的；人偷着做坏事，鬼神将会惩罚的。"又说："养正气不如去邪心，求身安不如行谨慎。"又说："泯灭俗念，内心宁静，穷达成败都可以抛弃。"这些道理先圣前贤都已经说过，至于自己能够体验，继而能够实践，又能够推己及人，这不正是仁者的良苦用心吗？长寿、富贵、康宁、好德、善终五福俱全，并不是偶然的。卢昶御医与我是亲戚，因为他的子孙把尸体运回故乡埋葬，我写《卢太医墓志》送给他们，想让乡党们知道我和他是老亲家，而我对卢太医也有深刻的了解。

仰面观太虚，天与我民同

【原文】《旧唐书》本传曰：照邻有恶疾，医所不能愈，乃问思邈："名医愈疾，其道何如？"思邈曰："吾闻善言天者，必质之于人；善言人者，亦本之于天。天有四时五行，寒暑迭代，其转运也，和而为雨，怒而为风，凝而为霜雪，张而为虹霓，此天地之常数也。人有四肢五脏，一觉一寝，呼吸吐纳，精气往来，流而为荣卫，彰而为气色，发而为音声，此人之常数也。阳用其形，阴用其精，天人之所同也。及其失也，蒸则生热，否则生寒，结而为瘤赘，陷而为痈疽，奔而为喘乏，竭而为燋枯，诊发乎面，变动乎形。推是以及天地亦知之，故五纬盈缩，星辰错行，日月薄蚀，孛彗飞流，此天地之危诊也。寒暑不时，天地之蒸否也。石立土踊，天地之瘤赘也。山崩土陷，天地之痈疽也。奔风暴雨，天地之喘乏也。川渎竭涸，天地之燋枯也。良医导之以药石，救之以针剂，圣人和之以至德，辅之以人事，故形体有可愈之疾，天地有可消之灾。"又曰："胆欲大而心欲小，智欲圆而行欲方。"（《中国医籍考·孙思邈千金方》）

【译文】《旧唐书》本传载：唐朝诗人卢照邻患了难治之症，医生们都治不好，就问孙思邈："名医治病，遵守何道？"孙思邈回答："我听说善于谈论天的，必然要体察于人；善于谈论人的，必须反观于天。天有春夏秋冬、金木水火土，寒暑迭代，是五行运转的结果，平和时下雨，愤怒时刮风，郁结时为霜雪，张扬时为彩虹，这是天地运转衍化的基本规律。人有四肢和心肝脾肺肾，清醒和睡眠，呼吸与吐纳，天地的精气和脏腑的谷气交相往来，在人体周流而化为营气和卫气，在面部彰显为神色，在齿唇发而为声音，这是人的气血五谷运行生化的基本规律。阳的功用是使万物具有形体，阴的功用是使万物含有精灵，苍天和黎民是相同的。等到规律错乱时，体内蕴蒸则生热，热极则生寒，郁结则生赘瘤，元阳陷落而生痈疽，气息奔乱而生喘息，津液耗竭而生焦枯，病证表现在面部，根源于体内。按照这个道理推演天地也就明白了，所以五行运转失序，星辰错位，日食月食，彗星飞流，这是天地间危险的征兆。冬暖夏寒，是天地之气否极。山立土涌，是天地的赘瘤。山崩地陷，是天地的痈疽。狂风暴雨，是天地的喘息。江河断流，是天地的焦枯。良医用草药和矿药来疏导，用砭针艾灸来治病，圣人用至高无上的道德来化人，用仁义礼智信来治国，于是人体的疾病就可以治愈，天地的灾难就可以消除。"又说："胆欲大而心欲小，智欲圆而行欲方。"

鸿儒犹可弘医，治人即是治世

【原文】《宋史》曰：高若讷，字敏之。本并州榆次人，徙家卫州。进士及第，皇祐五年，为观文殿学士。若讷强学善记，自秦汉以来诸传记无不该通，尤喜申、韩、管子之书，颇明历学。因母病，遂兼通医书，虽国医皆屈伏。张仲景《伤寒论诀》、孙思邈《方》及《外台秘要》久不传，悉考校讹谬行之，世始知有是书。名医多出卫州，皆本高氏学焉。（《中国医籍考·高若讷素问误文阙义》）

【译文】《宋史》载：高若讷，字敏之。本是山西晋中榆次人，后迁徙到河南卫辉。进士出身，北宋仁宗赵祯皇祐五年（1053），成为北宋皇家书馆侍从皇帝、以备顾问策对的观文殿学士。高若讷强于学习、善于记忆，自从秦汉以来的各种人物传记，无不精通，尤其喜欢申不害、韩非子、管仲的学说，更通晓天文历法。因母亲患病，很快就精通医学，即使是朝廷的太医、御医也非常钦佩他。张仲景的《伤寒论诀》、孙思邈的《千金方》及唐代王焘辑录的《外台秘要》等，很久世人都不传习，高若讷全部考核校对、订正讹误，世人才知道有这几种书。北宋的名医大多数出在河南卫辉，他们都是学习传承高若讷的医德和医术的。

勿伐天和遵时养，《伤寒百问》论阴阳

【原文】自序曰：世人知读此书者亦鲜，纵欲读之，又不晓其义。况又有好用凉药者，如附子、硫黄则笑而不喜用，虽隆冬使人饮冷，服三黄丸之类。有好用热药者，如大黄芒硝则畏而不敢用，虽盛暑劝人灸锻、服金液丹之类。非不知罪福，偏见曲说所趣者然也。阳根于阴，阴本于阳，无阴则阳无以生，无阳则阴无以化。是故春时气温，当将理以凉；夏月盛热，当食以寒。君子扶阴气以养阳之时也。世人以为阴气在内，反抑以热药，而成疟痢脱血者多矣。秋时气凉，当将息以温；冬时严寒，当食以热。君子扶阳气以养阴之时也。世人以阳气在内，乃抑以凉药，而成吐痢腹痛者多矣。伐本逆根，岂知天地之刚柔，阴阳之逆顺，求其不夭横也难矣。大观元年正月日。（《中国医籍考·朱肱伤寒百问》）

【译文】朱肱序自著的《伤寒百问》说：世人读伊尹汤液、仲景经络书的人很少，即使读了，也不知道其中的意义。何况有的医家好用凉性药物，如果是附子、硫黄就笑着不喜欢使用，即使是隆冬时节还让人喝冷饮，服用三黄丸之类的药物。有的医家好用热性药物，像大黄、芒硝则畏惧不敢使用，虽然是盛夏时节却劝人高温灸烤、服用金液丹之类的药物。不是不知道后果，只是拘泥于歪理邪说。阳根源于阴，阴来源于阳。没有阴，阳就无法生发；没有阳，阴就无法化育。所以春天温暖，应当将养以凉；夏天酷热，应当饮食以寒。通晓阴阳之道的君子在春夏扶助阴气以养阳。庸俗的医家以为春夏阴气在内，反而使用热性药物，就可能造成疟痢脱血的病证。秋天凉爽，应当将养以温；冬季严寒，应当饮食以热。通晓阴阳之道的君子在秋冬季节扶助阳气以养阴。庸俗的医家以为阳气在内，还使用凉性药物，可能造成吐痢腹痛的病证。砍伐根本、倒行逆施，哪里还知道天地刚柔、阴阳逆顺的道理，要避免横遭暴死也是很难的。宋徽宗赵佶大观元年（1107）正月日。

土壤为万物之母，脾胃为生化之源

【原文】罗天益后序曰：先生尝阅《内经》所论，四时皆以养胃气为本，宗气之道，内谷为宝。盖饮食入胃，游溢精气，上输于脾，脾气散精，上归于肺，冲和百脉，颐养神明，利关节，通九窍，滋志意者也。或因饮食失节，起居不时，妄作劳役，及喜怒悲愉，伤胃之元气，使营运之气减削，不能输精皮毛经络，故诸邪乘虚而入，则疢动于体而成痼疾，致真气翕然而内消也。病之所起，初受热中，心火乘脾，末传寒中，肾水反乘侮土。乃立初、中、末三治，及君臣佐使之制，经禁、病禁、时禁之则，使学人知此病用此药，因心会道，溯流得源，远溯轩岐，吻合无间。善乎！鲁斋先生之言曰"东垣先生之学，医之王道也"，观此书可见矣。至元丙子三月上巳日，门生罗天益谨序。（《中国医籍考·脾胃论》）

【译文】罗天益后序李杲所著的《脾胃论》说：李杲先生曾经研究过《黄帝内经》的观点，春夏秋冬都要以营养胃气为本，养气之道，以五谷为宝。饮食进入到胃部，就产生五谷的精气，向上输送到脾，脾分散运化，再向上到达肺，调和脉络，颐养精神，润护关节，通畅九窍，滋养心志和思维。有的人因为饮食不节，起居不时，恣意妄为，劳累过度，以及喜怒哀乐，损伤了胃的元气，使营气减弱，不能输送精微到达经络皮肤毛发，所以各种邪气就乘虚而入，在体内转移而生成疾病，导致真气翕然而失。疾病的发生，开始内热，心火旺而压制脾，最后邪气在脾胃里生寒，肾反过来也压制脾。于是创立初、中、末三种治方，以及君臣佐使的配伍，经、病、时禁的禁忌准则，使学医的人知道什么病用什么药，用灵犀去体会医道，沿着河流去寻找源头，以《黄帝内经》为圣典，诊治和医理紧密结合。鲁斋先生说得好，"李杲先生的学问，就是医学的王道"，由《脾胃论》就可以看出来。元世祖忽必烈至元丙子年（1276）三月三，学生罗天益。

格物致医，医道同源

【原文】自序曰：窃闻天地师道以覆载，圣人立医以济物，道德医药，皆原于一。医不通道，无以知造物之机；道不通医，无以尽养生之理。然欲学此道者，必先立其志，志立则物格，物格则学专。学虽专也，必得师匠，则可入其门矣。更能敏惠爱物，公正无私，方合其道。时大定癸未九月望日河内宋云公述。（《中国医籍考·宋云公伤寒类证》）

【译文】宋云公序自著的《伤寒类证》说：我听说天地是按照道的法则来覆盖和承载万物的，岐黄创立医学是为了拯救生民，道及道之用的德、医及医之用的药，来源是相同的。医学不遵循自身内在规律，就不能知道造物者的玄机；不按照医学自身规律去治病调养，就不能发挥医学救济生民的作用。然而学习医道和医术的，必须先要树立仁者爱人、兼济万物的志向，有志向就能亲身尝试，通过亲身尝试就能获得真知。即使有了一定的专业知识，还必须拜师学艺，才可以进入医药深奥的殿堂。更要有天赋神灵的聪慧、怜人悯物的情怀、公正无私的胸襟，才能吻合践行医学之道。金世宗完颜雍大定癸未年（1163）九月十五，河南沁阳宋云公。

不辨天地之阴阳，何以治得痈疽疮

【原文】李世英跋曰：仆年过从心，历医五十余载，耳闻目见，受此病者，十中仅有二三可保其生。缘此病有阴阳缓急之异，盖医者不决，使病者惶怖。世英仅将家传积世秘效之方书，参考古今诸家之论，并亲承前辈诸老先生指证之教，编成一帙，命曰《痈疽辨疑论》。其实只欲辨明阴阳之疑惑，次用药剂之轻重，非敢为赘言也。更望四方高明之士，洞烛此书，或恐语未能尽善，悉为考证，庶得旨要谛当，欲广流传。深愿家家尽晓，人人自会。或城邑市井，犹可命医。或道途阻，深山大泽，忽感此疾，仓卒之间，命医未及，但将此书详览，先别阴阳，随证施治，庶不致阴阳错缪，举获康宁，为利益小补哉。时大岁壬寅淳祐二年仲冬晦日，雪岩李世英少颖书。（《中国医籍考·李世英痈疽辨疑论》）

【译文】李世英跋自著的《痈疽辨疑论》说：我已经年过七十而从心所欲，不逾矩了，行医五十多年来，耳闻目见的痈疽患者，十个仅有两三个才能活下来。因为此病有阴阳缓急之分，医家不能决断，病人就非常害怕。我仅将几代家传积累的秘方和有效的方书，参考古今各家的论述，并亲自接受各位前辈的指点，编辑成一卷，名《痈疽辨疑论》。仅是要分清阴阳的疑惑，其次是明确用药的剂量，不敢随意发挥。愿四方高明医士，深刻明察此书，如果我的观点未能尽善尽美，全部予以考证，诚愿得到中肯的指正，以广泛传习。更愿家家知道，人人学会。城市街区，有朝廷任命的医官。道路艰险的深山大泽，有时忽然罹病，仓促之间，医官来不及，只要将这本书认真阅读，先分辨阴阳，根据病证进行治疗，将不会出现阴阳颠倒，患者就能健康安宁，对生民就能有所帮助。南宋理宗赵昀淳祐二年（1242）岁暮十一月末，李世英字少颖号雪岩。

有诸内必形之外，有诸外必本于内

【原文】自序曰：外科者，以其痈疽疮疡皆见于外，故以外科名之。然外科必本于内，知乎内以求乎外，其如视诸掌乎。经曰"膏粱之变，足生大丁"，由膏粱蕴毒于内而生也。又曰"荣气不从，逆于肉理，乃生痈肿"，是痈肿由荣气逆于肉理之内而生也。有诸中，然后形诸外，治外遗内，所谓不揣其本而齐其末。殆必己误于人，己尚不知；人误于己，人亦不悟。呜呼！己虽不知，天必知之；人虽不悟，神必识之。异日明受天责，阴获神遣，不在于身，则在于子孙矣。予于是惧，因辑此书，名曰《外科理例》。嘉靖辛卯冬十一月长至日，祁门汪机识。（《中国医籍考·汪机外科理例》）

【译文】汪机序自著的《外科理例》说：外科，是因为痈疽疮疡都表现在外部，所以称外科。然而外科是源于内科的，明白了内科再治疗外科，就好像看自己手掌一样容易。《素问》说"多吃美味佳肴，就多生皮肤疔疮"，这是由于美味佳肴的湿热邪毒瘀积在体内而发生疔疮的。《素问》又说"营养的荣气不顺，反着逆行，就会生痈肿"，痈肿是因为荣气反着在肉理间运行而发生的。内部有根源，外部就会有表现，治疗外部而遗忘内部，就好像不去齐平底部，只比较它们的顶端末梢。这样大概自己误了别人，自己尚不知道；别人误了自己，别人也尚不知道。哎！自己虽不知道但天必然会知道；别人虽不知道但神必然会知道。将来明里受到天的谴责，暗里遭受神的惩罚，不发生在自己身上，将会发生在子孙身上。我非常担心这一点，因此编撰此书，名为《外科理例》。明嘉靖辛卯（1531）冬至，安徽黄山祁门县汪机志。

究天人通古今，振沉疴济黎民

【原文】姚允升序曰：尝闻养生家之言曰：心应枣，肝应榆，是人之通于天地也；将阴梦水，将晴梦火，是天地之通于人也。故人身自百骸九窍五脏，以至喘息呼吸，无不与天地通。不有至人究天地之原，穷阴阳之奥，畴能察脉候气，观表烛里，以翊赞造化之不及，俾不妄伤误伐，获保其天年哉？昆山三阳王先生少负奇宕之才，为名家子，博综经史，志于青云。及补弟子员，声腾庠序，前辈器公者，谓朱紫可芥拾也。不幸少罹血疾，羸弱不能卒业，遂涉览医药诸书，以自调摄。顾先生资性绝伦，寓目辄神解，盖朝叩越人之庭，而夕已驰轩黄之境矣。自世庙甲寅年避警宜阳，以一剂起万夫人十二年之翻胃。自是振沉疴，决疑滞，全活者无虑千伯。缙绅之车，及扶老携弱者，日满户外。一日，喟然叹曰："吾四十不仕，亡裨明时矣。有一术可以博济群生，何必皓首青毡哉！"遂去经生业业医，名声遂动吴越。太医院御医长洲姚允升撰。
（《中国医籍考·伤寒纲目益寿全书》）

【译文】姚允升序校梓《伤寒纲目益寿全书》说：曾听道家养生者在《文始真经》里说：心对应五行的火，肝对应五行的木，是人与天地相通；天气将晴就梦见火，将阴就梦见水，是天地与人相通。所以人身的百骸九窍五脏，以至于喘息呼吸，都是与天地相通的。如没有至人探究天地的本源，穷究阴阳的奥秘，谁能诊断脉搏占候气息，观察外表而洞悉内脏，用于辅助天地造化的不足，使不乱伤误害群生，保养其天赋的寿命呢？昆山三阳王履先生少年就负有豪放跌宕的才气，是名门子弟，博览遍观经史子集，有青云之志。等到满足秀才资格，名声远播学堂，前辈器重他，说他高官厚禄可唾手而得。不幸他少年时就患有血病，身体虚弱不能完成学业，于是就博览研读医学诸书，自己调护摄养。先生天赋才干远远超过同辈，眼看口诵就能心领神会，早晨拜谒扁鹊之庙，傍晚就精通岐黄之道。自从明嘉靖甲寅年（1554）避事来到河南宜阳，用一副药治愈了万余人十二年反胃的老毛病。从此以后他治疗陈年老病，决断疑难问题，痊愈的超过千百人。达官贵人的车马，扶老携幼的贫民，天天在户外候诊。有一天，他喟然长叹说："我四十岁都没当官，无法对社会做出贡献。但有这精湛的医术也可以救济群生，何必白头而不得志呢！"于是抛弃了其他营生而专心医学，名声振动长江中下游一带。太医院御医苏州姚允升撰。

轩辕著书神农尝草，悬壶火红杏林春晓

【原文】《通鉴》曰：炎帝始味草木之滋，察寒温平热之性，辩君臣佐使之义，尝一日而遇七十毒，遂作方书以疗民疾，而医道立矣。黄帝命岐伯，雷公究息脉，巫彭桐君处方饵，而人得以尽年。后如《脉诀》之出于晋王叔和，《病源》之出于隋巢元方，《汤液经》之出于商尹伊，《伤寒》之出于汉张机，《千金备急》出于孙思邈，《外台秘要》出于唐王珪。宋太宗求天下名方，集《太平圣惠》。(《中国医籍考·药方》)

【译文】《通鉴》载：炎帝始品尝百草的滋味，稽察草药寒、温、平、热的性质，辨别中药君、臣、佐、使的义理，曾经一天中毒七十次，才写成《神农本草》来治疗人民的疾病，从此医学这门学科建立了。黄帝让名医岐伯、雷公探究气息脉搏，著《黄帝内经》，让神医巫彭、桐君开处药方和研制药丸，著《桐君采药录》，人民才得以享有天赋的寿命。魏晋之际的名医王叔和著《脉经》；隋代太医博士、太医令巢元方，奉诏主持编撰《诸病源候论》五十卷，是中国第一部论述病因和症候的专著；商朝开国元勋、中华厨祖尹伊著药食同源的《汤液经》；由"经论"到"处方"划时代的医圣张仲景著《伤寒杂病论》；唐代"药王"孙思邈著《备急千金要方》《千金翼方》等；唐朝徐州人王焘著《外台秘要》。北宋皇帝赵匡义敕令王怀隐、王祐等搜集天下名方，编写《太平圣惠方》。

道是无字书，只待圣贤读

【原文】自序曰：盖道本乎天，天与贤则贤，天与子则子。孔子之有子思，犹夏后氏之有启，天也，故道非圣贤不世，《本草》《素》《灵》《难经》以来皆如此。岂货之为货，可以必子孙而世其居乎？吾以天吾之天，以天人之天尔，弗如也，然则天天将何如？曰：苏子以天与我，必我用我。知之不以告人为弃天，轻用之为亵天，是以汲汲以干时，笃于用也。吾老矣，不能笃，不能干，不能必，又不能忘情于苏氏。子之言若天未欲斯道之一线坠，则必有全天心补天手者出。呜呼！微斯人，将焉用斯？吾将刻之，刻之以待，庶乎斯道之世其绵有在，其用有凭，此固吾天天之初心也，子将谓何？客曰："善。"于是乎书。时万历壬辰上元节日，歙之中山山中七十翁方有执自序。(《中国医籍考·伤寒论条辨》)

【译文】方有执序自著的《伤寒论条辨》说：道，是源于天的，天让你贤就贤，天让你圣就圣。孔子有嫡孙孔伋，就好比夏后氏大禹有继承人启，这都是天的安排，所以没有圣贤医道就不会传世，《本草》《素问》《灵枢》《难经》以来都是如此。宝贝就一定贵重么，子孙就一定珍藏持守吗？主宰我的天也就是主宰众人的天，不是吗？然而主宰天的天又怎样呢？答：苏轼认为，"既然主宰天的天让天生了我，因此就天生我材必有用"。知道医学的奥妙而不告诉别人是抛弃天，轻率地使用医药是亵渎天，所以应积极救世济人，切实地行医治病吧。我老了，不能切实地救死扶伤，不能任劳任怨地苦干，也不能期望生民全部健康，但又不能忘记苏轼"天生我材必有用"的自信。战国时燕国权臣子之说天不想让医道一线坠落，就必然有全医的心、补医的手出现。哎！没有医家哪会有医书，我将刻板，刻板以待来者，差不多医道与世人同在，使用就有依凭，这就是苍天赋予我的质朴初心，您还要说什么呢？客人回答："很好。"于是就印刷《伤寒论条辨》。明万历壬辰年（1592）元宵节，安徽歙县中山方有执七十翁。

火与元气不两立，唯有肾水能救之

【原文】 小引曰：夫血证之难也久矣，患此而死者十有六七，治此而生者十无二三，岂不诚难矣哉？是何以故？良由或冒风寒暑湿燥火六象之外感，或由喜怒忧思悲恐惊，兼之饮食房劳七情之内伤，而又每患于读书攻苦之辈，淫欲好色之人。何也？气血，人身之二仪，性命之根蒂，形神之依附者也。故血随气行，气随血转，昼夜循环，生生不息，正经所谓一息不运则机缄穷，一毫不续则霄壤判矣。况此又皆起于火，火与元气不两立，一胜则一负焉。请试言，夫心，君主也，百体所听命者也。君主一摇，则五志之火，触于怒则为肝火，动于气则为肺火，耗于思则为脾火，捍于惊则为胆火，过于食则为胃火，竭于精则为阴火。虽有肾水，不胜燎原之势，所谓一水不胜五火者此也。肾天一水也，相火寄于其中，脏腑赖以滋养者也。故肾水足，则肝得之，有子母相生之益；肺得之，无子富母贫之虞；心得之，有水火既济之功；脾得之，有滋荣润泽之绩。水源一亏，则肾间惟有此一点炎上之火，凌于心则为吐血，入于肺则为嗽血，动于肝则为喷血，出于脾则为呕血。若夫咯血、唾血、咳血，皆从肾家来，而为虚损之血，日渐煎熬，迁延不起，而去生便远矣。斯时也，病者安心静坐，却虑凝神，药食调治。医者究其虚实，辨其血色脏腑，用药温养，使水足火平，阳生阴长，各归其位，又何病之不瘥而医之不效乎！故集失血病机、方脉、本草一部，虽不能百发百中，亦聊以寓生生之意，以冀万分中之一得耳。书以求同志者斧政焉。

禹航浮碧主人孙光裕书于醉古居。(《中国医籍考·孙光裕血证全集》)

【译文】孙光裕引言自著的《血证全集》说：血证之难治由来已久，患这种病的十有六七要死，十有二三能活，难道不是很难治愈的吗？是什么原因呢？确实有的是由于外感风寒暑热燥火六气，有的是由于喜怒忧思悲恐惊七情，再加上饮食不当、房事劳累过度的内伤，而且刻苦读书的人，淫欲好色的人更容易患此疾病。这又是什么原因呢？气和血，是人体的两种重要表征，是人生命的根本，是形体和精神的依附。因为血液跟随气运行，气跟随血液运转，昼夜循环，生生不息，这就是所谓的一次不呼吸则气数将尽，一毫血液不连续则天壤有别。何况这些都起于火，火与元气势不两立，有一胜则必有一负。请举例说，心就是人的君主，人体百余块骨节都听命于它。心一摇动，则喜怒思悲恐五志的火，碰到愤怒就为肝火，碰到气郁就为肺火，碰到忧思就为脾火，碰到惊恐就为胆火，吃多了就为胃火，精气衰竭就为阴火。虽然有肾水的滋润，但杯水车薪难救燎原之势，这就是一水不能浇灭五火的原因。肾这天生的一池水，相火寄寓其中，五脏六腑都靠它来滋养。所以肾水充足，若肝脏得到肾水，则肝和肾有相互扶助的好处；若肺脏得到肾水，则没有肺脏富足而肾脏贫乏的忧虑；若心脏得到肾水，则有心火和肾水相互拯济的功能；若脾脏得到肾水，则有滋润容颜的功能。水源一亏，肾脏只有这一点辅助心肝脾肺的上部相火，若浸凌于心就吐血，若浸入肺就嗽血，扰动肝就喷血，冒出脾就呕血。像咯血、唾血、咳血的原因都在肾脏，咯、唾、咳血都是造成头昏耳鸣、腰膝酸软的虚损之血，每天都在折磨你，迁延不愈，离死就不远了。在这种情况下，患者应安心静坐，抛却思虑，凝聚精神，用药物和食物调养。医生们明辨病的虚实，观察血的颜色是来源于哪个脏器，用药温养，使肾水足而心火平，阳生阴长，各归其位，又有什么病治不好、收不到疗效呢！因此我将失血病的机理、医方与脉象、中草药编撰为一本，虽然不能百治百愈，也可以勉强地成为寄寓生命的依托，更希望万一有所收获罢了。写此引言希望同仁们指导斧正。浙江余杭人孙光裕字浮碧主人于醉古居书屋。

治痘由来倍艰难，阴阳补泻一线间

【原文】自序曰：医药二字，古有金匮玉板，岐黄问答，《灵枢》《难经》《脉诀》，何其详备明正焉。周切思痘疹一门，名曰小儿科，口不能道寒热之情，心不能辨甘苦之味，席天幕地，忽遭成人虎变之时，生死攸关之日，令父母手足无措。延一医家，或有矢口乱谈，曰补则补，曰泻则泻，惟命是从。孰知补泻之间，命若悬丝？宾主昏黑，不知医之理妙契穹苍。若人也，有蹈白刃之勇，辞爵禄之廉，能中庸之德者，然后可行。其用法与诸科不同，但知参芪能补，早则闭毒于内，邪正两争，顷刻杀人。又知巴豆、大黄能泻，元气已弱，伶仃之际，再受摧残，即能杀人。周不擅补、不擅泻，执中正之理以告天下，欲求天下不信者，吾不信也。（《中国医籍考·蔡继周保嗣痘疹灵应仙书》）

【译文】 蔡继周序自著《保嗣痘疹灵应仙书》说：说到医药这两个字，古时候的金匮玉板，岐黄问答，《灵枢》《难经》《脉诀》，是极其详细完备、明确规范了的。我深入地思考痘疹这种病被称为小儿科的原因是，孩子口不能描述冷热的情形，心不能辨别甘苦的滋味，以天为幕，以地为席，忽然遭遇疾病多变之时，处于生死攸关之际，让父母惊慌失措。请一个医生，有的一口咬定，有的信口开河，说温补就温补，说寒泻就寒泻，父母只好听其任意摆布。哪里知道孩子的性命就悬于温补和寒泻一线之间呢？患儿家长和医生都不明白，不知道医学理论与自然规律之间存在着精妙的契合。如同士人一样，要具备敢于踏着刀剑利刃前行的勇气，具备辞让爵位俸禄的廉洁情操，具备持守中庸之道的良好品德，然后才可以入仕为官。痘疹的治疗方法与其他各科不同，只知道人参、黄芪能大补，过早服用就会将痘疹毒邪封闭在体内，邪气和正气两者相互争斗，一会儿孩子就没命了。又仅仅知道巴豆、大黄能攻下泄泻，元气已经很微弱了，身瘦气短的时候，再用攻下泄泻来摧残，即刻就能夺取孩子的性命。我不过分大补，也不过分大泻，执守中庸的道理以告诉天下的医家，我就不相信天下的医家不相信我的治疗思路和方法。

老叟能夺沴气殃，健壮康寿待颐养

【原文】 总论曰：尽万物而观之，山无不草木，地无不黍稷，人无不生育，要之得其养耳。得其养则硗者肥，瘠者以沃，草木何惧乎不蕃，黍稷何惧乎不秀？夫人亦由是也，苟形质强壮而嗜欲无节，久之不免虚衰。赋禀怯薄而摄养有道，终焉亦能完实。不特少健而老衰，早壮而晚惫，滋悟保护之间，固不以挽秋冬而复春夏也。昔者名医罗天益，其年戊午春，桃李始华，雨雪厚寸，一园叟令举家击树堕雪，焚草于下，是年他果萧然，而此园大熟。然则天地之气，尚可以力转移，于人之身，岂无所用其术哉？（《中国医籍考·俞桥广嗣要语》）

【译文】 俞桥在自著的《广嗣要语》总论中说：遍观万事万物，山脉无不生长草木，大地无不出产粮食，黎民无不生育儿女，关键是颐养。耕耘得当硗薄的土地就能肥厚，贫瘠的土地就能沃饶，何惧草木不茂盛，庄稼不丰收？人也是这样，如果体质强壮而嗜欲无度，时间长了就不免气虚衰弱。天生单薄而保养有道，最终也能强壮充实。不仅仅是少年健康而老来衰弱，早年壮实而晚年疲惫，颐养保护得当，根本不需要把中老年变回青少年。过去有个名医叫罗天益，戊午年（1258）春，桃树李树刚刚开花，下了一寸厚的雪，一个果园的老头带领全家用竹竿击落树枝上的积雪，在树下燃起柴草，这年其他果园的果子稀稀拉拉，而他的果园获得了大丰收。既然天地的寒气都可以用人力改变，对于人的自身，怎么能不持用颐养天年的方法呢？

方形边多即是圆，本草如爻方如卦

【原文】余曰：般倕不弃规矩，师旷不废六律。夫《易》之为书，变动不居，然亦有变易、不易二义，故曰："著之德圆而神，卦之德方以智。"夫卦诚方矣，岂方智之中遂无圆神之妙用也哉？吾愿读吾书者，取是方而圆用之，斯真为得方之解也已。康熙壬戌岁阳月，休宁讱庵汪昂题。（《中国医籍考·汪昂医方集解》）

宋德之序曰：坦病废二十年，以身试药，以证考方，知世良方诚能去疾，特士大夫知医者鲜耳，故知方者不畏多疾，而畏病者率不喜方。使人得良方，家储善药，虽挈属远游，奋身勇往，僻处穷乡，可无疾之忧矣。因出所集方四十卷示余曰："《神农本草》上中下药，应天地人，止三百六十种，后医增入，有名未用，冗滥猥杂。而世医常用，亦不过六十四种。以六十四药，尽四百四病，如《易》爻流转，运用不穷。"君汾阳人，坦其名，履道其字。庆元二年十有二月甲戌，青山宋德之序。（《中国医籍考·郭坦备全古今十便良方》）

【译文】我（汪昂）回答说：能工巧匠的鲁班和虞舜的大臣工倕都不放弃圆规和直尺，春秋时著名的乐师师旷也不废弃黄钟、大吕、太簇、夹钟、姑洗、中吕六种音阶标准。《周易》这本书，变动不居，然而也有变和不变两种状态和含义，所以说："用著草占卜的原理回环往复而神奇无比，卦的内容却是确定的富有智慧的走向和趋势。"卦是有原则和方向的，难道原则和方向中就没有再次演变的神机妙算吗？我希望读我书的人，把方法当做原理运用，把算命卦象的"用"当做占卜著草的"体"来运用，这才是真正理解了方法即卦象的含义。康熙壬戌年（1682）十月，安徽省休宁县讱庵汪昂。

宋德之序郭坦所著的《备全古今十便良方》说：郭坦因病残废了二十年，他以身试药，以病证体察处方，知道世上的良方确实能够治病，只是士大夫懂医的人不多罢了，能开出良方的就不怕多病，怕多病的大多不喜欢良方。假若每个人都有良方，每家都储备好药，虽然和家人远游，奋不顾身勇往前迈，到达穷乡僻壤，也没有疾病之忧。他就拿出所搜集的四十卷药方给我看，说："《神农本草》上中下三等药，对应天地人，总共三百六十种，后来医生增加添入，有药名而没使用，庞杂混乱。世上的医生常用药也不过六十四种。用六十四种药，治四百零四种病，如《周易》的爻轮流配置，无穷无尽的。"郭君是山西汾阳人，名坦，字履道。南宋宁宗赵扩庆元二年（1196）十二月，眉州彭山宋德之。

若能服得药外药，方可治得病中病

【原文】自序曰：人之药有十。其初未始不病，而其后遂为病所不侵。静坐去妄想，一也。独处寡色欲，二也。随遇甘淡薄，三也。作事不使人疑，四也。行善不求人知，五也。同居□（有）正士，相与无邪人，六也。有财便思施，处乐益知危，七也。多观经史，无鄙随之痼，少用秒谋，寡陷阱之设，八也。以不自病，肢体必无大忧，精苟自丰，饮食皆成妙药，九也。原无自作之孽，始可言数言天，具有不朽之神，宁必问修问短，十也。

人之病亦有十。其初可不藉药，而其后遂非药所能及。自用不用人，一也。听巫不听医，二也。信命不信药，三也。重财不重命，四也。一日数易医，五也。小病即著恬，笃病不著意，六也。与儿女为苟全之策，不与君子言受病之由，七也。病经岁月不急寻针石，危在旦夕犹情扰身家，八也。才得生机便图旨口，略有起色辄负医流，九也。好言鬼神之事而不加敬，好用《本草》诸书而不深知，十也。

太上以德，其次服药，夫至服药，亦甚不得已矣。高医不可数遇，医理可以讲求。予究以有年，往往遇疑证，投药立效，其理有为诸书所未明，其方又即众医所具晓，但察脉独真，故著功自异耳。因纪其证与其验，并著其方，以公之世。时顺治庚寅孟春，龙丘祝登元茹穹父书于旷旷居。（《中国医籍考·祝登元心医集》）

【译文】祝登元序自著的《心医集》说：人自带十种药。人们初始都会生病，服用自带的十种良药，后来就不会被疾病所侵扰。一是静坐养神，不要胡思乱想。二是独处时少些欲望，少近女色。三是随遇而安，甘于贫穷。四是做事而不使人怀疑。五是积德行善不让人知道。六是共同居住有正人君子，相处相交无邪恶小人。七是有钱便施舍，居安而思危。八是多阅读经史子集，杜绝庸俗下流的毛病；少用阴谋诡计，少设陷阱害人。九是因为不沾染招惹疾病，肢体必然没有大碍；饮食如果能精细丰盛，都可以成为灵丹妙药。十是只有从不作孽害理，才可以谈论术数与天命，具有永恒的神灵，何必问寿命的长短。

人自带的病也有十种。一是开始不服药，后来服药来不及，自以为是。二是听巫觋不听医生。三是信命运不信药物。四是重财不重命。五是一天数次更换医生。六是小病很快活，大病不在意。七是与子女商量对策，不与医生探讨病因。八是卧病经年不急于针灸，生命垂危仍徒自侥幸。九是病刚有转机便大吃大喝，略有起色就不再诊治。十是喜好谈论鬼神但缺乏戒惧，常读《本草》之书而不懂性味。

我研究这些药和病已经很多年了，往往遇到疑难杂症，处方用药立即见效，这些道理很多医书都没有阐述清楚，这些处方却被很多医生所采用，如果诊脉真实准确，那医治效果就大不一样。于是记录病证和经验，并且写明处方，公布于世上。清朝顺治庚寅年（1650）正月，浙江衢州人祝登元字茹穹老人于旷旷书堂。

开上窍而能利下，刺足穴而治头痛

【原文】王琦跋曰：隐庵初为粮道书吏，粮道患癃闭，诸医用药皆罔效，或荐隐庵，隐庵以补中益气汤投之，一剂而愈。或问之曰："人治以降利之药而不效，子易以升提之药而效，其理安在？"隐庵曰："公不见夫水注子乎？闭其上而倒悬之，点滴不能下也；去其上之闭，而水自通流。非其法耶？"今阅编中所释，将欲下之，必先举之，而引辘轳之绳以喻，正是此理。(《中国医籍考·张志聪侣山堂类辨》)

淄川王病，召臣意诊脉，曰："蹶上为重，头痛身热，使人烦懑。"臣意即以寒水拊其头，刺足阴明脉，左右各三所，病旋已。病得之沐发未干而卧。诊如前，所以蹶，头热至肩。(《史记·扁鹊仓公列传》)

【译文】王琦跋张志聪所著的《侣山堂类辨》说：张隐庵早先担任督运各省粮漕官员管理书籍的小吏，粮漕大人患小便不通的癃闭病证，很多医生用药都没有效果，有人推荐隐庵，他用补中益气汤，一副药就治好了。有人问他说："其他医生采用利下通便的药都没有效果，您换成升气提气的药就有效果，是什么道理呢？"他说："你没有看见过注子（两头开小孔的注水容器）注水吗？把上面的小孔堵住而颠倒过来，下面的小孔一滴水都不能漏下；如果打开上面的小孔，水就自动流下来了。就是这个道理。"今天看到《侣山堂类辨》的解释，如果想要向下，必须先要向上，而且引用水井辘轳的绳索来做比喻，正是这个道理。

西汉淄川王刘贤病了，召淳于意去诊脉后说："这是热邪逆侵上部的'蹶'病，造成头疼身热，使人烦闷。"淳于意就用冰水拍抚他的头，并针刺他的足阳明经脉，左右各三次，病立刻就好了。他的病是因洗完头发，没擦干就去睡觉而引起的。我前边的诊断是正确的，所以称作"蹶"，是因热气逆行到头和肩部。

天人相合合于道，天人相异异于器

【原文】弁言曰：予自丱角时治《周易》，稍长，以先孺人寝疾，从事岐黄之学。又数年，读《难经本义》，已而读《内经灵枢》《素问》诸篇，恍然于医、《易》之同原也。今夫天地间，不过此阴阳动静之理，消长变化之机，在天地与人身，原无二致。乾坤之阖辟，即人身之呼吸；昼夜之潮汐，即人身之脉息。故《内经》言五运六气，而民病因之。夫《易》以道阴阳，伏羲八卦，分两仪之体象；文王八卦，明五行之精微。对待流行，交感错综。凡天地之间有形有气、有体有质，其变化不测尽之矣。乾尽于午，坤尽于子，当二至之令，为天地之中，而左右以判人身之左右，所以有升有降也；离尽于卯，坎尽于酉，当二分之中，为阴阳之半，而上下以分人身之上下，所以别清别浊也。圆图象天，其阳在东南，故天不足西北，人身之耳目所以左明于右也；方图类地，其刚在西北，故地不满东南，人身之手足所以右强于左也。要之人身之配天地。不过此一阴一阳之道；而医理之赞化育，不过此为升为降之理。微阳宜养，而亢龙有悔；微阴宜惜，而坚冰可畏。所以阳极则热，阴盛则寒，微者甚之基，盛者衰之渐，故上工不治已然，治未然也。康熙丙子年八月既望。嵩崖景日眕东阳氏识。（《中国医籍考·嵩崖尊生书》）

【译文】景日眕序自著的《嵩崖尊生书》说：我少年时就学习《周易》，稍稍长大，因为我母亲卧病，开始学习医学。又过了几年，研读《难经本义》，不久又阅读《灵枢》《素问》等篇章，恍然大悟医学和《周易》的原理是相通的。纵观天地之间，不过是阴阳两仪、消长变化的气机，天地和人身原本是合一的。天地的云舒云卷，就是人身体的呼吸吐纳；海洋的潮起潮落，就是人身体脉搏的跳动和气息的强弱。所以《黄帝内经》揭示五运六气，才是人民生病的原因。《周易》是阐述阴阳这个宇宙演化原因和规律的书，伏羲的八卦，把阴阳作为两极来象征天地的变动；周文王的八卦是在伏羲八卦的基础上，纳入了金、木、水、火、土五行运动的复杂因素。揭示宇宙流变迁衍错综复杂的关系。凡是天地之间有一定形状和能量的，有一定体积和质量的，它们的千变万化不过如此。代表天的阳在正午时就达到极致，代表地的阴在半夜时就达到极致，正午和半夜是天地的两个分界点，且用天地的左右来判别人体的左右，因此气息血液有上升也有下降；代表火的离爻，在清晨卯时就运行了一半，代表水的坎爻在傍晚的酉时就运行了一半，卯时和酉时是一天中阴阳的中转点，且用阴阳的上下来分别人体的上下，因此就有清扬之气和浊沉滓液的区别。圆的图景比喻天，它的阳位在东南方向，西北山高天低，人的眼睛和耳朵左边的视力和听力就比右边的聪明；方的图景比喻地，它的阳刚之气在西北，所以东南的地势低，人的右臂和右腿就比左臂和左腿敏捷。天人合一的本质，不过就是阴阳演化的道理；而医学阐述长育化生的机理，不过就是升降循环的生理。阳虚宜养，过而有灾；阴虚宜惜，不及有害。故阳过则热，阴过则寒。极小是极大的基础，极大是衰亡的开始，所以良医不治已病治未病。康熙丙子年（1696）八月十六，景日眕号嵩崖字冬旸。

贫无达士将金赠，病有闲人说药方

【原文】赵林临序曰：予谓西池："诸医皆言阳虚宜扶阳，非参、附勿用，子独反之，何也？"曰："此非粗工所知，且此辈妄引《易》义，动言扶阳抑阴。夫《易》阳君子，阴小人，故当扶抑。医言阴阳，俱气耳。气非正则邪，正虚无论阴阳均当扶，邪胜无论寒热均当抑，何得牵合惑人耶？"又曰："温补之说，藉口春夏，不识归根复命，四时皆生之理，苟明亢害承制，以克为生，则大黄、朴硝即回阳之上品。故药之补泻，初无定名，惟视病之寒热以为去取。今不问何证，概从温补，何异愍溺而群趋火坑，不亦惑乎？"又曰："医有庸有黠。庸医不知温补之能杀人也，以为平稳而用之；黠医知温补之能杀人，而人不怨，以为可以藏拙而用之。于是景岳之徒遍天下，而河间、丹溪之学绝矣。"赐进士出身截选知县年眷同学弟赵林临序。(《中国医籍考·何梦瑶医砭》)

【译文】赵林临序何梦瑶所著的《医砭》说：我问何梦瑶（号西池）："医生们都说阳虚就要扶阳，非人参、附子不可，你却恰恰相反，是什么道理？"他说："这不是庸医所能理解的，这些庸医胡乱引证《周易》的义理，动辄就说扶阳抑阴。《周易》所说的阳是指君子，阴是指小人，所以应当扶助君子，抑制小人。医家们说的阴阳，都是指气。气不正则邪，正气虚无论阴阳都要扶，邪气盛无论寒热都要抑，怎么能牵强附会地把人和气混淆起来误导人民。"又说："关于温补，借口说春夏养阳，不知叶落归根、生命轮回，春夏长叶花，秋冬生根柢的道理，如果能明白亢害承制，以生为克的辩证关系，则大黄、朴硝就是回阳的上品药物。所以药物的补泻，不是它们最初的名称，只有根据病的寒温来取舍。现在不问病证，一概温补，何异于从河里拯救上来又推进火坑，不是太糊涂了吗？"又说："医生有庸俗和狡黠之分。庸医不懂温补也能害人，为稳妥起见而用之；黠医知道温补能害人，为掩盖医术拙劣且不被患者埋怨而用之。于是张景岳的门生遍天下，而刘完素、朱震亨的学说断绝了。"二甲进士第一名后备县令赵林临弟。

天地万物人为本，诸子百家医为先

【原文】高珍序曰：粤稽上古，未有儒先有医，盖天生蒸民，未生后稷教稼，周公孔子教学，先生黄帝神农岐伯尝百草，疗疾病，良以人免夭折，始得众庶。既庶矣，然后教稼以富之，讲学以教之，则知医者救生之本，耕者养生之源，教者人伦之道也。若是则保民莫先调养民病，然后富之，教之者也。于是留心医学，时切探讨。余原籍奉天，先大夫参政京华，遂居辇毂下。四方医士，云集京邸，因闻天下明医出在松江，然多高隐未得来京，未获亲逢考究。自辛卯春迁任吴阊，得见云间秦子皇士之书，名曰《症因脉治》，施子宇瞻昆季所刊也。属余为序。余念秦先生著作真大功也，实能生死人、免夭折者也。陈君捐金付梓，非细德也。实与施昆季保民生、济众庶者也。余故乐为之叙。时康熙岁次甲午夏，现任苏州府督理苏松水师船政海防同知年通家弟高珍重南氏序。（《中国医籍考·秦之桢伤寒大白》）

【译文】高珍序秦之桢所著的《伤寒大白》说：考察上古时期，没有儒家先有医家，天生黎民，尚未先生后稷教民稼穑，孔丘教民礼仪，而先生炎黄、岐伯亲尝百草，亲疗疾病，确实是为了免除生民夭折，得到众庶蕃息。民众户多，然后才教民耕种收获而富裕，富裕后才教民学儒知礼仪，由此就知道医家是拯救生命的根本，农家是教民养生的源泉，儒家是教民礼仪的学问。如此，保育人民莫先于治疗民病，然后才使富裕，然后才使知礼仪。于是秦之桢处处留心医学，时时切磋医术。我原籍沈阳，父亲在北京为官，参政朝堂，居住在皇宫的旁边。四面八方的名医，云集京城，因而知道天下名医多出于上海松江，然而许多名医隐居不肯来京，没能当面交结讨教。辛卯年（1651）春天我任职苏州，才看到松江府秦之桢的书稿《症因脉治》，是施宇瞻兄刻板印刷的。他嘱托我写序。我敬重秦之桢的旷世杰作，真能让死者生，夭者免。陈敬敷兄捐资印刷，功德不小，实在是与施宇瞻兄刻板印刷以保养民生，拯济众庶的功德相等。所以我乐意写序。清朝康熙甲子年（1684）夏天，现任苏州府督率管理苏松水师船政海防，负责分掌地方盐、粮、捕盗、江防、海疆、河工、水利及清理军籍、抚绥民夷等事务的正五品厅官年大人姻亲之弟高珍。

九方皋相马喻医，华元华使狗治病

【原文】钱大昕序曰：沈子丹采为《医谱》若干卷。既成，将付之剞劂，而属予一言序之。予复于丹彩曰："子亦知相马之说乎？"昔者伯乐言九方皋于秦穆公，公使行求焉。三月而反，报曰："得之矣，其马牝而黄。"公使人往取之，牡而骊。召伯乐而让之曰："子所使求马者，色物牡牝，尚弗能知，又何马之能知也？"伯乐喟然太息曰："技一至于此乎。皋之所观者，天机也。得其精而忘其粗，在其内而忘其外，见其所见而不见其所不见，是乃所以千万臣而无数者也。"汉马文渊少师事杨子阿，受相马骨法，及征交趾，得骆越铜鼓，铸为马式。以为传闻不如亲见，视景不如察形，乃依仪氏鞿、中帛氏口齿、谢氏唇鬐、丁氏身中，备此数家骨相以为法。夫伯乐之于马，观其天机而已，色物牝牡，且不暇辨，而伏波乃斤斤于口齿唇鬐，支节分寸，一一取其相肖，此与皮相者何异？然伯乐世不常有，而相马之法不可不传。将欲使物尽其才，人藉其用，骅骝毋困于盐车，驽骞勿参乎上驷，舍伏波铜马之式，将奚观哉？（《中国医籍考·沈丹采医谱》）

琅琊刘勋为河内太守，有女年几二十，左脚膝上有疮，痒而不痛。疮愈数十日复发，如此七八年，迎佗使视。佗曰："是易治也。当得稻糠黄色犬一头，好马两匹。"以绳系犬颈，使走马牵犬，马极辄易，计马走三十余里，犬不能行，复令步人拖曳，计向五十里。乃以药饮女，女即安卧不知人。因取大刀断犬腹近后脚之前，以所断之处向疮口，令去二三寸。停止须臾，有若蛇者从疮中而出，并以铁锥横贯蛇头。蛇在皮中动摇良久，须臾不动，乃牵出，长三尺许，纯是蛇，但有眼处而无童子，有逆鳞耳。以膏散著疮中，七日愈。（《搜神记》卷三）

【译文】钱大昕序沈丹采所著的《医谱》说：沈丹采写作的《医谱》若干卷。写完后，将要雕版，请我作序。我对他说："你知道相马的说法吗？"过去伯乐把九方皋推荐给秦穆公，秦穆公使他去相马。三个月回来后，禀报说："相得好马了，是匹黄色的母马。"秦穆公让人牵来，却是匹纯黑色的公马。秦穆公召唤伯乐责备说："你给我推荐的相马者，颜色公母都分不清，又怎么能相马呢？"伯乐喟然叹曰："他的相马术竟然达到这样高超的地步。九方皋所相的，是马的天机。他相神不相形，相气韵不相外表，相其所应该相的，不相其所不应该相的，这就是千万个相马者中也找不出来几个九方皋的原因。"东汉陕西茂陵的马援小时候跟甘肃甘谷的杨子阿学习相马骨法，等到他讨伐越南北部的交趾，得到了骆越铜鼓，就铸造成马的样式。认为传闻不如亲见，看图画不如看实物，于是就仿照仪氏的羁，中帛氏的马嘴和牙齿，谢氏的马唇和马鬃，丁氏的马身，把以上四家马的骨相铸造成标准。伯乐相马，相的是马的天机神韵而已，颜色和公母是无暇顾及的，而伏波将军马援仅仅计较于马的口齿唇吻，腿的长短，一一按图索骥，这与相皮毛有何区别。然而伯乐不常有，相马之法也不可不传承。如果要物尽其用，人尽其才，枣红骏马就不要让它拉盐车上太行，老弱的劣马就不要和骏马一同驾车，舍弃伏波将军的铜马样式，就能相马的天机神韵。

琅琊人刘勋任河内（今河南沁阳）郡守，有个女儿快二十岁了，左脚膝盖上生疮，瘙痒而不疼痛。治愈后几十天就又复发，像这样七八年了，请华佗诊视。华佗说："这病好治。但需要像稻糠黄色的狗一只，骏马两匹。"用绳子拴住狗脖子，让马拖着跑，马跑不动了就更换，估计马跑了三十余里，狗跑不动了，又让人拖拽，总共约五十里。接着给女儿喝了汤药，女儿即刻昏睡不省人事。就拿来一把大刀，从狗的后腰拦腰砍断，用砍断的茬口对着疮口距离约二、三寸。停了一会儿，有个像蛇的东西从疮口爬出来，就用铁锥子横穿蛇头。蛇在皮肤里蠕动了很久，刚不动时就拉出来，大约三尺长，是一条完整的蛇，有眼睛而无瞳仁，鳞片还是倒着的。用膏药涂在疮口上，七天就好了。

《医暇卮言》尽哲理，锦绣文章真旖旎

【原文】尤侗序曰：新安程云来先生尝辑《即得方》，予既序而行之矣。居久之，复出《医暇卮言》示予。予读而笑曰："嘻，夫医安得暇哉？"世所谓名医，吾知之矣。旦起而纳谒者，屡满户焉。入其室，问其疾，各投以药而去。其士大夫以折简邀者，则登名于版，日中而食，肩舆而出，望门而止。候主人之颜色，酬酢未毕，索笔定案，以授使者，归而谋之弟子，俾参剂焉。抵暮而返，则药囊果然矣。其为小儿医者，昼居不出，昏夜叩人之门户，秉烛一视，疾趋而去。若驿传之速，漏尽始休，或要于路，或候于门，皆喜其来而恨其晚也。其下医窃慕之，虽病者之有无多寡未可知。往往乘车从仆，招摇过市，穷日之力而后已。见者诧之曰："夫夫也忙甚，必名医也。医安得暇乎哉？"先生曰："唯唯否否，医而不暇，何以为医？良医病万变，药亦万变，是故以志一之，以气辅之，以理持之，以神守之，寂而通之，息而游之，此岂汲汲遑遑所能治乎？夫治病犹治兵也。栾针之称晋师曰：好以暇。金鼓方急，使摄饮焉，鄢陵所以胜也。诸葛之羽扇，谢艾之胡床，蔡遵之投壶，安石之赌墅，皆暇也。予之治病，亦如是矣。"或谓："先生既暇，当著问难之书，何取乎《卮言》？"盖闻之许子，医者意也，意之所解，不可言传。故先生《即得方》，述而不作也。若其《卮言》，笼天地，罗万物，洸洋纵恣于坚白同异之说，不言医，医道寓焉。斫轮之说通于读书。解牛之旨进于养生。观《卮言》则问难思过半矣。(《中国医籍考·医暇卮言》)

【译文】尤侗序程云来所著的《医暇卮言》说：徽州医家程云来曾编撰《即得方》，我已作序。过了很久，他又拿出《医暇卮言》给我看。我读了笑着说："嘻，名医哪有闲暇呢？"世上的名医，我是知道的。清早一起床就接诊，患者众多。到了诊室，问症状，对患者各处方配伍使离去。士大夫们用名片来邀请，就记录在书板，正午才吃饭，坐着轿子到士大夫的家，望闻主人气色，应酬未毕，举笔处方，交给家仆，返回后与弟子商量斟酌。到晚上回来，金银满囊。如果是小儿科，白天坐堂，深夜到患儿家里，拿着蜡烛一照，就匆匆离开。像驿站传檄般火速，天快亮时才休息，有的在中途邀请，有的在家里恭候，都喜欢来得早而忧心到得迟。医术较差的医家羡慕且暗自揣测，还不知有多少患者在等待恭迎呢。往往乘着华车，带着仆从，招摇过市，每天忙到日落才休息。看见的人惊诧地说："先生非常忙，必定是名医。名医哪有闲暇呢？"程云来说："唯唯诺诺，没有闲暇时间，何能为名医？病万变药亦万变，所以要用道来统辖，用元气来辅助，用医理来剖析，用神灵来持守，用寂静来通达，身安息而心遨游，慌慌张张哪能够治病呢！治病如治兵，春秋时晋国车右栾针对晋国统帅说：要安闲。金鼓声声，品茶慢慢，所以鄢陵之战打胜了。诸葛亮羽扇纶巾，谢艾胡床逍遥，蔡遵投壶游戏，王安石围棋赌墅，都是闲暇的。我治病，就像他们。"有人又问："先生既然闲暇，应该撰写像《难经》般的医书，为何取名《卮言》呢？"我听许胤宗说，医就是意会，意会了的但不一定能说明白。所以先生的《即得方》，只是记述而不作阐发。像《医暇卮言》，笼罩天地，包罗万物，汪洋恣肆于公孙龙的坚白哲学命题，不言医，但医学精髓全都融会贯通其间。轮扁以"意会与言传，得心与应手"比喻齐桓公读书，庖丁解牛用"技进乎道"来说明养神胜于养生，你读了《医暇卮言》，那么《难经》也就理解了一大半了。

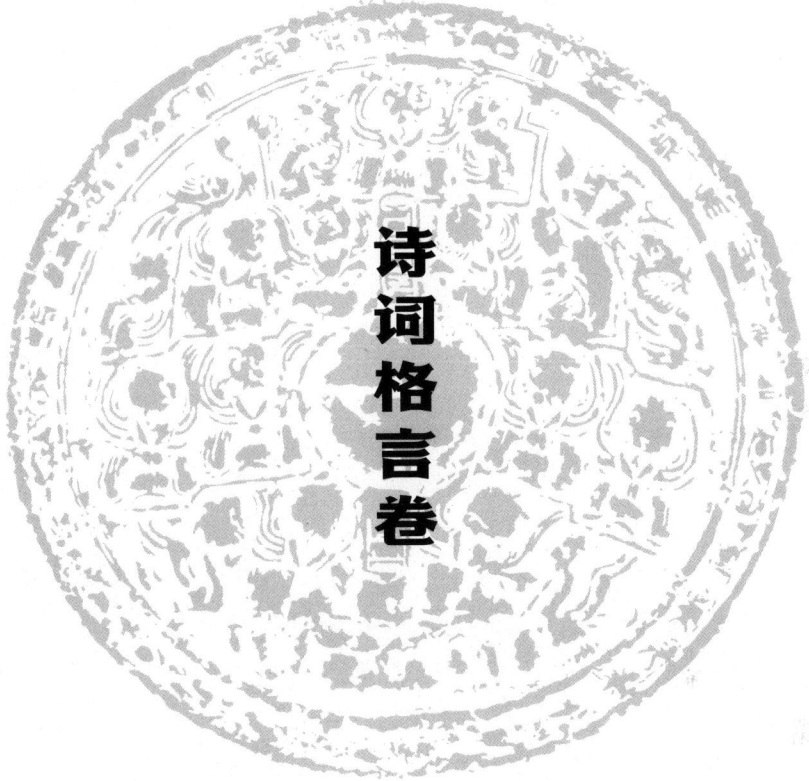

诗词格言卷

导　言

　　本卷共选择诗词33首，其标准是既包含中医药元素也表达中医药思想感情、记述诊疗过程、讴歌岐黄名家的作品。中医药是优秀的传统文化，诗词是文学的最高形式。诗词有严格的韵脚、平仄、对偶等格律要求，是表达思想感情的最好体裁。中医药诗词色彩更加绚烂、体裁更加丰富、节令更加明快，性味更加浓烈。山川河流、高原峻岭，秀色江南、雄浑漠北，有土皆草、百草皆药，逢春皆花、当秋皆果。或生长于深山老林、平原沃野，或生长于悬崖绝壁，田坎道旁。或紫茎绿叶、挺拔有致；或婀娜多姿、花蕊吐香。或采摘于春夏之交，或采摘秋冬之际。缤纷多姿，性味各异的中药材，为诗词创作提供了丰富的素材，开拓了广阔的意境。古往今来的岐黄学人、名医高士创作了很多脍炙人口、喜闻乐见的光辉诗篇，生动地表现了中医药博大精深、兼容并蓄的文化内涵、立竿见影且神奇无比的治疗效果、杏林悬壶的古道热肠及患者愈后的无比欢欣等，都是中医药诗词的魅力所在。

　　天有六气，地有六淫，口食五谷，人生百病。哀莫大于生离死别，喜莫过于沉疴乍愈。"诗人不幸诗家幸。"中医药的博大精深是诗词的不竭源泉，切肤之痛楚和治愈之欢欣是诗词的源动力，沉疴之折磨和焕然之舒坦是诗词的感情色彩，甘苦休戚沉郁昂扬是诗词的内容。诗词家的百种伤感和万般惆怅在笔下流淌，百种感慨和万般振奋在心头荡漾，五味杂陈和七情六欲从心底泛起，激荡和鼓舞着诗人的几多灵感、几多冲动、几多梦想，使得中药诗词更加具有生活化和艺术化、感染力和亲和力，更能体现文学和医学的双重价值。它表达了患者欲表达而不能表达的心声，诉说了其欲诉说而不能诉说的体验，宣泄了其欲宣泄而不能宣泄的感情。故中医药诗词比之其他诗词说理更加透彻，体会更加深刻，思绪更加沉郁，情感更加浓烈。

　　乾隆皇帝《古槐诗》记述了故宫五百年老槐枯后重生和母亲六十大寿的喜悦和持重。《药名诗》抒发了梁简文帝的惋惜和惆怅。秦康王《送名医凌汉章还苕》表现了对友人路途的关切和抵达的展望。叶天士用中草药把四季景色征候表达得形象生动，分明有致。张仲景用诗表达了缜密的性味组方。赵谨叔、杜牧、沈约用药名押韵成诗词，药圃花香，跃然纸上，诵读朗朗上口，记忆经久不忘。杜甫用诗表达了老眼昏花的无奈和迷茫。辛弃疾的两首《定风波》表现的是内心的雅致、孤寂和凄凉。李商隐借芭蕉和丁香，把一腔愁怨洒满了落日之黄昏。刘驾用诗彰显了悲壮苍凉的人生，抒发了慷慨戍边的万丈豪情。白居易用诗表现证候和岁月的流转。韩偓"中宵忽见动葭灰"，再现立春地气升腾、万物繁荣的景象。陆放翁药囊自随，逢病治疗，见药写诗，诗与药跟随了他一生。戴良《有书怀撄宁》赞美了医家滑寿的崇高节操。吴承恩的药名诗，隐约可见活泼不羁、机智灵活的美猴王形象。龚自珍用诗将中药的性味炮制、用法禁忌表现得完整准确、淋漓尽致，体现了高度的艺术性和学术性。《祛风丹》是一块出土的石碑上的梵文作品，可见中医药文化的巨大感召力和穿透力。陈垣曾任民国教育部次长，亲自参与了《医籍考》的购进和出版工作，千种感慨、万般情怀而题写新印《医籍考》一诗，表现了急迫欣喜的豪情。

孔子说："不学《诗》，无以言。"苏轼说："粗缯大布裹生涯，腹有诗书气自华。"学习这些诗词，不但可以增强文学修养、培养书卷气质、开阔胸襟，还有助于了解中医药、热爱中医药、传承使用中医药。

本卷还收录中医药相关格言75则。条分缕析地揭示了医德与医术、辨证与施治、学医与行医的基本规律；形象准确地表述了五脏六腑、经络腧穴、八纲辨证、用药禁忌、典型病症与典型用药的基本特征；提纲挈领地论述了医经、医典、医理、医方、医术和脉证方药的内在逻辑；简明扼要地阐述了天人、医道、阴阳、邪正、虚实、补泻、气血、肝胆、脾胃的辩证关系；强调了实践和经验的重要性，薪火相传、守正创新的重要性，师徒传承的重要性；揭示了中医药的一般共性，典型特征和普遍规律。

这些格言都被医疗实践反复证明，被普遍认同和传承，是岐黄家的座右铭，是诊治的准则，是识病的门径，是生活的常识，具有极强的指导性和操作性。故历久弥新，愈传愈精。牢记这些格言有助于掌握规律，借鉴经验，汲取教训；有助于勤勉治学，严谨从医，培养精诚品格，树立良知人格；有助于认识事物，处理问题，提高医术。牢记这些格言，对于宣传中医药理论、普及中医药常识、掌握疾病规律、提高诊疗水平、弘扬中医药文化大有裨益。

诗 词

中药四季歌

清·叶天士

春风和煦满常山，芍药天麻及牡丹；远志去寻使君子，当归何必问泽兰。

端阳半夏五月天，菖蒲制酒乐半年；庭前娇女红娘子，笑与槟榔同采莲。

秋菊开花遍地黄，一回雨露一茴香；扶童去取国公酒，醉到天南星大光。

冬来无处可防风，白芷糊窗一层层；待到雪消阳起石，门外户悬白头翁。

伤寒歌诀

东汉末·张仲景

小柴胡汤和解功，半夏人参甘草从。

更加黄芩生姜枣，少阳为病此方宗。

三叟长寿歌

魏晋·佚名

古有行道人，陌上见三叟。

年各百余岁，相与锄禾莠。

住车问三叟，何以得此寿？

上叟前致辞，内中妪貌丑。

中叟前致辞，量腹节所受。

下叟前致辞，夜卧不覆首。

要哉三叟言，所以能长久。

药名诗之一

梁·简文帝

朝风动春草，落日照横塘。

重台荡子妾，黄昏独自伤。

烛映合欢被，帷飘苏合香。

石墨聊书赋，铅华试作妆。

徒令惜萱草，蔓延满空房。

药名诗之二

南朝梁·沈约

血竭天雄紫石英，前胡巴戟指南星。

相思子也忘知母，虞美人兮幸寄生。

莺宿全朝当白芷，马牙何日熟黄精。

蛇床蝉蜕渐阳起，芍药枝头石斛情。

小至

唐·杜甫

天时人事日相催，冬至阳生春又来。

刺绣五纹添弱线，吹葭六琯动浮灰。

岸容待腊将舒柳，山意冲寒欲放梅。

云物不殊乡国异，教儿且覆掌中杯。

眼病

唐·白居易

眼藏损伤来已久，病根牢固去应难。

医师尽劝先停酒，道侣多教早罢官。

案上漫铺龙树论，盒中虚贮决明丸。

人间方药应无益，争得金篦试刮看。

青玉案·闺情

莲心一片西河柳。

又半夏、相思透。

月月花开三七后。

木瓜梅子，丁香豆蔻，总为槟榔瘦。

凌霄玉桂明如昼，白纸难书见愁久。

五味情深唯苦酒。

使君千里，南星北斗，记得当归否？

代赠

唐·李商隐

楼上黄昏欲望休，玉梯横绝月如钩。

芭蕉不展丁香结，同向春风各自愁。

古出塞

唐·刘驾

天雄志远忆当年，赤箭长刀镇远巅。

剑戟如柴胡虏惧，兵声似水银光延。

休云母念多幽咽，莫感当归写泪笺。

此夜防风多野火，王孙意气守关边。

冬至夜作

唐·韩偓

中宵忽见动葭灰，料得南枝有早梅。

四野便应枯草绿，九重先觉冻云开。

阴冰莫向河源塞，阳气今从地底回。

不道惨舒无定分，却忧蚊响又成雷。

祛风丹

北宋·林灵素

天生灵草无根干，不生山间不在岸。

始因飞絮逐东风，泛梗青青飘水面。

神仙一味去沉疴，采时须在七月半。

选甚瘫风与大风，些小微风都不算。

豆淋酒化服三丸，铁镤头上也出汗。

集药名次韵之一

北宋·洪皓

独活他乡已九秋，刚肠续断更淹留。

遥知母老相思子，没药医治尽白头。

集药名次韵之二

北宋·陆游

驴肩每带药囊行，村巷欢欣夹道迎。

共说向来曾活我，生儿多以陆为名。

下塘

北宋·高翥

日出移船日又斜，芦根时复见人家。

水乡占得秋多少，岸岸红云是蓼花。

浣溪沙·和王通一韵简虞祖予

宋·王质

何药能医肠九回，榴莲不似蜀当归。

却簪征帽解戎衣，泪下猿声巴峡里。

眼荒鸥碛楚江涯，梦魂只傍故人飞。

定风波·用药名招婺源马荀仲游雨岩马善医

南宋·辛弃疾

山路风来草木香，雨余凉意到胡床。

泉石膏肓吾已甚，多病，提防风月费篇章。

孤负寻常山简醉，独自，故应知子草玄忙。

湖海早知身汗漫，谁伴？只甘松竹共凄凉。

定风波

南宋·辛弃疾

仄月高寒水石乡，倚空青碧对禅床。

白发自怜心似铁，风月，使君子细与平章。

已判生涯筇竹杖，来往，却惭沙鸟笑人忙。

便好剩留黄绢句，谁赋？银钩小草晚天凉。

初夏

南宋·戴复古

等闲过了一年春，雨后风光夏景新。

试把樱桃荐杯酒，欲将芍药赠何人。

萨迁御史瑞竹诗

元·程文海

江南御史弹琴处，插竹为援竹自成。

不见稚丛缘节上，浑疑邻笋过墙生。

清阴已比甘棠爱，直气先占衣绣荣。

回首荆台旧亭下，高枝应有凤凰鸣。

有怀书撄宁

明·戴良

海日苍凉两鬓丝，异乡飘泊已多时。

欲为散木留官道，故托长桑说上池。

蜀客著书人岂识，韩公卖药世遍知。

道途同是伤心者，只合相从赋黍离。

送名医凌汉章还苕

明·秦康王

术传卢扁字钟王，底事来游便趣装。

熟路也知车载稳，清时何用剑生铓。

鸡鸣函谷三更月，枫落吴江两岸霜。

归到苕溪寻旧侣，画船诗酒水云乡。

《西游记》诗

明·吴承恩

自从益智登山盟，王不留行送出城。

路上相逢三棱子，途中催趱马兜铃。

寻坡转涧求荆芥，迈岭登山拜茯苓。

防己一身如竹沥，茴香何日拜朝廷？

摄养诗

明·龚廷贤

惜气存精更养神，少思寡欲勿劳心。

食惟半饱无兼味，酒止三分莫过频。

每把戏言多取笑，常含乐意莫生嗔。

炎凉变诈都休问，任我逍遥过百春。

病中怀黄世显李宾之

明·谢铎

十日高眠昼起迟，缓寻方药得中医。

不才岂是官无事，多病惟应志未衰。

门巷雪深妨过马，江湖岁晚益多歧。

衣冠论说今如此，旧简残灯亦自疑。

古槐诗

清·乾隆

黉宫嘉荫树，遗迹缅前贤。

初植至元岁，重荣辛未年。

奇同曲阜桧，灵纪易林乾。

徵瑞作人化，符祥介寿筵。

乔柯应芹藻，翠叶润觚编。

右相非夸绘，由来事可传。

己亥杂诗

清·龚自珍

霜毫掷罢倚天寒，任作淋漓淡墨看。

何敢自矜医国手，药方只贩古时丹。

地黄

清·赵瑾叔

地黄气禀仲冬行，怀庆携来大有名。

温可养荣宜用熟，寒能凉血只宜生。

拌同姜酒脾无泻，食共萝卜发变更。

四物为君八味首，九蒸九晒制须精。

诵皇甫谧

民国·张明新

穷通显晦漫疑猜，治国尤须著作才。

赫赫晋家无寸土，昭昭皇甫有书台。

带经曾与农入伍，立传还将高士该。

万古多情天上月，于今尚照旧基来。

题昆明福林堂

清末·举人佚名

刚逢半夏雨连桥，是日当归路隔遥。

雨浥蒙花香断续，风敲淡竹叶漂消。

留行共酌菖蒲酒，活乐似如茶菀萧。

只识思君怀远志，小回一舍路迢迢。

水调歌头·汤头拾趣

佚名

竹叶柳莠道，泰山磐石边。

龟鹿二仙兴至，逍遥桂枝前。

更有四君三子，大小青龙共舞，玉女伴天仙。

阳和桃花笑，碧云牡丹妍。

酥蜜酒，甘露饮，八珍餐。白头翁醉，何人送服醒消丸？

凉膈葛花解醒，保元人参养荣，回春还少年。

四海疏郁罢，常山浴涌泉。

蝶恋花·嵌药名致草堂君

佚名

何惧严霜欺豆蔻？远志于胸，五味皆尝透。

龙骨莲心还似旧，轻开金锁悬壶手。

紫菀使君挥锦绣。一曲沉香，回荡凌霄久。
玉竹佩兰欣结友，素馨花酿黄花酒！

题新印《医籍考》

民国·陈垣

竹垞竹汀合一手，庶几医学之渊薮。
成自东儒大是奇，实当史籍亡何有。
卅载闻声富士川，梦中何幸到嫏嬛。
尝草见羽思鹑炙，喜遇医林复古年。

格言

1. 孤阴不生，独阳不长。

2. 必先岁气，无伐天和。

3. 月满勿补，月亏勿泻。

4. 从阳化热，从阴化寒。

5. 无阳则阴无以生，无阴则阳无以化。

6. 天地之理，有开必有合；用药之机，有补必有泻。

7. 人之所病病疾多，医之所病病道少。

8. 善言天者，必验于人；善言人者，必本于天。

9. 善摄生者，无犯日月之忌，无失岁时之和。

10. 全天地之大德，拯生民之危殆。

11. 医为仁人之术，必具仁人之心。

12. 儒家穷理尽性，医家济人利物。

13. 学医而不读本草，犹之为将而不晓用兵。

14. 天宝不付于非仁，圣道须传于贤者。

15. 学不博无以通其变，思不精无以烛其微。

16. 医之为道，非精不能明其理，非博不能至其约。

17. 不明四书者不可以为儒，不明本论（《伤寒论》）者不可以为医。

18. 不明经则无以知天地造化之蕴，不别脉则无以察病邪之所在、气血之虚实。

19. 士不通六艺之书，其临政制治，殃民必多；医不知本草之经，其临病制方，伤生必甚。

20. 观室则不睹其密，则未造乎室；适道而不求其密，则未造乎道。

21. 鉴惟空而后无遗照，医必明而后无遗疾。

22. 学到知羞处，方知艺不精。

23. 修和无人见，存心有天知。

24. 与其病后能求药，不若病前能自防。

25. 医莫切于对证，证莫切于对药。

26. 盖药之所及有限，而方之所及无穷。

27. 野无遗逸之药，世无不识之病。

28. 譬之若良医，病万变，药亦万变。病变而药不变，向之寿民，今为殇子矣。

29. 世无难治之疾，有不善治之医；药无难代之品，有不善代之人。

30. 玉札、丹砂，赤箭、青芝，牛溲、马勃，败鼓之皮，俱收并蓄，待用无遗者，医师之良也。

31. 冬不藏精，春必病温。

32. 风为百病之长，头为诸阳之会。

33. 脾胃不足，为百病之始。

34. 正气存内，邪不可干；邪之所凑，其气必虚。

35. 扶正即所以祛邪，祛邪即所以扶正。

36. 见肝之病，知肝传脾，当先实脾。

37. 宁舍其穴，不舍其经。

38. 祛邪而不犯无过之地。

39. 淋属肝胆，泻属脾胃。

40. 外热曰燥，内热曰烦。

41. 阳虚恶寒，阴虚恶热。

42. 气虚则麻，血虚则木。

43. 斑为阳明热毒，疹为太阴风热。

44. 阳络伤则吐血，阴络伤则便血。

45. 呕苦知邪在胆，吐酸识火入肝。

46. 凡药能逐邪者，皆能伤正；能补虚者，皆能留邪。

47. 凡病昼则增剧，夜则安静，是阳病有余，乃气病而血不病也。夜则增剧，昼则安静，是阴病有余，乃血病而气不病也。

48. 血证，日轻夜重；气证，日重夜轻。

49. 苔黄腻，热在肝胆；苔黄燥，热在脾胃。

50. 胆热移脑为鼻渊；肝热转肺为鼻痔。

51. 舌以候元气的盛衰，苔以察病证之浅深。

52. 渴喜饮冷，腹中有热；渴喜饮热，腹中有寒。

53. 外入之寒，温必兼散；内生之寒，温必以补。

54. 形不足者，温之以气；精不足者，补之以味。

55. 右脉不足，补气药多于补血药；左脉不足，补血药多于补气药。

56. 足太阴痰厥头痛，非半夏不能疗；眼黑头眩，风虚内作，非天麻不能除。

57. 桂枝（汤）主风伤卫，麻黄（汤）主寒伤营，大青龙（汤）主风寒两伤营卫。

58. 有无之殊者，求其有无之所以殊；虚实之异者，责其虚实之所以异。

59. 治外感如将，治内伤如相。

60. 急则治其标，缓则治其本。

61. 湿邪为病，缓而难知。

62. 见痰休治痰，见血休治血，无汗不发汗，有热莫攻热，喘气毋耗气，遗精勿涩泄。

63. 必伏其所主，而先其所因。

64. 阴乘阳则恶寒，阳乘阴则发热。

65. 阳盛阴虚，饮冷不知寒；阴盛阳虚，饮汤不知热。

66. 阴平阳秘，精神乃治；阴阳离决，精气乃绝。

67. 邪气盛则实，精气夺则虚。

68. 世之难产者，往往见于郁闷安佚之人，富贵奉养之家。若贫贱辛苦者无有也。

69. 欲求南风，先开北窗。

70. 古之圣人，不居朝廷，必在卜医之中。

71. 每计人生斯世，无百年不尽之身，而有千古不磨之泽。

72. 人不可以不知医，而药不可以不明性。

73. 陈皮留白者补胃和中，去白者消痰泄气。

74. 当归止血、破血，头尾效果各不同。

75. 三月茵陈四月蒿，五月六月当柴烧。

主要参考书目

1. 丹波元胤. 医籍考［M］. 郭秀梅，冈田研吉译. 北京：学苑出版社，2007.

2. 周国林. 资治通鉴［M］. 长沙：岳麓书社，2010.

3. 司马迁. 史记［M］. 北京：中华书局，2006.

4.［晋］陈寿（撰）/［宋］裴松之（注）. 三国志［M］. 北京：中华书局，2006.